郝万山话中医

郝万山 著

人民卫生出版社

图书在版编目（CIP）数据

郝万山话中医/郝万山著.—北京：人民卫生出版社，2012.2
ISBN 978-7-117-15427-7

Ⅰ.①郝… Ⅱ.①郝… Ⅲ.①中医学-普及读物
Ⅳ.①R22-49

中国版本图书馆 CIP 数据核字(2011)第 276655 号

郝万山话中医

著　　者：郝万山
出版发行：人民卫生出版社（中继线 010-59780011）
地　　址：北京市朝阳区潘家园南里 19 号
邮　　编：100021
E - mail：pmph @ pmph. com
购书热线：010-59787592　010-59787584　010-65264830
印　　刷：北京汇林印务有限公司
经　　销：新华书店
开　　本：850×1168　1/32　　**印张**：9
字　　数：226 千字
版　　次：2012 年 2 月第 1 版　2025 年 9 月第 1 版第12次印刷
标准书号：ISBN 978-7-117-15427-7/R・15428
定价（含光盘）：32.00 元

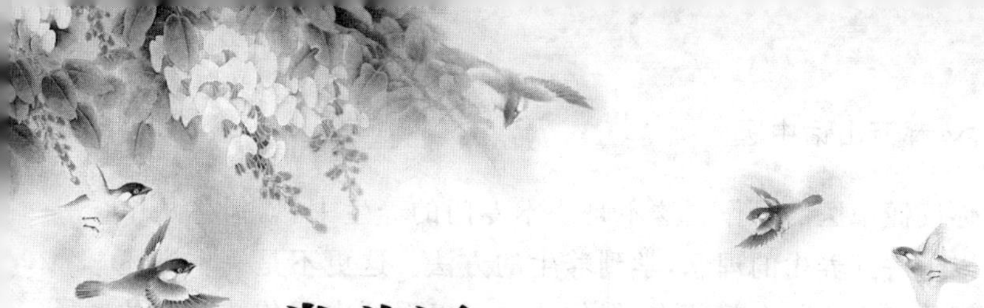

卷首语

在中国传统文化的长河中，有一条源远流长的支流，她不仅对中华民族以及世界人民的养生保健、防病治病发挥过重要作用，也和中国传统文化的方方面面交融渗透，成为中华文化不可分割的组成部分，这就是中医学。

其实在中国历史上，原本没有中医学这个名称，就是叫“医学”，比如中医书名《医学发明》、《医学启源》、《医学心悟》、《医学真传》、《医学集成》、《医学入门》等，只是到了现代，伴随着现代自然科学而诞生的现代医学，在中国发展起来以后，为了和中国原有的传统医学相区别，于是才有了中医学和西医学相对而言的两个名词。在日本、韩国，把中医学叫做汉医或汉方医学，因为这是发源于以汉民族为主体的中国的医学。

而在西方的一些国家，发现中医药学和针灸学，能够在很多方面弥补现代医学的不足，于是又把中医学、针灸学、中药学等，归属于补充医学或替代医学的范围，不过仍然叫中医学、针灸学和中药学。

我谨以我的学习体会和认识水平，以讲故事的方式，把中医学中的一小部分理念，把中医学和中国传统文化相互渗透与影响的一个侧面，把在中医理论指导下衍生出来的一些养生保健思想和方法，奉献给读者。其中的内容，有我学习中医由困惑、思考到理解的心路历程，有我在亚洲、欧洲、美洲、澳洲讲授中医的经历和感悟，有我多年临床诊疗的历练和体会，更多的则是我应对中外学生问答的回忆。希望藉此使大家了解中医、理解中医、热爱中医和应用中医。

这不是一本中医的教材或讲义，但能帮你理解中医助你读懂中医的著作。这不是一本专门的养生书籍，但你从中可以了解到养生的理念，学到养生的方法。这更不是一本讲述中国传统文化的专门著作，但你从中可以看到中国传统文化的思维方法和一个小小的角落。

目录

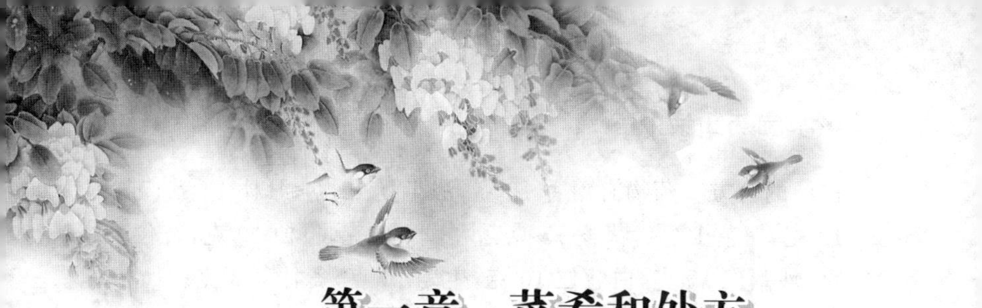

第一章　菜肴和处方

一位居住在美国近 60 年的长辈，他的小孙子，中文名字叫李超，大学毕业了，学的是药学专业。这位长辈对李超说，我们是中国人，可是你出生在美国，从小生活在美国，从来没有去过祖国，对中国的传统文化一点都不了解，你已经长大成人了，大学也毕业了，就回一趟祖国看看吧，去北京找一位中医老师，了解一下中医的基本知识，从这里还可以了解到中国传统文化的一些特色，同时也看看祖国首都的风光。

他所说的中医老师，就是我。

大洋彼岸的来客

那是 2008 年的夏天，那一天，北京的天气闷热异常，我到机场把李超接到旅馆住下，告诉他，明天先带他在北京市里玩玩，以后再安排其他活动。没想到第二天一早，李超就给我打电话说，从后半夜起，他就感到发冷、发热、头痛，全身酸疼，恶心呕吐、肚子胀满、腹痛腹泻，还有一点儿咳嗽。

李超说中文的水平并不怎么样，我听了半天，才明白了他的意思。赶到旅馆，发现房间空调遥控器的温度设定在 18℃，这是最低的设置，如果还可以再往下设置的话，他可能会设置更低。垃圾桶里有多个哈根达斯冰激凌的空盒子。我摸了摸他的额头和皮肤，确实在发热。脉象滑数，舌面上布满了白厚而腻的舌苔，我立刻明白，他这是暑天过度贪凉饮冷，外感风寒之邪，内伤生冷湿浊。于是我就开了两剂中药，基本是藿香正气散和三仁汤的合方。药物有藿香15克，法半夏10克，厚朴10克，苏叶10克，白芷10克，茯苓15克，炒白术10克，桔梗10克，杏仁10克，炒薏仁15克，白蔻仁10克，生姜10克，炙甘草6克。

当我中午把煮好的汤药送到旅馆时，用从家里带去的体温表量了李超的体温，已经是39℃了。我让他马上把药喝下去。他一听我说让他喝药，立即问我，伯伯，这里头的成分是什么？我把处方给他看，他说这些字除了数字他认识，其他几乎都不认识，我就念给他听。他听完后说，这可能都是植物的名字，不是成分，成分应当是化学名词。我意识到，让一个从小生活在美国的，又是美国药学专业的毕业生，认可中药是“药”，需要费很多口舌。于是改口说，这是中国特有的“咖啡”，可以退热、止泻，中国人夏天贪凉饮冷，造成感冒发热吐泻，经常喝，很有效，你就喝下去吧。他说，既然中国人都喝，我是中国人，我就喝吧。于是勉强把多半杯汤药喝了下去，又喝了一些温水，漱漱口。对我说，我长了这么大，从来没有喝过这种味道的“咖啡”，爷爷告诉我，中国有很多很多好吃的菜和好吃的东西，可是我什么都还没有吃到，就喝到了这么难喝的东西。

我说，你今天晚上再喝一次这样的“咖啡”，明天病就好了，我就带你吃好吃的中国菜。他说，我在美国得感冒发热，吃药打针，怎么也需要四五天才能好，在中国得感冒发热，不打针，不吃药，明天怎么能好呀？他并不认为我给他喝的是“药”，因为在他看来，只有人工提取的，能说明化学成分的，很清楚在体内的代谢过程的单品才叫药。

当天晚上，我又照顾李超喝了一次“中国咖啡”。并告诉他明天早晨，早饭后自己再喝一次。明天在北京市玩的计划取消，等他好了之后再安排。

第三天快到中午时分，我到旅馆接他，他说夜里已经不再发热和拉肚子了，只是身上没有劲儿，早晨还在旅馆吃了一点自助餐，又喝了一次“中国咖啡”，但现在感到肚子很饿，中国咖啡真管用,就是味道太怪了。

伯伯,中国咖啡到底是什么成分呀?李超再次问到成分的问题。

我说,依照你关于成分的概念,我告诉你,我不知道。

他又是吃惊地看着我,伯伯!你这不是害我吗!你不知道是什么成分,为什么就敢给我喝?!

我笑着说,走,我们先吃饭去。

我带李超来到北京中医药大学西门口旁边的一个饭庄,这个饭庄的菜,品种繁多,清淡可口,价钱适中。这是第一次带李超来饭店吃饭,因为他的中文表述能力有限,而且汉语听力也一般,如果聊天的时候,涉及中西医的专业术语,我担心和他的沟通出现困难,于是打电话叫来了在读的博士研究生张怡娜。张怡娜是个女孩子,英语很棒,人也漂亮,和李超又是同龄人,交谈起来可能沟通更方便一些。

菜肴和复方

菜上来后,李超一边吃,一边说,真好吃!真好吃!当快吃饱的时候,我问李超,中国菜怎么样?他说,中国菜真好吃!我说你知道它的成分吗?他愣了一下,摇了摇头。不知道成分你为什么敢吃?!这……这是食物,可……可以不知道成分。本来中文就不流畅的李超,这个时候更加显得结结巴巴。

我说,中药的起源和食物的起源是一样的,都是古代的人类在自然界寻找食物的过程中所发现的,不是用化学成分分析的方法来发现的。当远古人类认识食物的知识丰富以后,人们就在想,单味的东西不怎么好吃,营养也不怎么丰富和全面,于是就把多种食物混合起来,做成了色香味俱全的菜肴。食物的发展,是由单味的食物发展到多种食物的有机组合,这才有了现在你吃到的菜肴。不是因为用分析的方法知道了它的成分,然后组合起来成菜肴的。

其实中药应用的发展也是一样的。由单味的中药，逐渐发展到多味中药组成的复方。一千七百多年前的晋朝有一个医生叫皇甫谧。他写过一本书叫《黄帝针灸甲乙经》，在这本书的序言里，他说了这样一段话，“伊尹以亚圣之才，撰用《神农本草》，以为《汤液》”。就是说伊尹以他近似于大圣人的才能，参考了《神农本草经》，写成了《汤液经》。《汤液经》就是把单味的中药组合成复方，在中医学里又叫方剂。就像把多味食物组合成一碟碟的菜一样。所以，我看每一张方子就像看一碟碟的菜。皇甫谧接着说，“仲景论广伊尹《汤液》为十数卷，用之多验”，张仲景的《伤寒杂病论》，补充扩展了伊尹的《汤液经》为十多卷，临床用起来，多有效验。到了后来，张仲景的《伤寒杂病论》在流传的过程中，不得已地被分成两本书，这就是流传到今天的《伤寒论》和《金匮要略》。所以这两本书记载的大量复方，继承了《汤液经》的内容。而《汤液经》又是古代极其聪明的人伊尹，把单味药组合成复方的，当然他肯定是吸取了许多人的经验的。这就是中药应用发展的道路，由单味药的应用上升到复方的应用。

我接着对李超说，你所学的西药，发展道路和中药正好相反，西药是从植物、动物或矿物中提取出的单品，分子结构清楚，在人体内的代谢过程明确，对致病微生物的作用明晰，所以你觉得这样的东西才是“药”，这就是西方医学对“药”的定义。中国人为了和中国原有的天然“药”相区别，则把它叫“西药”，而把天然药叫“中药”。

李超说，我也是中国人。

我说，这句话你已经说过多次了，我可以直接告诉你，我认为，你不是中国人，你出生在美国，从小受的是美国的教育，你的血统虽然和中国有关，但你的思维方法、文化背景已经不具备中国人的特征，而是美国人的特征了，你是地地道道的美国人。

李超不说话，张怡娜直摇头。我知道他们关于中国人、美国人的概念和我心中的概念是不同的，他们是从血统来看是哪国人，我是从思维方法和文化背景来看是哪国人。即使是中国国籍的人，可是他到欧美留学多年，继承了欧美的全部思维方法，而对中国传统文化和思维方法一无所知，我也认为，他不是中国人。

生药与单品

李超说，伯伯，就按您的说法，把我所说的“药”叫西药，但西药结构清楚，作用明确，用起来效果明显，这不就是人类文明的象征、科技的进步吗？这里头存在什么问题吗？倒是按您所说的“中药”，成分不明确，作用不清楚，疗效如何？也很难说清楚。

我说，李超，你刚刚喝了两次，算今天早晨，应当是三次中国“咖啡”，实际上就是中药的复方，你的感冒就好了，这是不是事实？李超点头。中药虽然没有用化学成分分析、分子结构和药代动力学来研究药物的功效和作用，但是它从药物作用趋向的升降浮沉，从药物性质的寒热温凉，从药味的酸苦甘辛咸，从药物进入人体和不同脏腑经络的亲和性——也就是归经，从药物对机体作用的补和泻，等等的不同，来论述药物的功效和作用，这样就从总体上把握了一个药物的功能特征。

老师，中医这样笼统地分析药物的作用和西医那样精确地提取有效成分，哪个更有优势呢？提这个问题的不是李超，竟然是张怡娜。

我心里明白，张怡娜的真实意图是，引出我的话题，使我再举一些例子来说服李超。

我说中药用的是植物、动物或者矿物的原始生药，虽然有的会经过炮制，但基本是原药材。西药则是经过提纯或者合成的单品。应当说，中药和西药各有优势，也各有短长。举一些例子，你们就清楚了。

疟疾是危害人类健康的重大疾病之一，由于疟原虫对已有的治疗药物奎宁、氯喹一类的药物有了耐药性、抗药性，并且已经有恶性疟原虫株的出现，病人有很高的死亡率，因此在国际上迫切需要寻找新的抗疟疾药物。

在20世纪60年代的后期，中国领导人曾亲自下令在全国范围内开展研究工作，要寻找能够替代奎宁、氯喹一类药物治疗疟疾的新药。数百名科学家经过多年坚持不懈努力和深入曲折的研究，从中国民间治疗疟疾的草药黄花蒿，也叫臭蒿、苦蒿中，分离出来一种有效单体——青蒿素，以及青蒿素的衍生物。

其实关于青蒿治疗疟疾的记载，在晋朝葛洪所写的《肘后方》里就有，这本书记载"治疟病方"中有："青蒿一握，以水二升渍，绞取汁。尽服之。"但应当用哪种青蒿？书中没有说。

青蒿素及其衍生物是由中国科学家自主研究开发并在国际上注册的为数不多的一类新药，被世界卫生组织评价为治疗恶性疟疾唯一真正有效的药物。在伊斯坦布尔第10届国际化疗会议上，6000名各国医坛专家公认青蒿素为治疗疟疾的中国神药，是世界医药史上的创举，是对人类的重大贡献。世界卫生组织热带传染病机构负责人戈达说，青蒿素及其衍生物是当前治疗疟疾的换代新药。该类药物将会以极快的速度取代奎宁、氯喹等传统抗疟药而跃升为未来抗疟的主流药物。

但是据英国BBC广播电台报道，英国抗疟专家已发现并证实，在柬埔寨西部已产生抗青蒿素类药物的疟疾。如该类疟疾进一步扩展，将会使青蒿素这一唯一有效的抗疟药失效。疟疾将再次成为危害甚至可能毁灭人类的恶瘴。抗青蒿素类疟原虫的产生过程，与几十年前抗氯喹、抗奎宁疟原虫产生的过程十分相似。它的出现与滥用青蒿素及其复方制剂有关。世界卫生组织在对全世界抗疟工作进行总结和分析后，认为单方青蒿素的使用，容易使疟原虫产生耐药性，提出了停止使用单方青蒿素，改用复方青蒿素的建议。这就是单品药物的利和弊。

李超和张怡娜似乎从来没有想到过这些问题，听着我的讲述，忘记了桌上的菜肴还没有吃完。

我自己还遇到过哪些类似的事情呢，我们在饭店待的时间也太久了，下午到我的工作室去继续讨论好不好？两个学生都很兴奋地说，好！好！

我的工作室离大学不到两公里，我们是打车过去的。这是面积很小的一厅一室一卫一厨的单元房，环境幽静，但设备简陋。卧室 8 平米，除了一张单人木床，一个床头柜和一个旧衣架，别无他物。厅稍大一些，大约 16 平米，两个旧书架，摆放着我常用或者不常用的书，一张不大的老写字台上，放着各式茶具和茶叶罐子之类的东西，已经很长时间没有在它的上面写字了，因为写东西就用电脑。写字台旁边的电脑桌上，有一台我每天都用的但已经落后的电脑，不过做文字处理工作，用起来还得心应手。一台惠普激光打印机和一台紫光扫描仪，都很好用。此外就是一组旧沙发和几把椅子。没有电话、电视、音响、洗衣机、冰箱、微波炉等这些生活用电器，为的是在这里能够专心致志地学习和工作。这是我白天工作、学习、接待朋友以及和学生交流的地方，这几年的案头工作，也几乎都是在这里完成的。晚上回家，并不住在这里。

我们刚刚坐定，这两个学生就迫不及待地接续上了我们午饭后的话茬，问我植物原药和人工科学提纯的单品药物之间的优势问题。

我接着说，20 世纪的 50 年代后期，中国华北地区痢疾连年流行，尤其是农村的儿童得了痢疾，死亡率很高，多是因为中毒性痢疾，感染中毒性休克而导致死亡的。

李超大概没有听清楚痢疾还是疟疾，就说可惜那个时候还没有青蒿素。

张怡娜说，老师说的是痢疾，不是疟疾，痢疾是由痢疾杆菌引起的急性肠道传染病，和疟原虫引起的疟疾不是同一个病。

张怡娜进一步用英语对李超讲了这段话，李超直点头。

中药黄连是治疗痢疾很有效的药物，可是当时华北黄连用量太大，致使全中国的黄连脱销。后来有人在其他植物中提取出小檗碱，就是黄连素，用于治疗痢疾，效果很好。我记得有一次，我们院子里的邻居小妹，和同学们到山上去玩儿，喝了山泉水，这个水可能是被污染了，她回到家里不久就开始腹痛，里急后重，大便脓血，两三个小时的工夫，就拉了几十次，小脸都变黄了。邻居小妹的妈妈跑来找我父亲，可巧父亲出差不在家，我知道了这件事情，很是担心。母亲说，这是得了痢疾，母亲只给这个小妹吃了两片黄连素，就奇迹般好了，当时我觉得，这简直就是神丹妙药。可是两三年以后，得了痢疾再用黄连素，效果就很差了，甚至没有效果了。因为已经产生了耐黄连素的痢疾杆菌，但对耐黄连素的痢疾杆菌，再用中药黄连仍然有效。

对青蒿素耐药的疟原虫，用世界上所有的已知抗疟药都无效，可是用黄花青蒿原药材打汁服，只要量够大，仍然有很好的效果。可见从植物中提取的单品，和原植物并不能画等号，青蒿素不能代替黄花青蒿，黄连素不能代替黄连。单品不能代替生药，也不能等于生药。或者可以说，黄花青蒿是中药，青蒿素不是中药而是西药；黄连是中药，黄连素是西药。

道高一尺　魔高一丈

20 世纪的 70 年代初，那也是夏天的时候，我到一个建在荒漠的农药厂出差，这个厂主要生产杀虫剂。那里离城市很远，晚上只能住在厂区的招待所，就在那天晚上，一只可能是饿了多天的大蚊子，在我的右小腿内侧，狠狠地叮了一口，那只蚊子最终被我找到而且打死了，但个头之大，是我从来没有见到过的。

按理来说，夏季被蚊子叮咬是常事，根本不值得大惊小怪。可是这次不同，回到北京快三个月了，被叮咬的地方还是一大片红肿瘙痒，我曾担心是患了下肢丹毒，请外科医生看后，做了否定的结论，认为是被毒蚊子叮咬后的一种过敏反应。于是我到邮电局打长途电话问厂长。

李超和张怡娜都很吃惊，问我为什么要到邮电局打长途电话？

我说，那个时候，通讯落后，居民家里都没有电话，一个单位才可能有一两部电话。在家家有座机，人人有移动电话，街头处处有公用电话的今天，这两个年轻人怎么也不会理解，我所说的打长途电话只能到邮电局的事情，而且还要排队等候。

我打电话给农药厂厂长，问他们生产的杀虫剂是真的还是假的。厂长立即说，郝老师，你是什么意思，我们生产的杀虫剂当然真的了。我说，我在你们厂区的招待所被蚊子叮了，到现在都快三个月了，这个地方还红肿瘙痒，你们的杀虫剂如果是真的话，你们厂里怎么还会有蚊子?!

厂长听了，哈哈大笑。他说，郝老师，我们的杀虫剂是真的，我们投产后的前几年，厂区周围几公里内没有一只苍蝇，没有一只蚊子。可是两三年以后，苍蝇、蚊子的包围圈，逐渐向我们厂区逼近，后来我们厂区也有了苍蝇和蚊子，数量不多，个头奇大，毒性极强，对我们生产的杀虫剂有很强的耐受性，几乎是刀枪不入。被在我们厂区长大的蚊子叮了，这个包没有一年是下不去的。我听了，实在是感到无奈，我知道他的说法或许会有些夸张。但由此可见，生物包括致病微生物、昆虫，以至一切其他生物，对环境的适应能力是多么强。它们对于单品的药物，很容易产生耐药性，或者说是产生适应性。

这是为什么呢？李超大惑不解地问。他大概从来没有想到过也没有听说过，他认为分子结构清楚，作用明确，疗效确切的药物，怎么会遇到这样的尴尬？因为他毕竟刚刚大学毕业，还没有走上工作岗位，还没有遇到一些具体的问题。

我接着说。1997 年的春天，我到东欧某国的首都上课，那是一个美丽而宁静的城市，又是一个著名的音乐之都。上课的前一天，当地医生带着一个病人来找我看病，准确地说，是找我咨询，因为我在那里没有行医资格，私下看病，是违法的。

病人是女的，40 岁左右，得的是霉菌性阴道炎。我说这很简单，西药的抗霉菌药物，比如制霉菌素一类，口服和局部外用，效果都非常好。翻译把我的话翻译过去之后，那个病人却笑了，她说，我就是制药厂制霉菌素车间的技术人员，我们车间的好几个女士都感染了这种在我们车间都可以存活的霉菌，这个霉菌是抗制霉菌素的，而且对世界上所有的制霉菌素一类药物都耐药。面对下阴的瘙痒，大量的有特殊气味的豆腐渣一样的白带，我们苦不堪言。听说来了中国医生，我就请我的医生带着我来找你，想看看你们中国人有什么方法对付这种霉菌。

我按照辨证论治的思路和方法，给她开了清利下焦湿热的方子，有内服的，又有外洗外用的。

在这个城市，有好几家中药店，但都不叫“药店”，有的叫百草苑，有的叫草茶庄，有的叫枝叶坊。无一例外，挂着的招牌，除了当地文字外，都写着中文。还有的店，干脆什么牌子都不挂，只是放一些中药的标本在当街的橱窗里，当作装饰和招牌，在这些地方都可以买到中药。因为当地行政机构并不认可中药是“药”，所以卖中药的地方不能叫药店，于是就有了这样一些奇奇怪怪的名字。

说实在话，对付这么厉害的霉菌，会不会有效果，我心里一点儿把握都没有。更何况我没有专门研究过妇科这方面疾病的辨证论治，对这个病的治疗，真的缺少经验。如果中国的朋友看到我在这里讲这个问题，请不要来找我治疗这一类的妇科病，你们一定要找正规医院的中西医妇科，那才是最佳的选择。

我在那里讲了 5 天课，很快就回中国了。到底用中药有没有效果呢？李超和张怡娜异口同声地问。

第二年春季，我又应邀去了那个城市，那个医生又带着那个病人来了。我一看又是她们，开始以为，一定是没有疗效，所以她又来复诊了。可是那个病人说，去年用了中药三四个星期，她的病好了，至今没有复发。给车间的其他患霉菌性阴道炎的人员用，也都有效果。于是她们组织了全厂的技术力量，并请来了她们国家的药物学专家，一起来研究这包草根、树皮、植物叶子，想看看到底是什么成分发挥了作用，能不能从中筛选出抗霉菌的新药。

翻译翻到这里，我不由得有一点儿紧张，担心他们会从中破解到什么秘密。

可是随后她说，结果我们一无所获，这里面的成分太复杂了，我们用最先进的分析手段，仍然搞不清楚到底是哪个成分或者是哪些成分起了作用，而且还有许多成分，我们根本就不知道是什么。

我看到张怡娜松了一口气，而李超则仍然是满脸困惑。

那个制药厂的技术人员突然问我，听说你们中国人都会打拳，是这样吗？

我不知道她为什么要问这样一个问题，但肯定地回答说，是的！都会打拳。

因为在国外，外国人把中国拳叫“中国功夫”，在他们的心目中，中国功夫是很神秘的，是不可战胜的。所以当那人问我，中国人是不是都会打拳的时候，我毫不含糊地回答，是的！都会打拳！

当然，这要感谢李小龙及李连杰等，在电影里为中国人树立的形象。于是他们的印象就是，中国人个个会打拳。

她说，我们西方也有拳击这项运动，我们西方的拳击，拳法中有直拳、勾拳、摆拳、鞭拳，虽然也各有变化，但毕竟都有比较固定的招数，力道很大，你防不住就被打倒了。但你了解了拳的路数，防住了，就不被打倒。据说你们中国拳中有迷踪拳——我当时暗暗好笑，迷踪拳是台湾的金庸老师所写的小说里的东西，外国人居然误以为是真有这个拳种——据说迷踪拳无招无式，防不胜防。我觉得西药就是西方拳击，就这么几招，致病微生物防不住，一下子就被彻底打倒了。可是时间久了，致病微生物就适应了，就防住了，你就再也打不倒它了，于是这个药就失效了，就被淘汰了，人类只好再去寻找新的药。你们的中药就是你们的迷踪拳，无招无式，连我们人类的现代科技到目前为止，都分析不清楚是什么成分，细菌病毒没有智慧，就更搞不清楚这是什么东西了。所以你们的中药，虽然用了几千年，致病微生物还是不能耐药。

听到这里，张怡娜笑出了声。李超依然是没有一丝笑的意思。这也许是他没有完全听懂我说的话，毕竟他的中文水平有限。也许是我转达的这位西方制药技术人员的说法，动摇了他大学时代所建立的西药神圣科学、战无不胜的信念，使他根本笑不出来。

其实中外学生对同一个问题的反应完全不同，我已经习惯了。我在北京中医药大学为研究生讲课的时候，中国学生常常笑得前仰后合，而在同一个教室听课的留学生，大多无动于衷。如果同一个话题，我通过翻译在美国、澳洲，或者欧洲进行讲解，我会意外地看到，整个教室的洋学生都是满脸的严肃。这使我至今都想不明白究竟是怎么回事。

我没有进一步细想这两个年轻人的心理活动，接着说，那位制药厂的技术人员又说，中国有一句话，叫“道高一尺、魔高一丈”是吗？

这句话我不知道当地的语言是如何说的，但翻译是该国科学院东方文化研究所的研究员，是中国通，他翻译的时候，把这句话还原成中文，竟然是十分准确。这使我吃惊不小，东欧人连这句话都知道，看来中国传统文化对世界文化的影响是无处不在的。不过这句话原本也不是中文，而是来自于印度的佛教语言，“道”指修行达到的境界，“魔”是指破坏善行的恶鬼或内心的迷障，原来的意思是告诫修行的人，要警惕外界的诱惑，正气难以修得，而邪气容易高过正气。这个意思传到中国以后，就已经本土化了，常常用这句话比喻取得一定成果以后，往往就会面临新的更大的困难和考验。或者比喻一个事物的成功，常常就会有和它敌对的事物随后又超越了它。

我说，确实有这句话。

她说，我们人类制造的抗生素就是道，致病微生物、细菌就是魔，我们人类制造药物，在全世界范围内，平均10年才能有一种新的抗生素问世，可是这种新的抗生素应用于临床以后，只需要两三年的时间，就会有耐药的致病菌株出现。所以照这样的速度发展下去，我很担心，将来总会有一天，我们人类制造的抗生素武器库，就再也拿不出任何武器来对付我们人类培养出来的一代又一代的、刀枪不入的致病微生物的时候，那就是后抗生素时代到来的时候，也就是我们人类真正灾难到来的时候。

听完了翻译翻的这段话，我不禁毛骨悚然。确实，抗生素的发明和使用，挽救了亿万人的生命，是人类健康史上的一件大事，是现代制药科技的骄傲。当真的有一天，由于抗生素的滥用，从而造就了刀枪不入的超级细菌，以致抗生素都没有效果的时候，这不就是我们人类真正灾难到来的时候么？

这个制药厂的技术人员，说这些话的时候，还是十多年前，我和李超、怡娜谈这个问题的时候，是2008年的夏天，那时候都还没有听说过有什么超级细菌。就在我今天和大家讲这个问题的当下，国际上早已经不断有发现超级细菌的报道。中国一年前，也有了感染超级细菌的病例。这些超级细菌，对世界上所有的抗生素都耐药，对人类健康危害之大，可想而知。这说明，制药技术人员的担心，并不是杞人忧天。

但当时那位制药技术人员接着说了下面一段话：不过现在我不担心了，因为世界上还有中国，还有中国成分那么复杂的，我们现代人类都搞不清楚是什么成分的中药，致病微生物没有智慧，就更不可能对这些天然的极其复杂的东西产生耐药，所以未来医药的天下，很可能就是中国的中医药。

我对那位制药技术人员说，中药是大自然所化生的，人也是大自然所化生的，大自然奥妙无穷，神秘莫测，所以我把大自然叫做“神”，神能造人，能造食物，也能造药物，神造万物。西药是人造的，是人工提纯或者合成的。人造的东西怎么能和神造的东西相比呢！人类对自然界奥秘的探索是永无止境的。

李超听了我的讲述，沉默良久，突然问，伯伯，你是怎么学的中医呢？是从小就喜欢中医，认识中医吗？

我是怎么回答李超的呢？请看下一章。

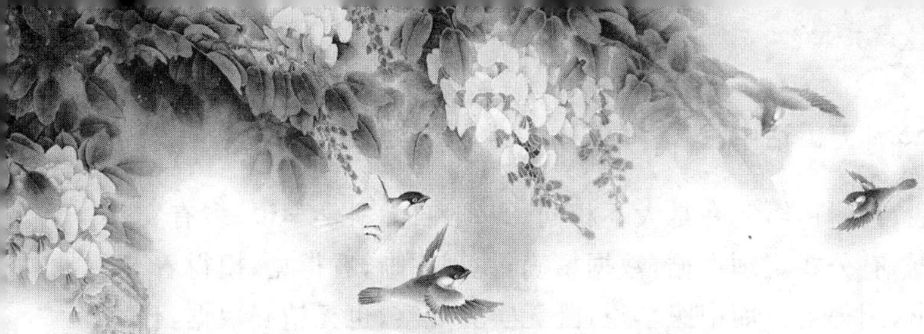

第二章　困惑与证验

我对李超和张怡娜说，我并不是从小就认识中医并直接喜欢中医的。我的高中生活，是在父母身边度过的，当时父母工作和生活的地方，是一个美丽古朴而且历史悠久的山城，在太行山的中部，隶属山西省，叫和顺县。

高中的最后一个学期，父亲问我，你很快就要高中毕业考大学了，你喜欢哪门功课？想好了要考的专业方向吗？我说还没有想好，所有的功课我都喜欢，都有兴趣，考什么专业都可以。父亲看我没有主意，就到学校问老师，想听听老师们的建议。结果语文老师建议学中文，数学老师建议学数学，化学老师建议学化学……父亲回来对我说，看来你算是一个比较全面发展的学生，没有偏科，但是你并没有特别的专长，有这样的基础，那你就学中医吧。如果你在某一个学科上有特殊的才能，或者有特别的兴趣，我硬性让你学中医，就有可能埋没一个人才，你现在并不具备这样的特殊专才，所以我也就不担心埋没人才了。

于是我高考第一志愿报了北京中医学院中医学专业，这个学校，就是今天的北京中医药大学。当时中医专业的学制是六年。

困　　惑

当我从青山碧水的宁静山城，来到这车水马龙的繁华首都时，那种兴高采烈、别样新鲜的感觉，直到今天都难以忘怀。可是等到进入课堂，我才感到中医学和我们由小学到中学所学的一般自然科学，实在是大不相同。一般自然科学学说，多有实验依据，有公式定理遵循，数据精确，说理明晰，看得见，摸得着，想得出，用得上。而中医学说，既无实验观察，也无精确数据，什么阴阳五行、脏腑经络、气血津液，寒热虚实、风热燥寒、痰饮水湿，看不见，摸不着，听起来玄妙，想起来抽象。这东西是不是有科学性，能不能指导临床治疗和养生保健，我满脑子疑惑。进而就联想，我学中医，是不是走错了路？是不是像某些往届中医学院的毕业生所说的——误上贼船？

听不懂课的挫折感和诸多问题的困惑，使我感到度日如年。

漫长的第一学期，总算过去了。放寒假的当天，我迫不及待地回到了父母亲那里。一见父亲的面，第一句话就说，老爸，中医的东西我既听不懂，也想不明白，可能我不适合学中医，我想退学，重考其他大学，考其他专业。

伯伯，你父亲对你的这个想法是什么意见呢？李超问。

我说，我父亲从事中医临床治疗工作多年，还曾经在省城的中医学校里教过几年书，带过几年教，这个中医学校后来升级为中医学院。他对中医学的执著和热爱，常常使我感到不可思议。白天临诊，晚上读书，几十年如一日，从不休节假日。当我把憋了一个学期的话，一股脑儿说给他的时候，我看到他有一些意外和诧异的表情。足足过了几分钟，才慢慢地说，不要着急，你先跟我看看临床，以前你读中学，我很少专门给你谈中医的事儿，怕影响你的正常学习，现在你上中医学院了，只要假期回来，你就跟着我看病，慢慢地，你对中医就会理解了，只要理解了，懂了，你就感兴趣了，就能学进去了。

找父亲看病的人很多，他每天都不能按时下班。那是一个傍晚，外面的天气十分寒冷，街灯早已经大亮，父亲看完最后一个病人，站起身来要脱白大衣准备下班的时候，一个40岁左右的农村妇女，因异物眯眼，眼睑肿胀，在家人的搀扶下，推开了诊室的门。

患者姓刘，我看到她的左眼红肿，像一个桃子，眼胞（中医称眼睑为眼胞）紧合，泪流不止，家属不断地说，筛莜麦的时候眯眼了，眼里进东西了，不到一个小时就肿成这个样子，疼得很厉害，还特别痒。

我立即对病人和她的家属说，这个问题，中医处理不了，赶快到眼科看看吧。

病人家属说，眼科大夫早就下班了。

我说，那就到急诊室看急诊吧。

病人家属说，去过了，急诊室说没有眼科急诊大夫值班，处理不了。

李超听到这里，焦急地问，伯伯，找不到眼科专业医生，异物取不出来，这可怎么办？

我继续说，当时我父亲也问我，你看应该怎么办？我说，应该翻开眼睑，取出异物呀。父亲说，你试试看，能不能翻开眼睑。

我又洗了一遍手，走近病人，试图翻开她的上眼睑。不料眼睑既肿又硬，用力分开，仅仅露出一条细缝，眼睑根本翻不起来。这个方法失败，我立即感到束手无策。父亲说，你可以用中医基本理论去指导治疗。

我信口答道，从理论上讲，肝开窍于目，眼睛的疾病应当从肝论治，眼胞为肌肉组织，脾主肌肉，眼睑疾病应当从脾论治。

我嘴上一边说，心里一边暗暗好笑，异物在目，肿痛难忍，并且伴有过敏现象，从肝脾论治，这怎么能达到祛除异物，脱敏消炎，退肿止痛的目的！这样的理论，对眼中异物的祛除，能起什么作用？

伯伯，眼睛和肝脾一点关系都没有呀，我也觉得这个理论可笑，李超说。

听老师说！张怡娜对李超的插话有点儿不耐烦。

父亲当时并没有答话，却取出三棱针，在病人背部的左、右肝俞和左、右脾俞四个穴位的地方，酒精消毒后各点刺一针，然后拔了 4 个火罐，每个罐里都拔出了一些污紫的血液，并留罐观察。5 分钟后，病人说，眼睛疼痛和痒的感觉减轻一些了，大约留罐 10 分多钟起罐，告诉病人回家静养。

伯伯，什么是肝俞、脾俞？

张怡娜立即答道，肝俞、脾俞是两个穴位的名字，都在后背部，你以后学到经络腧穴的时候，就知道了。

我接着说，第二天上午，病人独自来门诊复诊。病人说，昨晚回家大约一个多小时，疼痛的感觉几乎就消失了，但还有胀和痒的感觉，红肿也逐渐有所消退，压上去已经软了一些，但是仍然不能把眼睑翻过来，安稳地睡了一夜，今天早晨起来，红肿全都消退，只是眼里还有异物感，再来请医生帮忙看看。

我看到昨天肿胀如桃的眼睑，肿胀已经完全消退，留下的是许多细碎的皱纹，顺利翻开上眼睑，吃惊地看到，上结膜穹隆处有一近半厘米长的纤细的麦芒（这里稍稍有点夸张），于是用棉签轻轻拭出，眼内异物感随即消失。

这个病人，眼睑肿胀，不能翻开，眼中异物难以取出，我感到这好像已经是“山重水复疑无路”，但用中医五脏主五窍和五体的理论为指导……

什么叫五脏主五窍和五体，李超打断了我的话问。

我能理解，李超对中医一点都不懂，对他来说，他听到的每一句话，都是新鲜的，都是不明白的。

我说，中医理论的奠基著作《黄帝内经》把内在的五脏和外在的五官、五体联系在一起，认为肝在窍为目，心在窍为舌，脾在窍为口，肺在窍为鼻，肾在窍为耳。

李超说，伯伯，这是不是说，肝的天窗是眼睛，心的天窗是舌头，脾的天窗是口腔，肺的天窗是鼻子，肾的天窗是耳朵。李超的话使张怡娜笑得前仰后合。可是伯伯，为什么会有这样的结论呢？

这个问题我以后会给你讲，我接着说，肝主筋、心主脉、脾主肉、肺主皮毛、肾主骨。

李超接着问，主是什么意思？

主就是主管、管理的意思，张怡娜替我回答。怡娜说，全身的筋膜肌腱靠肝血来滋养；全身的血管都和心相连通；全身的肌肉靠脾所输布的水谷精华来营养；全身的皮毛都靠肺所宣发布散的津液来滋润；肾藏精，精生髓，髓养骨，全身的骨骼都靠肾中精气来充养。

怡娜姐姐，你说的这些话，我更不懂了。李超无可奈何地说。

我说，我刚到中医学院的时候，就和你一样，什么都听不懂。那个眼睛肿胀的病人根据中医的理论，从肝、脾论治，竟然起到了消炎止痛，脱敏退肿，改善症状的效果，为取出异物创造了条件，从而达到了柳暗花明的新境界。难道中医的这些理论真的能指导治疗疾病吗？但我还是感到疑惑多多。

我对父亲说，老爸，这不一定是您在肝俞、脾俞放血拔罐的作用，因为没有对照组呀。如果有两个同样的病人，一个病人刺肝俞和脾俞，另一个病人点点眼药水什么的，回家静养，对照一下看看，哪个有效果。或者有三个同样的病人，一个刺肝俞、脾俞，一个随便刺其他和眼睛不相干的穴位，比如胃俞、大肠俞，第三个点眼药水。可是这都还不能算数，应当是 30 个同样的病人，分成三组，每组 10 个人，进行对照研究，这样也许才能说明问题。

张怡娜插话说，老师，现在的临床研究，一个小样本，要求至少有 30 例以上的病例，还要有 30 例以上的对照组。

我当时说各 10 例，那还是不能说明问题的。

父亲制止了我的想入非非和不停地叨叨，他说你找两个同样的病人都不可能，怎么能找到 3 例甚至 30 例同样的病人呢？

显然这样的个案，并没有消除我对中医理论的怀疑，我想眼睑肿胀刺肝俞、脾俞能见到效果，这也许是偶然吧，或者是病人自愈也未可知。

李超和张怡娜异口同声地说，对，这样的个案，不能说明问题，我们也不相信这是中医理论发挥的作用。

证　验

我们继续聊着，我说，那是一天的上午，一个姓曹的中年男子，因下颌部的须疮来父亲的门诊就诊。病人患须疮三年，须疮也就是毛囊炎，时轻时重，反复发作。我看他的下巴肿胀如雷公，多个毛囊发炎，或有脓头，或无脓头，或已经破溃，或已经收口，下颌部红白黄紫黑五色俱全。我一看就说，这是感染呀！打打青霉素吧，消消炎。病人说，用过多种抗生素，口服，打针都用过，屁股都打硬了，护士都害怕给我打针，针不容易扎进去，但是没有多大用处。

父亲嘱我先试着开个方子，我把中药书中有代表性的清热解毒药、清热凉血药、清热泻火药都写进去了，银花、连翘、蒲公英、丹皮、赤芍、紫花地丁、知母、生石膏……方子还没有写完，病人就说，大夫，这些药我都吃过，吃得我胃痛、拉稀，可是下巴的肿痛不见好转。到了这个时候，我感到已经是“黔驴技穷”，无法可施了。

李超说，是呀，抗生素没有效果，这可怎么办？

父亲说，中医诊法上有下颌部属肾的说法，是不是应当从肾论治。他的病程已经有三年多了，新病多实，久病多虚，所以已经不是实火了，应当是虚火。他的脉象，左尺细弱，右尺略大但重按无力，你就可以知道，这个病证是因为肾阴亏损，虚焰上燎，也就是虚火上炎所造成的。治疗就应当采用滋阴补肾、引火归原的方法，方子用了张景岳的左归饮加味。于是就处方如下：生熟地各 10 克，山萸肉 20 克，怀山药 15 克，茯苓 20 克，枸杞子 10 克，五味子 5 克，肉桂 3 克，麦冬 30 克，陈皮 10 克，生甘草 10 克。

李超说，伯伯，这些话我都不懂，我不知道你说的是什么？

我说，你不懂不奇怪，我当时也不懂，明明是一个须疮，也就是多发性毛囊炎，用这样奇怪的理论指导开方，难道能够有效？

可惜寒假很快就结束了，我已经等不到观察这个病人的用药效果了。回到了北京，我心中想，不管中医的理论我能不能理解，先记住再说。该背诵的就背诵，该死记的就死记。再到临床上试试看，能不能管用。

北京一天天热了起来，那个时候教室和宿舍都没有空调，当同学们热得看不下去书，睡不着觉的时候，就提示着暑假就要到来了。

父母亲住的和顺县城，由于海拔较高，夏季十分凉爽，在县城的东部，是牛郎织女爱情神话故事的发源地。从地图上看，古村落和地名中，有牛郎峪、牛郎沟、金牛洞、牛头山、老牛口、喜鹊山、南天门、八仙洞、天河梁、相思背……这些都和牛郎织女的故事十分吻合。更奇特的是，卫星航拍的地形图，自然地貌和故事中的人物与动物，如牛郎、织女、耕牛和喜鹊等，惊人地相似，因此就被有关部门命名为“中国牛郎织女文化之乡”，而这里的“牛郎织女传说”，在 2008 年 6 月又被国务院正式公布为第二批国家级非物质文化遗产。

伯伯，这次有时间到那里去玩吗？李超听完我的介绍，有点儿动心。我说，看时间是不是允许再说吧。

父母亲那里既是避暑胜地，旅游之乡，我又急于跟随父亲到临床看诊，观察中医理论指导临床的实际价值，所以还是放假的当天就坐火车回家了。

一天我正在县城的马路上走，一辆破旧的北京 212 型吉普车，飞快地从我旁边开过，那个时候，轿车极少见，连县委书记、县长都坐吉普车。这辆吉普车开过去后，突然又来了个急刹车。我正在纳闷，前面并没有障碍物，这个司机刹车干什么？司机已经从车上跳下来，径直朝我走了过来，边走边和我打招呼，郝医生，你回来了！我说，你是……他说你不认识我了？我是曹某某，寒假你回来，我找你爸看病，你还在旁边呢。

我想起来了，这就是患下颌部须疮的那个人。他说那张补肾阴，清虚火的方子，服了30多剂，几年的毛病就慢慢好了。这个病人后来我曾随访过两年，未见再发。

再思考这张方子的意思，左归饮的主要作用，在于补益肾阴，加生地滋阴凉血，加五味子收摄浮火，加少量肉桂，意在引火归原，使虚热下趋，往下走，加陈皮和中安胃，用生甘草，意思应当是清解少阴阴经的毒热，这都比较容易理解，只有加麦冬一味，而且用量重用到30克，用意究竟是什么呢？百思不得其解，于是就向父亲讨教。父亲说，肾阴亏损这一类的证候，中年男子很常见，治疗用六味地黄汤、左归饮一类的方剂，中医大夫人人都知道。但是在临床使用的时候，效果常常不太理想。怎么样提高疗效，就应当根据中医基本理论去思考。中医理论认为，肾属水，肺属金，金生水。生我者为母，我生者为子，所以肺为肾之母。《难经》有虚者补其母的理论，现在肾阴不足，在补肾阴的基础上，再加入补肺、养肺阴的药，通过补肺以助肾。因此这张方子重用麦冬润肺养阴，意思是为了补母以壮子。不仅这个证候可以取得疗效，在其他肾阴亏损的证候中，在补肾的方剂中加入补肺的药物，同样可以提高疗效。听到这里，我的疑惑已经逐渐解开了一些。

伯伯，你的疑惑解开了，可是我还是听不懂你说的是什么。李超很委屈的样子说。

张怡娜听得倒是津津有味，有些不耐烦地对李超说，我说了两遍了，不要打岔，好好听老师说。

这个案例，以中医面部分属五脏的理论为指导，从肾论治，又用五行生克理论和虚者补其母的治疗原则去选药组方，解决了常规清热解毒法久久不见效，用抗生素又不能解决的问题。看来遵循中医理论去治病，好像真能解决一些问题。而以前的清热解毒中药和抗生素的应用，都没有明显的效果，这就算是对照吧。

辨证论治

就在这年暑假，随父亲看诊的一天，一个姓王的中年女子，因头痛半年多来门诊求治。患者说，她的头顶痛，白天轻，夜里发作，常在凌晨两三点钟被疼醒，疼痛剧烈的时候，如刀劈斧剁，经常以头撞墙，疼痛的呼叫声，影响到家人和邻居的休息。头痛发作的时候，还常常伴有头晕，恶心甚至呕吐等。过去一直服去痛片一类的药，虽然可以减轻疼痛于一时，但不能制止发作。也用过一些中成药，都没有明显的效果。这个时候，正是盛夏，虽然山城的气温比北京低了不少，可是仍然会感到热。这个前来就诊的女人头上竟然包着一方头巾，说是头部怕风怕冷。

遇到特殊的病人，父亲总会考考我，让我先试试开方。于是我把川芎、白芷、羌活、防风、细辛、元胡等，散风活血止痛一类的药物10多味汇集成一个方子。

父亲看后摇摇头说，头痛医头，脚痛医脚，见痛止痛，见痒止痒，这是大夫治病的忌讳，中医治病，一向都是从整体调节入手的。凡是治疗头痛，应当先分外感、内伤。外感头痛，病程短，内伤头痛，病程长。这个病人病程已经很久，而且又没有其他的表证出现，因此应当从内伤论治。内伤头痛，也应当分病位，辨寒热，察虚实。现在是巅顶疼痛，应当属于厥阴肝经的病，因为厥阴肝经的经脉，向上出额部和督脉交会于巅顶。厥阴经气旺盛的时间是丑时，也就是凌晨1～3点，头痛夜重，而且常常在凌晨两三点钟被疼醒，这正是厥阴头痛的特征。脉沉细而弦迟，舌淡，苔白，舌面水滑，也证实这是肝经寒盛，浊阴不化，阴寒之邪循经上逆，头目清阳被扰。治疗方法采用暖肝、散寒、化阴、降逆、和胃。方用《伤寒论》的吴茱萸汤加味：

淡吴萸10克，生姜10克，党参10克，桂枝6克，茯苓30克，大枣3枚。

服3剂后，患者来告，夜间头痛大减，原来常有胃脘发凉的感觉，因为这个方子药液辛辣，服药以后胃脘暖暖的，感到很舒服。于是告诉病人原方再服3剂，好几个月的头痛，就这样减轻并逐渐痊愈了。

这个病例以经络循行部位去辨证，从整体调节入手去治疗头痛局部的症状，用方虽然很小，药味不多，竟然可以治愈顽固的病证，这使我很有一些感触。

一天又来一个头痛的女病人，30来岁，依然是头上包着一个头巾，看上去面色苍白，唇爪不华，父亲问过病人，知道病人产后百日以来，天天头痛，头部尤其怕风吹，一有风吹，头痛必然加重，也以头顶痛为显著。

父亲问我如何辨证用方，我成竹在胸地说，肝经寒邪上逆，用吴茱萸汤和苓桂姜甘汤。

李超说，我也认为应当用前面那个病人所用的方子。

不料父亲却说，这是产后失血，肝血不足，清阳不升，头目失养。应当补肝血，升清阳，用四物汤加味。药用当归15克，酒白芍30克，川芎10克，熟地黄10克，荆芥穗5克，柴胡5克，此方服用两周，头痛霍然而愈。

那年暑假，我遇到的第三个头疼病人，是一个50岁左右的男性，一有劳累，就出现偏头痛并伴有恶心呕吐，后项拘紧，肩背酸痛，病程已有三四年的时间，据病人说，反复发作，时轻时重，屡治不效。父亲问我怎么处理，我想这显然不是吴茱萸汤证，也不是血虚清窍失养证，一时不知道该如何应对。父亲说，头痛在一侧，这是少阳胆经的经气不和，后项拘紧这是太阳经脉的气机不利。用《伤寒论》中的两个方子，一个是小柴胡汤疏解少阳经气，一个是桂枝加葛根汤疏通太阳经气。

我虽然已经在北京中医药大学读了一年的书，对这些中医的术语已经耳熟能详，但还没有学到《伤寒论》，所以对《伤寒论》中的辨证方法几乎一无所知。不过这两个方子在《方剂学》里还是学过的，于是就按照父亲的意思，写了这样一张处方：柴胡 10 克，黄芩 10 克，生姜 10 克，法半夏 10 克，党参 10 克，葛根 10 克，桂枝 10 克，酒白芍 10 克，大枣 15 克，炙甘草 10 克。父亲看后，把酒白芍改成了 30 克，葛根改成了 20 克。他说重用白芍，作用是养血柔筋解痉，缓解后项部肌肉的痉挛，这样就可以缓解头疼。重用葛根，也是增强疏通经脉的作用。

两年后我又遇到了这个病人，据他回忆，就是这个方子，他连续服用 3 周后，从此头痛就基本痊愈了，只有在特别劳累的时候，还有可能轻度发作，只要稍事休息，或者睡一觉，也就自然缓解了。

第四个头痛的病人，是一个高血压患者，后头部闷胀紧压，头晕眼花，心烦易怒，嘴苦口臭，咽喉干燥，父亲辨证为肝阳上扰，用了天麻钩藤饮加减，但这个病人的疗效怎样？后来我没有再见到过他，用这个方子是不是有效果，就不得而知了。

在不长的时间内，连续看到了四个头痛的病人，父亲用的方子都不一样，于是我把这四个病例找出来，向父亲请教。为什么都是头痛，用方和用药都不相同？

父亲说，这就是中医的特点之一，叫辨证论治。辨证论治是根据病人的症状表现和医生所观察到的体征，运用中医的理论，来分析病变部位的所在、病症性质的寒热虚实，正气和邪气的关系，得出的这样的综合结论，这就叫证候。比如第一个病人是“肝经寒盛，浊阴不化”证，第二个病人是“肝血不足，清阳不升，头目失养”证，第三个病人是“少阳太阳经气不利”证，第四个病人是“肝阳上扰”证。这四个病人，都是头痛，这叫同病，但是因为他们的证候不同，所以就用了不同的方药，这在中医里有一个专有名词，叫“同病异治”。

李超说，伯伯，你的话我虽然听不懂，但意思我明白了，就是，同样一个头痛病，不同的人，不同的原因，要用不同的方子来治疗，这叫“同病异治”。有没有不同的病，用的治疗方法都是一样的呢？

我说，有，这叫“异病同治”。当年我也像你今天一样，向父亲提出了这个同样的问题。

父亲说，你这次回来跟着我看病已经20多天了吧。

我说，是，三周了。

我们每天平均看60多个病人，已经看了一百多个病人，你把你记录的这些病例都重新看看，看看有哪些病例用了真武汤。再分析一下，这些病例，是不是同一种病，为什么都可以用真武汤？

伯伯，什么叫真武汤？李超问。

真武汤是《伤寒论》里的一个方子，由附子、生姜、芍药、茯苓、白术组成，有补阳气，利水邪的作用，张怡娜回答了李超的问题。

我说，我原来只是把我记录的这些病例，按照病名进行分类，比如按头痛、胃痛、泄泻、咳喘、月经紊乱、失眠等不同的病进行分类，没有按照用方进行分类，因为方子大多是进行加减的，而且经常是两个方子、三个方子，甚至是更多的小方子或者说是药组同时用，按照用方进行病例分类，很困难。现在父亲要求我把用真武汤的病例都挑出来，进行分析，我不得不查看全部病例。看完全部病例，居然挑出了12份用过真武汤的，这使我吃了一惊。没有想到20多天来，真武汤用了12次，都没有引起我的注意。再看看这12份病例，四例是心脏病心功能不全。两例是肾病水肿。两例是泄泻，西医诊断为慢性肠炎，就是平常所说的拉肚子。一例是呕吐，西医诊断为慢性胃炎。一例是咳喘，西医诊断为慢性老年性支气管炎，伴有肺气肿。一例是眩晕，西医诊断为梅尼埃综合征。一例是妇女的带下症，西医诊断为慢性盆腔炎。

心脏病的四个病人，两例冠心病，病人都是大胖子，走路稍快，就胸闷气短，心慌心跳，多痰，两下肢浮肿以傍晚为重，西医诊断为冠心病，心绞痛，Ⅰ度心衰，但病人不愿意用强心西药。父亲的辨证是心肾阳虚，痰水内生，水气凌心，用真武汤、温胆汤、苓桂术甘汤合方。另外两例是到病房会诊的风湿性心脏瓣膜病的病人，Ⅲ度心衰多年，心慌心跳，下肢浮肿，根本不能活动，多年用西药利尿药、强心药等维持心功能，但是近一两个月来，心衰控制不好，除下肢浮肿外，肝脾肿大，胃部胀满，有一个病人还有少量腹水和胸水，晚上咳喘不能躺平。病房医生把强心药药量稍稍加大，就出现了频发的室性早搏，这是强心药中毒的现象，而按原来的正常药量，心衰又纠正不了，加大利尿药的用量，就出现了低钾血症，在治疗上很是棘手。父亲的辨证是心肾阳衰，水气凌心。用的是真武汤配合生脉饮，也就是真武汤加了人参、麦冬和五味子。这四个心脏病的病人，在复诊时症状都明显改善。

那两例肾病水肿的病人，一个是住院病人，患肾病综合征，高度水肿，高血压，大量蛋白尿，低血浆蛋白，面色淡白，畏寒怕冷，卧床不起。另一个门诊病人，患的是慢性肾小球肾炎，尿中有大量的红白细胞和蛋白、管型。父亲的辨证是都阳虚水泛，用的也都是真武汤加味。复诊的时候，也都有一定效果。

至于那两例慢性腹泻的病人，共同的特点是，一受凉或者一吃凉的东西就腹泻，舌质淡白，舌苔水滑，虽是夏季，穿的仍要比别人多。我在病历上写着父亲的辨证分析是：脾肾阳虚，水邪内生，水浸肠道，治用真武汤和理中汤、痛泻要方的合方。

那个呕吐的病人用真武汤，我当时实在是没有想到，我看着这个病例，就想起了那天上午，一个消瘦的中年女子，满面愁容，在丈夫陪同下前来看病，症状就是几年来，经常呕吐，在喝水后、受凉后，或者生气后，都会吐出大量清稀的水或者白色的泡沫，自己虽然感到不苦不酸，但别人闻起来却是气味难闻，和她一个办公室的同事，人人讨厌她，搞得她十分尴尬。她原本是银行的工作人员，不得不停职在家休养，心中十分痛苦。父亲的辨证分析是肾阳不足，肝气郁结，肝气夹水邪犯胃，胃寒水逆，用的是真武汤、吴茱萸汤和逍遥散加减。这个病人一周后复诊，面带喜色，说服药后呕吐明显减轻。

一例是咳喘，西医诊断为慢性老年性支气管炎，伴有肺气肿。这个病人年过古稀，面目和下肢浮肿，动则喘息咳嗽，吐大量白色泡沫样痰，特别容易感冒，而且自汗不止。据病人说，这是在夏季，是病证最轻的时候，生活大体可以自理，每年冬天，病情都会加重，呼吸困难，缺氧，只能住院治疗。父亲的辨证是肾阳虚衰，水饮不化，水邪犯肺，宣降失司。用方是真武汤、玉屏风散、三子养亲汤加减化裁。这个病人还没有复诊，效果还不知道。

那一例眩晕的病人，我的印象更深刻，是一个中年女病人，三天前突发眩晕，天旋地转，不敢睁眼，恶心呕吐，曾经来到父亲所在的医院急诊，医生经过会诊，诊断为梅尼埃综合征，但并没有特别好的处理方法，只是给她服用了一片乘晕宁。病人躺在急诊室的病床上，十分难受，就喊医生快来救命。年轻的值班医生有些不耐烦，就告诉病人说，你的病死不了，就是难受一些，你忍一忍，就慢慢好了。于是就激怒了这个病人，大骂医生不通人性，结果眩晕就更加严重了。在急诊室里，更为危重的病人，甚至濒临死亡的病人，不断被送来，这个眩晕的病人不敢在急诊室久留，病房又不收她住院，她只好回家。这次到父亲的门诊看病，有一半的话是向父亲控诉那个急诊室的年轻医生，当时父亲是那个医院主管医疗的副院长。其实那个年轻医生的话本身并没有错，这就是一个很痛苦的病证，真的没有生命危险。只不过在说这些话的时机上可能有些问题。病人面目庞肿，眩晕耳鸣，舌胖嫩，苔白厚水滑。父亲辨证是阳虚水泛，痰浊上蒙，清阳被扰。用方是真武汤、泽泻汤、温胆汤加减化裁。服药两周，基本痊愈。

那一例妇女的带下症，病人是我高中上一班的女同学。高中毕业后没有考大学，直接就了业，并结了婚。她每天有大量的清稀白带，而且腰以下冷痛，就像泡在凉水中。妇科医生诊断为慢性盆腔炎。父亲的辨证是，肾阳不足，水邪泛滥，水浸胞宫。方用真武汤和完带汤。服用两周，症状大减。

我把这 12 个用真武汤的病例，给父亲复述了一遍。父亲说，从这次总结中，你能得出什么结论？我说心脏病、肾病、胃肠病、呼吸系统病，还有眩晕和带下，这都是不同的病，之所以都可以用真武汤加减治疗，是因为这些疾病中都有一个共同的证候特点，就是肾阳虚，不能制水、化水，导致了水邪泛滥。水邪是可以逆流横溢，无处不到的，水邪凌心，就可以胸闷心悸；水邪困肾，就可以腰痛水肿；水邪犯胃，就可以呕吐；水邪浸渍肠道，就可以下利；水邪犯肺，就可以咳喘；水邪上泛头目，就可以眩晕；水邪下浸胞宫，就可以出现白带清稀。所以都用真武汤温阳利水。

这是不是可以叫异病同治，父亲问。

我是说，真的就是异病同治。之所以可以同治，就是因为根本病机相同。也就是说，基本证候相同。

后来有人发表文章说，中医不是辨证论治，而是辨机论治，也就是辨病机论治。其实说辨机论治也不算错，只不过人们早已习惯了用辨证论治这个词，改个新的说法，大家并不习惯。

李超说，伯伯，看来中医看病和西医看病，真的是不一样的，西医用理化的诊断方法诊断出疾病以后，同一个病，不管是什么人，治疗的方法基本是一样的。这叫规范性的治疗。

张怡娜说，所以西医就可以大批量大样本的进行观察研究，中医不同，医生要根据每个病人的具体情况，采用的是个体化的治疗方法，所以要大批量大样本的进行观察，实在比较困难，而且也就抹杀了中医个体化辨证论治的特色。

我接着说，实践是检验真理的唯一标准，临床见到这些实际案例，对中医理论指导临床实践的可靠性，我好像已经有了一点儿感觉。过去我一听学校老师所说的，“你不懂没有关系，只要记住了，能用了，就可以了”，感到十分反感，现在觉得，再听到这样的话，已经不怎么反感了。

这正是，“纸上得来终觉浅，绝知此事要躬行”，欲识中医真面目，还需临床多验证。但在当时看病的过程中，所涉及的阴呀、阳呀、金呀、水呀，相生、相克，还有寒热、虚实、脏腑、经脉……我听着总觉得可笑，这些词汇和术语，离现代科技太远了。

伯伯，这些词汇，我也听着可笑，我都不懂，我的问题也太多了，先问一个问题。中国人是怎么发现这些草根、树皮可以治病的呢？

我说，今天天已经不早了，我们就到这里吧，明天恰娜姐姐带你到北京市区的名胜古迹去看看，你提的问题，我们后天再讨论吧。

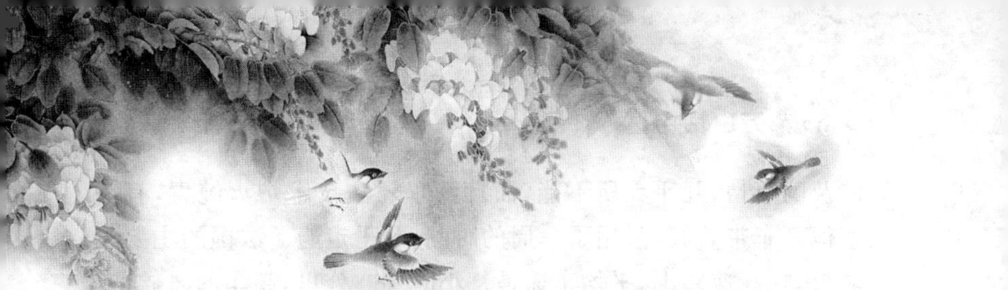

第三章　致命毒物和治病良药

李超前天问我，中国人是怎么发现草根树皮可以治病的，我先给他讲了我经历的一件事。

我往返于欧洲的一些国家进行短期的中医教学，已经有20多年的时间了，去西欧，也去东欧。学生大多是欧洲人，也有少部分美洲、澳洲、非洲和东南亚的人，除了翻译之外，学员中没有母语是中文的人，他们居然也能够很好地理解中医术语，毕业后能很好地运用中医药知识防治疾病和指导人们养生保健。

每当我听到一个个外国人用中文认真地说着中医的病名、辨证的结论、治疗的法则、用方的方名以及中药名称和穴位名称的时候，我就有一种自豪的感觉，我听惯了我们的孩子们从小背洋文的声音，现在竟然也有机会让洋人背背我们老祖宗留下来的东西了，这才叫对等的交流。

丛林里的毒物

我说，那一次是在法国巴黎的杵针中医学院进行中医教学，在那个被誉为世界花都的浪漫城市里，大街小巷，阳台楼顶，都装扮着各色的鲜花，使一座座恢宏典雅精雕细刻的欧洲古典风格的建筑，显得更加婀娜多姿，妖娆妩媚。一天下午课后，院长弗朗索瓦·马克先生带着一个很帅的中年男子和翻译来饭店找我。

马克院长是一个醉心于中医教育事业的人，他原本是学物理学的，修电脑、修汽车、做木工、搞房屋装饰设计……生活中所涉及的事情，几乎无所不能，而且汽车驾驶技术炉火纯青，有一年他开车带着我，只用了一周的时间，几乎走遍了法国的主要大城市，在高速路上，平均车速是每小时180公里，超车的时候，还可以达到200公里以上。他多年以前由于健康的原因，遇到了中医，从此就把学习中医和从事中医药教育当成了终生的事业。为此他还学了中文，后来居然可以把中文的中医讲义翻译成法语。他知道要把地地道道的中医学好是很难的，因此他借用了中国“只要功夫深，铁杵磨成针”的古语，把他创办的中医学院命名为杵针(chuzhen)中医学院。他把毕生的精力奉献给了中医药学在欧洲的传播。他不是共产党员，但他最喜欢的歌曲是国际歌；他不是富人，生活上简朴到几个面包，一杯咖啡，就是一顿饭，但是为了支持世界中医药联合大会在巴黎的召开，他倾囊相助，几乎使他创办了十几年的中医学院，走到了倒闭的边缘。

老师，这样的人在中国也难以找到呀！张怡娜听了我的介绍，很有感触地说。

我说，是呀，这样的人实在难得。

当时马克院长用不太流畅的中文对我说，这是军队的医生，他叫让吕克(音)，你就叫他让医生吧，他有一个问题想问你。

让军医从书包里拿出了一样东西，看上去像是一个小地瓜，问我这是什么东西。我接过来一看说，像是生附子。翻译还没有来得及把这句话翻译给那位让军医，马克院长抢先对我说，我对照了书上的图谱，也觉得像是附子。

随后那位让军医给我讲起了一件令人难忘又十分痛心的事。

欧洲某国特种部队的一个小分队，到原始森林中进行生存训练。就是不带食物，不带饮品，让战士们在野外靠自身的能力和知识寻找饮食物，并进行体能的考验。后来总部接到他们的呼救信号，等搜索人员发现他们的时候，十多个小伙子已经全部牺牲，在队长所留下的没有写完的遗书上，哆哆嗦嗦的写着，我们烤吃了这种像是小地瓜的东西，很快口舌发麻，说不出话，呼吸困难……

让军医接着说，部队把战士的遗体和这种东西一同运了回来，请我们检验死亡的原因，我们的结论是，吃了这种东西才中毒死的。可是后来我们才知道，这竟然是中国用了几千年的中药，既然是能够毒死人的东西，你们中国人却用来当作治病的药物，这究竟是怎么回事呢？

是呀，伯伯，能毒死人的东西，为什么可以当"药"来治病？李超也大惑不解地问。

我接下来通过翻译给他讲了关于药食同源的事。

药食同源

我说，在原始的人类来到我们这个星球上的时候，我们和动物没有特别多的差别，也许我们从动物进化来了，我们慢慢站立起来了，视野开阔了。于是就渐渐出现了人类的文明。在原始的时候，我们人类没有书本知识可以学，甚至没有语言，没有文字，人类在这个星球上怎么生活呢？就靠大自然所赋予人类的耳朵听、眼睛看、鼻子闻、舌头品尝，吃了东西以后，体察身体的感觉等，在自然界中寻找食物。这就是眼耳鼻舌身等各种感官。用我们人体自身的各种感官来认识自然，来探索自然界各种植物、动物、矿物和人体健康之间的关系。而不是用我们今天的物理化学分析的方法，不是用人类制造的仪器来研究这一切。

李超说，这个我可以想象的到，我能理解。远古的时候，人们没有现代知识，只能是这样。

中国史书记载的"神农尝百草，一日而遇七十毒"，就是这样的写照，不过我要说明的是，这里的毒字，和我们今天所说的毒药的毒字，含义不完全相同。"毒"字在1800多年前的东汉，有个叫许慎的人所写的《说文解字》中，解释为"厚也"，就是有偏性的意思,神农氏在寻找食物的过程中,一天能遇到七十多种有偏性的植物,而不是遇到七十多种毒药。在自然界中能够置人于死地的有毒植物毕竟是少数,神农氏不可能在一天之内遇到七十多种这样的东西。

张怡娜说,老师,我们一直认为是神农在一天之中吃到了七十多种毒药,有的书上还演绎说,神农为此献出了自己的生命,看来,这都是误解。

我说,这源于对"毒"字的理解不同,才导致了歧义的发生。我继续说,在寻找食物的过程,远古的人类发现了那些味道甘美的,吃了很舒服的,能够使我们长身体,增体力的这些植物、动物和少部分矿物,于是就告诉他们的子孙后代,这就是我们可以吃的食物。当然有时候他们会吃到味道不够甘美的,吃完了感觉不大舒服的,比方说吃了一种东西,比较苦,但是,饿极了也要吃,少吃一点儿吧,咽下去不多久,发现肚子有点疼,随后就拉稀,那就告诉他的子孙,这个东西不能吃。可是有一天这个人肚子胀、肚子疼,回忆起来,已经有好几天没有大便了,也不排气,在痛苦难耐的时候,突然想起来,以前曾经吃过一种东西,有点苦,但是,吃完了大便就通了,很快把那个东西找来,吃完了,大便通了,肚子不胀不疼了,于是就告诉他的子孙们,这个东西可以治疗大便不通,但是平常不能当食物来吃,只有肚子胀,不大便,不舒服了才可以吃,于是把它叫做药物。

伯伯,看来古代人类发现植物的治疗作用,和发现植物的食物作用,过程是一样的,都是靠人的本能。

我说,就是这样,自然界那些味道甘美的、性情平和的植物、动物和少部分矿物,就是我们人类的食物。那些味道不够甘美,性情有所偏差的植物、动物和少数的矿物,在平常情况下,我们不能作为食物来吃,但是当我们健康有问题的时候,也就是在健康出现偏差的时候,就可以以偏纠偏,纠正我们健康的偏差。后来,人类有了语言,就把它叫做药物,这就是中医所说的"药食同源"。

可见食物和药物都是大自然对人类的恩赐，食物和药物对人类生命的延续和健康都做出了巨大的贡献。我们古代的人类认识食物和认识药物，不是用人类制造的仪器分析出来的，而是靠大自然所赋予人类的眼、耳、鼻、舌、身等各种感官去认识的。最高明的是，人类有比动物更加聪明的大脑，把我们这些感官所接受的感知，通过大脑思考，上升到一种理论性、规律性的认识，然后按照这个规律再指导我们到自然界寻找食物和药物。这就是比动物更高明的地方了。

等到人类有了丰富的语言以后，用语言传达给后代，有了文字以后，再用文字记录下来，这些东西流传到今天，是极其宝贵的。

伯伯，你这样来思考食物和药物的起源有没有依据呢？我们在现代社会中，有没有这种现象呢？

我说，那位让军医听完我的话，提出的问题和你提的问题是一模一样的。我先不说人类，我先说动物。

动物的自疗本能

印度尼西亚热带雨林的猴子，得了疟疾以后，它们会本能地爬到金鸡纳树上，啃那个树的皮吃，吃几次，它们就不再发冷、发烧了，疟疾就得到了治愈。但是，我们人类从金鸡纳树的树皮里提取出奎宁来治疗疟疾，还不到200年的历史。300多年前中国的康熙大帝得疟疾的时候，是服用了西方传教士根据非洲土族居民运用金鸡纳树皮和根皮治疗疟疾的经验，做成的金鸡纳霜，才好转起来的。有人说本能是人类和动物最低等的能力，这个说法有一定的道理，但是这种本能是大自然所赋予的，给人类和动物一种宝贵的生存能力，这种能力我们不能忽视它。人类的现代科技怎么样呢，人类从金鸡纳树的树皮中提取出奎宁来治疗疟疾，用于临床治疗，确实有效，但由于广泛的应用，疟原虫就产生了适应性与耐药性，对于耐奎宁的疟原虫，奎宁无可奈何。但再用金鸡纳树皮，仍然有效。

伯伯，你已经说过这个问题了，李超提醒我说。

我说，同一个例子，在不同的地方来说，是想验证不同的问题，我前面说这个问题，是想说明生药和单品的关系，这里说这个例子，是想说明动物的自疗机能。

在非洲的原野上有成群的大象，动物爱好者和一些记者观察大象的生活，大象是群居的，他们没有固定的住所，就在原野上随意的游荡，每天走5公里的路。其中有一头母象怀孕了，于是一个记者专门盯着这个怀孕的母象，看它的生活和习性有什么变化，这个记者天天跟着它，有一天这个母象离群了，走了28公里，来到一条小河边上，发现了一棵小树，母象狼吞虎咽地把这个树的叶子几乎吃光了，然后开始往回返。记者从来没有发现象吃过这种树的叶子，跟了28公里，非常累，记者心里奇怪，这个母象从来没有离过群，它离群走这么远，就是为了吃这么一种树叶子吗？这是一种什么树呢？他采了一些叶子和枝条当标本，带了回来，想有机会碰到当地居民以后，问问他们这是什么东西。母象归队了，记者第二天也“归队”了，当他又来到象群的附近时，发现这头母象已经生了一头小象。后来当地的居民告诉他，这种树叫催生树，用这种树的叶子煮水喝，可以使妇女的子宫收缩有力，生孩子有力量。所以，我们能忽略动物的本能吗？动物实在是没有语言没有文字，它不能把这些感知用文字记录下来，我们人有语言，有聪明的思维，我们有文字把它记录下来，这些知识是多么宝贵呀。

在南美洲的丛林中有很多大猩猩，美国的动物爱好者和医学家用麻醉枪把一些大猩猩麻醉捕捉后，在脖子上给它们戴一个项圈，这个项圈可以测试大猩猩的呼吸、心率、血压、体温，等等，而且还可以通过无线信号发射到观察中心，这样就可以了解每一只大猩猩的生理状态了。他们在观察过程中发现，有的大猩猩发烧了，从录音里传来了它们的咳嗽和喘的声音。用望远镜发现这个大猩猩不爱活动，于是推测大猩猩得了大叶肺炎。还有的大猩猩不吃东西、发热，从望远镜发现它腮部肿胀，这是得了牙髓炎。在猩猩的世界，肯定没有猩猩医院可以为猩猩治病，更不会有通过执业医师资格考试的大猩猩医生，这些得了肺炎或牙髓炎的大猩猩们，会在丛林中寻找一种它们平时并不作为食物的树的叶子来吃。它们挑不老也不嫩的叶子吃，几天以后，发热退了，传来的录音声，呼吸平稳了，不喘不咳了，原来从望远镜里看到的肿着的腮帮子，肿胀也消退了。当它们炎症消退以后，就再也不吃这种树的叶子了。在现场观察的医生们当然很好奇，这种叶子有什么作用呢？于是拿来分析化验，发现这种叶子有一种含有硫的化合物的成分，而这种成分具有很好的抗菌作用，进一步研究它的分子结构，以后人工提取或合成，这就是硫胺红迪霉素的发现过程。而老叶子和嫩叶子中这种成分的含量都低，所以大猩猩才选不老也不嫩的叶子来吃。

硫胺红迪霉素，在世界上应用已经有了几十年的历史，因为它长期的应用，已经有了大量的耐药菌株。大猩猩是靠什么来认识这个植物有抑菌抗炎的作用呢？不是靠仪器的检测和分析，而是靠大自然赋予它们的本能。因此我在想我们远古人类同样会有这种能力，去认识食物，去认识药物。

其实，在动物中的很多本能现象，不得不使我们人类惊奇，甚至自愧不如。有一种水鸟，经常在水中啄食吃，所以它就容易患关节炎。当关节疼痛严重的时候，就到蚂蚁窝边，用翅膀去拍打蚂蚁，把蚂蚁激怒了，鸟就躺在蚂蚁窝的旁边，把羽毛展开，愤怒的蚂蚁就会蜂拥而至，全力叮咬它，这样就把蚁酸注射到它的身体内了，关节的疼痛就会缓解很多。它激怒了蚂蚁之后，就得到了一次免费的蚁酸注射疗法，这实在是神奇之极。

伯伯，它们是怎样知道这些知识的呢？李超好奇地问。

我说，这个我真的不知道。水鸟的腿都很长，也就容易骨折。腿部骨折后的水鸟，用另一只没有受伤的腿跳到河边，先用嘴巴把骨折对合好，随后用草把骨折的部位缠上，再抹上泥巴，这只骨折的腿就不再沾水了，泥巴干了以后，就形成了类似于人类医生所打的石膏固定。等骨折长好了，它又跑到水里泡着，把泥巴泡软了，泡掉了，腿就恢复健康，活动自如了。

人类的观察和思考

我们人类除了本能之外，更有动物所不具备的聪明的、善于观察思考、总结经验、推理演绎的大脑，这远远要比动物高明很多。

所以我们的中药，是远古人类靠自身的功能来认识，来体会植物、动物、矿物对我们健康的影响，再用我们聪明的大脑总结出规律来，再用规律去认识这些自然界的东西。比如说，发现藤类的植物大多都有疏通经脉的作用，那就不一定每个都尝，只要我们看到藤类植物，就会想到这个东西可能有疏通经脉的作用。

长在潮湿、沼泽地方或水里的植物，多有抗水作用，人类吃它，就可能有利尿效果。1996 年春天，我受大学派遣，到韩国首都汉城某大学做交换教授，交换教授是韩国的称谓，在中文里是没有这个称谓的。那个时候，我们中国人习惯把韩国的首都 SEUOL 叫汉城，还没有译成首尔的习惯。和我同去的一位老师是中医内科专家，朝鲜族人，韩语也是他的母语，所以兼做我的教学翻译。我们到汉城的第一周，这位老师天天晚上睡不好觉，原因是夜尿频繁，每晚要撒四五次尿，每撒一次尿后，一个多小时才能睡着，可是刚刚睡着，就又被尿憋醒了，每次尿量还很多。他让我帮助找原因，因为在北京，他每天只是黎明的时候有一次小便，为什么一到韩国就变成了夜尿如此频繁呢？实际上他说，白天的小便次数也比在北京的时候要多，只是对工作和休息没有多大影响而已。我们排除了各种疾病的可能，最后我决定在他的饮食结构上找原因。我发现他特别喜欢吃韩国的米饭，早晨吃一大碗，中午吃一大碗半，晚上又是一大碗，又不多吃蔬菜。那里的大腕，夸张一点说，容量能顶我们北京餐馆里的四五小碗，而且极其好吃，不用就菜，就可以很顺利地吃完一大碗。

我说，我找到了您夜尿频繁的原因了，"吃稻米尿(此字在这里读 sui)多，烧稻草灰多"，这是稻农的俗语，因为水稻是长在水田里的，所以有很好的抗水作用，人如果吃稻米太多，就会有明显的利尿效果。在我的建议下，这位老师改变了饮食结构，在一天之中，只有中午吃一次米饭，而且尽可能多吃一些副食和蔬菜。两三天以后，他夜尿频繁和白天小便次数多的情况就改善了。

西瓜在最炎热的夏季成熟了，只有在那阳光充足，气温高，日照时间长的地方，西瓜才长得又大又甜。可想而知，西瓜为了达到内外阴阳的平衡和协调，一定有很好的抗热能力。当我们人类在炎热的夏季，不能抗热的时候，就拿自然界中能抗热的植物来吃，就可以起到对抗暑热的效果。于是就可以推导出，西瓜具有清热解暑，生津止渴的功效，说西瓜是天然白虎汤，就是指它的食疗作用来说的。

伯伯，什么是白虎汤？李超问。

白虎汤也是《伤寒论》中的一个方剂，有清热生津的作用，是治疗高热，汗出，口渴，脉洪大的，张怡娜替我回答说。

向阳的山坡上，夏季在太阳的直射下，地表温度很高，山坡上的石头很烫，人都不敢坐在上面，这里生长的植物，应当能抗热，能抗热就应当是凉性的。到了夏天都冰雪不化的深山沟里，所生长的植物，为什么能抗寒呢？因为它有热性，正因为它有热性，才能够保持内外环境的平衡。

这些想法对不对？我们就要到实践中去看看。向阳山坡上的药材，真的是大多有清热作用，如黄芩长在阳坡上，就是清热的、寒性的。

乌头,在中国北方的自然界里,基本是长在深山沟里的,这样的深山沟,终年不见太阳,甚至夏季都冰雪不化,环境阴寒潮湿。可见乌头很能抗寒,能抗寒湿,所以它就应当是大热性的。人类有了理论指导下观察和发现,也就远远超越了动物的本能的、盲目的感觉和体验。

当然决定一个植物药用功效和作用的,最重要的是它本身的品种,和它的生态环境并不一定有绝对关系,我上面所举的例子,只不过是推测古人思考问题的一种思路而已,以此来说明,人类聪明的大脑,在药物知识的发现过程中,所起到的主动思考作用。

还有就是动物,和植物又有不同,经常在水上游的鸭和水鸟偏于寒性,是因为多得水中阴气的培育。不能在水上游的鸡偏于温性,是因为多得天阳之气的温养。所以请让军医不要被我以上的例子所误导。

伯伯,你自己亲眼见到过野生的附子吗?李超问。

我说,当年那个法国的军医也问了我同样的问题,我第一次看到野生的附子,是在中国河北省兴隆山的深山沟里。那是1970年的夏末,我们到河北省境内的兴隆山采药。当我把向阳的山坡和背阴山坡上半部的常见药材熟悉以后,我就好奇地猜想,深山沟里,终年不见太阳的地方可能会有热性的药材,究竟会有什么药材呢?于是我用了接近两个小时的时间,下到了山背后的深沟里。在那里,终年不见太阳,阴风嗖嗖,暑热顿消,近两个小时的山路所出的一身汗,骤然消失。我沿着弯弯曲曲的山沟前行,惊奇地发现,居然还有冰雪未化的地方。在那里除了一些蕨类和苔藓类的植物以外,几乎没有什么其他高等一点的植物。走着走着,眼前突然一亮,出现了一丛丛一人多高的植物,绿色的叶子,紫色的花朵。我从来没有见过这种植物,我想能在这样寒冷潮湿阴暗的环境中茁壮生长的植物,一定是热性的,能散寒祛湿的。我用采药的小镐头小心翼翼地连根挖了两棵，在它的根部，有四五个像是小地瓜一样的块根，和让军医你拿来的东西是一样的，不过我当时并不知道这是什么。当我把采来的植物带到山上的时候，带着我们采药的老师高兴地大喊，你从哪里采到的乌头呀!?

啊！这就是乌头呀!?我吃惊的想，它的侧根就是附子，怪不得它可以在那样终年不见阳光的寒冷潮湿地方生长。

让军医忍不住插话说，原始森林中高达40米的乔木遮天蔽日，阳光终年不能洒落地面，地面黑暗潮湿阴冷。我们的战士就是在原始森林中终年不见阳光的地面上，采到这种东西的。这种东西既然是中药，听说中药没有毒副作用，为什么我们的战士都被毒死了?!你们又是怎样把有这样毒性的东西变成可以治疗疾病的药物呢？

伯伯，我也正想问这个问题，李超不失时机地说。

变毒物为良药

是药三分毒，我说，之所以能当作药，一定会有偏性。以药物之偏纠正人体健康之偏，关键在于我们能不能趋利避害。乌头和附子，大辛大热，这就是它的偏性，有极好的回阳救逆，温中止痛，散寒燥湿的作用，中医常常用它们治疗心肾阳衰，寒凝腹痛，寒湿痹痛，也就是关节炎等病证，甚至对抢救真阳衰微的危重病证，也就是西医所说的休克，周围循环不良，都发挥过重要作用，实在是难得的良药。但乌头、附子中还有另外一种有毒成分，叫乌头碱，中毒后可以导致人呼吸麻痹而死亡。乌头碱并不是它们发挥治疗作用的有效成分，因此运用它们治病，要把其中的乌头碱破坏掉。乌头碱只有水解才能被破坏，水解必须有水，你们的战士没有用水煮附子，而用火烤熟了附子就吃，所以附子中的乌头碱并没有被破坏掉，因此就导致了中毒悲剧的发生。

怎样才能把附子中的有毒成分破坏掉呢？破坏掉以后可以

不可以服用或者吃呢?让军医继续迫不及待地重复了他已经问过的问题。

我说,在中国四川的北部,是乌头、附子的产地,药农在那里种植了大量的乌头、附子。当然在那里的种植环境,比深山背后的阴沟里就要好多了,土地肥沃,产量也就提高多了。那里的人们在冬至那一天,也就是进入冬季的第一天,几乎家家用大量的附子炖羊肉,容器用陶制的坛子,从头天晚上放在火上小火开始炖,一直炖到第二天中午才算完成。吃肉喝汤,还把附子分给孩子们吃,每人要吃到一小碗,足有 50 克以上。以后每隔半个月吃一次,一直吃到立春,也就是春天的到来。据说那个地区的孩子们个个身体强健,很少得感冒。

有一次一家的父亲把汤、羊肉和附子都分给大家后,发现在坛子壁上靠近坛口的地方黏着一片附子,这片附子没有浸泡在水里,他不放心,就没有给孩子们吃,而自己吃了。不料,很快就出现了口舌发麻,咽喉不利,赶快到医院治疗,因为药量不大,才没有导致严重后果。正因为这片附子没有浸在水里,所以其中的乌头碱没有得到完全破坏。可见附子中乌头碱的破坏是需要水和一定时间的。

又有一家的老婆婆,平素喜欢喝酒。因为她患有关节炎,自己用 200 克附子泡入 1000 毫升白酒中,泡了 49 天,认为已经泡好了,就开瓶饮用,只喝了不到 100 毫升,就中毒而死。可见这里虽然有水,也有足够的时间,但是没有加热,没有足够的温度,乌头碱也不能得到水解和破坏。

于是我们就可以得出这样的结论,要想破坏掉附子中的有毒成分乌头碱,需要三个条件,一是必须有水,二是必须有足够的温度(100℃),三是要有足够的时间,如果附子用量太大,就需要用几个小时的时间。只要这三个条件都具备了,附子中的乌头碱就可以完全被破坏了,不仅可以药用,甚至可以少量食用,据说这样煮过的附子,脆脆的,口感赛过马铃薯,不过我自己并没有亲口尝过。

让医生听完我的叙述，终于明白了某国那些战士中毒死亡的原因了。据说从此以后，就在特种部队生存训练中增加了“有毒植物的识别和食用”一门功课。

让医生接着问，按照您的说法来推理，世界上各个国家，各个民族都应当有类似中国中医药的知识，可是我们的国家怎么没有呢？马克院长抢先回答说，我们国家在古代也有类似中国草药的知识流传下来，还有书籍可查，只是现代人们认为那些都是没有经过现代科技验证的东西，是不科学的东西，所以既没有人去研究，也没有人去重视，于是才很少有人知道。

我说在中国，不仅有中医中药，还有藏医藏药、蒙医蒙药、苗医苗药、傣家草医等，不仅有草药，都还有一定的理论，因此这应当是一种普遍现象。不过我也担心，在中国也有很多人认为，这些东西是没有经过现代科技验证的，是应当淘汰的。没想到马克院长说，千万不要淘汰这些东西呀，没有经过现代科学验证，是现代科学还没有达到验证的水平，如果你们把现在验证不了的东西都淘汰掉，今后没有人知道了，等科学发展了，想验证的时候，已经没有了验证的对象和目标了，这是更糟糕的事情。

这段话倒使我目瞪口呆，真没有想到，一个地地道道学习现代自然科学的外国人，能这样看待这个问题。马克院长接着说，不过没有关系，你们丢失了，还可以来我们国家找回去。

我送走了马克院长和让军医，心中久久不能平静，我在想，我们的祖先不仅认识了附子的治疗作用，还知道如何趋利避害，如何破坏其中的有毒成分，难道这些知识的发现，也会像欧洲某国那十多个战士一样，要付出生命的代价才能达到目的吗？我们今天的人类离开书本知识，还能够依靠自身的能力在自然界中生存、寻找食物和药物吗？从这个角度来说，我们人类是进化了呢？还是退化了呢？或者是在某些方面的进化，一定会伴有另一些方面的退化呢？

当我们现代的人类运用分析成分的方法来研究食物和药物时，以致这些研究技术已经达到了分子水平的时候，能不能完全替代解释中药作用的中药药性理论呢？中药药性理论中的酸苦甘辛咸五味，寒热温凉四性，升降浮沉四种作用趋向，以及归经，也就是药物对不同脏腑的亲和性，这些《黄帝内经》中的理论是不是已经过时，应当淘汰了呢？

当我们醉心于从书本上学来的知识，醉心于现代的科技手段来审视祖先留下来的文化时，你想到过没有？你除了后天学来的这些知识和本领，你还有没有能力和我们的祖先一样，创造一个民族的灿烂文化呢？如果我们逐渐把中医药学的理论和技能丢失殆尽，几百年后，当我们又想去研究它的时候，有没有可能需要我们到欧洲、澳洲、美洲重新引进这些东西呢？

就像北京南苑的麋鹿一样，原本生于中国本土，被运到国外后，在中国的大地上却已经灭绝，当代只好又从国外引进……

我对李超和怡娜说，当时已经不敢继续想下去了，只觉得在后背督脉的地方，有一阵凉气在慢慢地扩散、扩散……

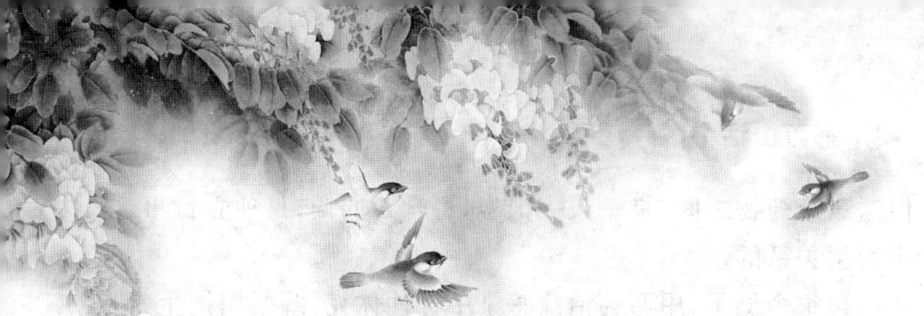

第四章　三个裨将和三个和尚

我给李超安排了观光旅游和学习的计划。观光旅游主要由张怡娜带领，学习交流则是我们三个人都参加。

我们没有太多的时间从中医基础理论、中药、方剂、中医各科临床都进行系统的讨论，所以我建议由李超提问题，由我和张怡娜进行解答的方式，来讨论中医药的相关知识。讨论还是在我的工作室里进行。那是在一天的下午。李超想问的，当然是他最感兴趣，而且又困惑不解的问题。提出了他感冒时喝的“中国咖啡”到底是什么东西。

方剂配伍和西药联合用药

听了李超提出的问题，我立刻拿出了处方给他们看，张怡娜一看就知道，这是藿香正气散和三仁汤的合方加减，是治疗暑期外感寒邪，内伤寒湿所导致的感冒的。李超却不解地说，我现在可以承认这些天然的植物是“药”，可是为什么不用一个药，而要用这么多药。西药也常联合使用，我也跟着你们，把药叫西药吧。比如治疗高血压，常常是降压药、利尿药和镇静药联合使用，中药是不是也是这样，把几个不同作用的药组合起来用？

我说，中药的方剂和西药的联合用药有本质的不同。西药联合使用，在一般情况下，是各药发挥各自的作用，就像你刚才说的，治疗高血压，降压药发挥降压的作用、镇静药发挥安定情绪和安眠的作用，利尿药发挥排水利尿减少血容量的作用，虽然三方面共同作用于一个高血压的病人，有利于降压和改善症状，但这三个药物之间，是一人一把号，各吹各的调，是独立行事，互不发生关系的。

再举个例子，用西药治疗感染中毒性休克，既要用抗生素控制感染，又要用升压药提高血压，改善末梢循环，还要注意保持血容量和纠正酸中毒以及电解质紊乱，这些药物各自发挥自己的作用，它们之间几乎不或者很少直接发生关系。中药复方不是这样，把多味中药有机组合起来的复方，也叫方剂。中医方剂中各药之间是有协同作用的。

把多个单味的中药组合成复方，有没有理论呢？李超问。

当然有理论，这就叫君臣佐使的组方理论，就是把一个方剂看成是一个国家，关于方剂的组织结构，是比拟国家机构来思考的，《黄帝内经》是中医学理论的奠基著作，它流传到今天，有《素问》和《灵枢》两本书，各 81 篇文章。《黄帝内经》确立了中医的基本概念和术语，奠定了中医的思维方法，表述了中医研究问题的基本思路，它一直有效地指导着中医的学术发展。《黄帝内经》的问世，也就标志着中医学科的出现。

在《素问·至真要大论》里说："主病之谓君，佐君之谓臣，应臣之谓使。"

君药应当是针对主病或主症起主要治疗作用的药物，这是教科书上传统的说法。其实我在思考的过程认为，君药也就是这个方子中具有统帅作用的药物，主要是针对病证的主要病机的，病机也就是病变的机理。

比如年轻女士小杨，正在月经期，因遇到使她特别生气的事情，气恼之后，月经突然中断，随后出现了少腹坠胀，两胁胀痛，胸闷心烦，两眼胀疼，头痛欲裂。这 5 个症状表现，再加上月经不当断而断，共 6 个症状，可以说都是她的主症范围，如果我们要针对每一个症状来用药，必然抓不住要害。但从病变机理来分析，这些症状都是肝经气滞的表现，所以我们选用的君药，主要是针对"肝经气滞"这个病机的，于是用一味疏肝解郁的药物柴胡就可以了，而不是选用针对病人每一个症状的药物。当然作为君药的柴胡，它的药力应当居全方之首。

臣药，就是大臣，应当是辅助君药加强治疗主病或主症的药物，也可以是针对兼病或兼症起主要治疗作用的药物。用我的话来说，就是辅助君药针对主要病机的药物，或是针对兼有病机的药物。

就像我们刚才说的小杨女士，还兼有心烦失眠，睡不着觉，所以，我们用的这个臣药，既可以是辅助君药柴胡来疏肝解郁的，选用香附、郁金，也可以是针对她心烦失眠的。她心烦失眠的病机是缘于肝气郁结，肝郁化火，郁火上炎，心神被扰，所以就要用清心安神的药物，如炒栀子、莲子心、竹叶、炒枣仁等。

关于佐药，情况稍为复杂一些，一是佐助药：就是辅佐君、臣药以加强治疗作用，或直接针对次要症状病机的药物。比如我们在治疗小杨的病症时，又加了白梅花来辅佐君药疏肝解郁，还加了合欢皮来辅佐臣药安眠。

二是佐制药：什么叫佐制，制是制约的意思，消除或减弱君臣药的毒性。我们刚才说过药物都是有偏性的，就是毒性，偏性越厉害，毒性就越大。可是我们用药要趋利避害，用它对治疗病症发挥好作用的方面，而不取它对身体发挥坏作用的方面。这个时候要用佐制药来制约君药、臣药的毒性。也就是消除或减弱君、臣药的毒性，或制约君、臣药的烈性。打个比喻，这个皇帝性情暴烈，动不动就要杀人，于是就有下面的某官员劝阻皇帝，说这个人对咱们的国家做过很多贡献，不要杀他，阻止皇帝滥杀无辜，佐制药就类似于这个劝谏的人。

三是反佐药：性味与君、臣药物的性味相反，但在作用上要求达到和君臣药物功效相成的药物。比如《伤寒论》有一张方子叫白通加猪胆汁汤，本来是治疗肾中真阳衰微的大寒证的，所用的药物有附子、干姜、葱白，都是大热性的药物，但是大寒的病症，用大热的药物，常常会发生格拒现象，出现药后呕吐，拒不受药。为了防止拒药的现象，就在方中加了咸寒的人尿和苦寒的猪胆汁，这是两个寒性的药物，和其他治疗药物的性质相反，却和大寒的病性同类，于是就减少了人体拒不受药的程度，就可以把阳热的药物引入阴寒的阵地，使它不发生格拒现象，使热性的药物更好地起到回阳救逆的作用。用寒性的药物把阳热的药物引入阴寒的阵地，这就叫反佐。这就类似于进攻敌人的城堡，城墙坚固，我们攻不进去，所以，就把一小部分人化妆成敌人的样子，叫城门，使敌方放松警惕打开城门，随后大部队就轻而易举地进入城内。在这种情况下，反佐药物的用量一般较轻。

君臣佐使中，最低的官员是使药，有以下三个方面作用的药物，都可以称作使药。一是具有引经作用的药物可以叫做使药，可以引诸药直接到达病变的部位，也叫引经药。比方说，我们用了一大堆治疗咳嗽的药，就要加入一个直接入肺的药——桔梗，把药力带到肺里去。我们治疗颈椎病，在用了养血活络通经的大队药物后，一定要加入葛根，引药直达颈部的经脉。在《伤寒论》治疗气血不足，肌肤失养，出现全身疼痛的病证，用的是桂枝加芍药生姜各一两人参三两新加汤，是把原来桂枝汤中的芍药和生姜的量加大，再加人参，芍药的量加重是为了补血，把生姜的量加重，就是把药力引到体表，以便起到缓解肌表疼痛的作用。如果生姜量少就达不到这个效果。气血两虚，用补气血的八珍汤，人参养荣汤行不行呢？它是补气血的，但是补内脏气血，不能很好地营养体表，治疗身体疼痛。要治疗身体疼痛，在用补气补血药物的基础上，要加引药，引药达表，这样才能治疗身疼痛，于是就要加重生姜的用量。

40 年前，我治疗一例产后身体疼痛的病人，产后大多是气血两虚呀，所以我采取了气血双补的方法，先用八珍汤，效果不好，后用人参养荣汤，还没有效果。于是向刘渡舟老师请教，老师建议用新加汤。可是在开处方写到生姜的时候，我犹豫了，病人是产后，自汗很多，用生姜会不会导致汗出更多呢？于是只用了三小片生姜，也不过就是五六克而已，服后仍无效果，再请教刘渡舟教授，老师指出生姜用量太小，随后将原方中的生姜加用到20克，三剂后身痛即止，可见引经药的重要。姜者，疆也。它的作用就是将补气血的药力引向体表，用量小了就达不到这个效果了。

这时李超插话说，伯伯，在美国，如果人们剧烈运动后，全身肌肉酸疼，就会喝用生姜煮的水，可以帮助人排泄肌酸，来达到治疗身体酸痛的效果。

啊！原来是这样呀！看来生姜本身就有直接治疗身疼痛的作用，怪不得张仲景要在治疗身体疼痛的时候要重用生姜，张怡娜很有感触地说。

我说，其实有的时候，使药的作用，可以是君药、臣药来兼任的，比如用桂枝加葛根汤来治疗颈椎病，葛根既是君药，又是引经药物，这就好像是御驾亲征，皇帝既是军队的统帅，又可以直接率领军队直捣敌营。当然这是我的理解，学界不一定都认可我的观点。

二是具有调和方中诸药作用的药，也可以叫使药，也叫调和药。就是调和整个方子，使这些药物的作用更加协调。我经常用的调和药就是炙甘草，意思是使整个方子的作用协调，药性温和，药效持续时间延长。

三是在方中不是最需要的，但是加上它以后，可以使方剂更加完善，疗效更好。在《伤寒论》里有个方子叫桂枝汤，它的适应证之一，类似于今天我们所说的病毒性感冒，病人可以有头痛、怕风、自汗出、发热。服完桂枝汤以后，要求喝热粥，再盖被子保温发汗，这个热粥不是特别需要的，但加上以后就更完善了，效果更好了，所以这也是使药。

李超听完了，想问什么，但张了几次嘴，却没有说出话来，也许是他要问的问题还没有考虑好，或者是他还找不到合适的汉语来表达自己的疑惑。

这时张怡娜开了口：老师，中医所说的病证，不外就是表里寒热虚实，气血阴阳痰饮水湿吗，我根据病机来选药不就可以了吗，比如，病人有气虚，就选人参、黄芪，有血虚，就选当归、芍药，有气滞，就选柴胡、香附，有痰湿就选茯苓、陈皮、半夏，有瘀血就选桃仁、红花，把这些药物组织起来，不就是药方吗？为什么还要研究方剂中的药物组成呢？还要学什么方剂呢？

经方验方与自组方

我说，我大学毕业后初上临床的时候，想法和你一模一样，就觉得特简单，大有"读书6年，天下无不治之症的感觉"，我看病人，就是药物对病机，比如病人的病机是气滞、血瘀、痰阻，我就用行气的药，柴胡、香附；化瘀的药，桃仁、红花；化痰的药，橘红、半夏。我在门诊就这样看了三个月的病人，没有一个病人回来说，大夫，吃了您的药效果真好。可是药房的师傅说，大夫，我们都喜欢抓您开的方子，我说为什么？我们是计件算工资的，你的方子特有代表性，而且药味不多，我站在那儿不用动地方，方子就抓完了。

我就开始思考，我的辨证没有问题，用药没有问题，但是病人不说好，问题在哪儿？

我有一个师兄，也是我们大学的毕业生，他在学校的时候，每天都到图书馆收集各种古籍、杂志、专业报刊上的验方、单方、效方，用卡片记录下来，毕业走的时候做了五大盒子卡片。李超问，为什么他不用电脑检索。我说那个时候哪有电脑，连电脑这个概念都没有。我对师兄的做法很不理解，就说他是丢西瓜，捡芝麻，只要你把辨证论治搞好了，自己用药就行了，抄这些方子干什么？他说，我只会用笨办法，借鉴别人的经验。

当我看了三个月的病，用自己的方法效果不好的时候，就想起了师兄的办法，他为什么抄这些东西呢？他已经毕业四年了，在外地工作，我早就听说他在当地已经是大有名气的大夫了，他是用什么方法打开局面的呢？我正想他的时候，碰巧他来北京开会，到学校来看我。我说您这四年怎么样，您是怎么打开局面的？

他说，我开始独立去看病的时候，穿着白大衣，夹两个卡片盒子去门诊，来了病人，先问病人怎么不舒服。病人说，胃痛，吃了凉的东西，或者生气了都会犯病，都会痛。然后摸摸脉，看看舌象。于是就开始分析，为什么生气了疼，那是肝气郁滞，肝气犯胃。为什么吃了凉的东西痛，那是胃寒。所以，这个胃疼，辨证就是气滞寒凝证。然后我就打开卡片盒子，看看治胃痛的众多古方、经方、验方中，哪个方子适合治疗气滞寒凝的胃疼，就把这个方子抄一张给病人。开始的时候，病人疑惑，这个大夫自己怎么不会开方子，还得从盒子里抄方，拿着这个方子犹犹豫豫的，对我不信任，有的甚至就不买药了。有的病人想，这毕竟是北京毕业的大夫，我还是吃吃试试吧。没想到，吃了以后，一两个星期就好了。于是就把亲人都带来，哎哟，大夫，我的病多少年了，您就是从盒子里抄了一个方子，我的病就好了。这是我小叔子，是多少年的肾炎，长期蛋白尿、尿中有红细胞，怎么治疗，效果都不好，看看您的盒子有没有适合他的方子。这是我大姨的女儿，月经一直不调，您看看您的盒子里有没有治疗她这个病的方子，于是病人很快就多起来了。

那个年代在基层的乡镇医院看病，没有挂号的制度和习惯，我的师兄行医半年以后，他的病人便是里三层外三层地围着。于是该医院有的医生对他的盒子里的东西就好奇起来了。当时他还没有结婚，住医院的集体宿舍。师兄喜欢喝酒，其他医生常常拿一瓶白酒和花生米找他聊天，寻找机会便说，某某病人，如何如何，我看了多少年，都没有效果，看看您的盒子有没有治疗这个病的方子？人们都把那些盒子里的东西当宝贝。

我对师兄说，从我写的病例来看，挑不出毛病来，为什么没有效果？而你的那些为什么就有效果？

师兄说，三个臭皮匠，赛过诸葛亮——这里的“皮匠”实际上是误传，原始的意思是“裨将”，也就是副将，三个副将的智慧，合起来可以和最聪明的军师诸葛亮来相比。后来误传成皮匠了，由于皮匠鞣化皮革的过程，所用的化学原料，有浓烈的气味，于是再后来就成了“臭皮匠”了——也就是说三个人集体的力量赛过一个诸葛亮。他们三个人集体力量之和，超过其中的任何一个人。还有一句话是，一个和尚挑水吃，两个和尚抬水吃，三个和尚没水吃。也是三个人组成的集体，结果不如一个人的力量。

我在这里引用师兄的话，丝毫没有不敬和尚的意思，现代的和尚，修身养性，勤劳简朴，是我们俗家人学习的榜样。

都是三个人组成的集体，为什么结果大不一样呢？因为他们之间的组合关系不一样，就出现了不同的效果。我初上临床，并没有把握我们古人所创方剂的组方规律，而我师兄借鉴的这些经方、效方、单方、验方，都是古人千锤百炼，精心配伍的成果，这些药物和药物之间，肯定有内在的联系。所以在辨证的前提下，借用这些方剂效果才好。

所以方剂、方剂，“方”就是一方一方的纸，医生在上面写上很多的药。“剂”就是调剂，就是跟我们炒菜一样，蔬菜、肉、菇类、调味料等等，用料要合理搭配，用量要多少适宜。既然中医复合方剂不能用成分分析的方法来解释他们之间的关系，那我们就只能用传统的药物理论和组方理论来解释他们之间的关系了，传统的药物理论是什么？我前面已经说过，包括药物作用趋向的升降浮沉，药物性质的寒热温凉，药物和脏腑经络亲和性不同的归经所属，药味的酸苦甘辛咸，药物作用的补和泻等等，这就是解释中药作用的理论。传统的组方理论，就是君臣佐使的理论。

李超似乎有点明白了，说，这样看来，中医复方中，药物和药物之间的关系，和几个西药之间的联合应用关系，是不一样的。

我说，对！是不一样的。中医复方中，药物和药物之间配伍的关系，可以说是非常奥妙的。有的时候药物之间的配伍关系甚至是我们想象不到的。诸如攻补兼施，寒热并用、升降同调、宣收并行、缓峻同施……简直就是一种艺术。

伯伯能举一些例子吗？李超很好奇地问。我说可以呀！不过我可不是给你系统讲中医方剂配伍的奥秘，我只是举一个例子来谈谈药物配伍的临床意义。

神奇的缓峻并用

中国中医药的研究生教育，是从 1978 年开始的，到现在已经整整 30 年的历史了。1979 年我校中医界的前辈任应秋教授招收研究生，面试的时候，老师出的题目中，有一道题是，“十枣汤中，哪味是君药？”应试的学生迟疑了几分钟，没回答这个问题。我也不知道这道题如何答才好。面试结束后我问任老师，十枣汤哪个是君药呀？任老师说，你回去看书嘛！看什么书呀？看《史记》！《史记》有那么多文章，我看哪一篇呀？看《淮阴侯列传》。我中午回家翻《史记·淮阴侯列传》。淮阴侯就是韩信，韩信为刘邦打天下，立下了汗马功劳，功高盖主。刘邦做了皇帝以后，对他能信任吗？不能信任，找了个机会就把他抓起来软禁了，但是开始的时候，刘邦并没有杀他，而且还经常很从容地找他聊天。《史记》这样记载“上常从容与信言诸将能不各有差”，就是刘邦常常和韩信谈论各个将军本领的大小各有哪些差别。“上问曰：如我能将几何？”有一天刘邦问韩信，像我这样的人，能带多少兵？韩信说，陛下不过能带十万。你呢？韩信说“臣多多而益善耳”，我带兵越多越好。刘邦听后就笑了，多多益善，你那么大本事，为什么被我给抓起来了。韩信说，“陛下不能将兵，而善将将”，您不善于带兵，但是您善于带领将军，“此乃信之所以被陛下禽也”，这就是我被您抓起来，被您管制的原因。当我读到这儿的时候,心中一动,就想十枣汤是由什么药物组成的呢?有芫花、甘遂、大戟,这是三个泻下逐水、药力峻猛的药物,攻城陷阵,有将军之猛,可是让它治疗什么地方的水呀?治疗悬饮,也就是今天所说的胸腔积液、胸水。这个水要从大便、小便排出体外,要通过胸膜吸收,通过血液循环,通过肠黏膜的分泌,通过泌尿系统的分泌,才能排出体外,可以说是"路漫漫其修远兮"。如果只用这三个将军,直下肠胃,用不了多长时间就拉出去了,能达到泻胸水的效果吗?显然达不到。用十枚大枣煮汤,驾驭这三个峻猛的药物,使药物作用和缓,药效持续时间延长,药力缓缓发出,才能达到泻胸膈间水饮的效果。想到这里,十枣汤中大枣为君药的答案,自然也就出来了。

这就是高明的老师,他没有直接告诉你问题的答案,而是指导你读书,让你自己去思考。

李超听完了问,像这样用缓和的药控制峻烈的药,来达到治疗目的,这是个别现象呢,还是普遍规律?我说,这件事情之后,我继续做了很多联想。

我想到了《伤寒论》的干姜附子汤和四逆汤。这两个方子,都有干姜和附子,一个不用炙甘草,一个用炙甘草。干姜附子汤是在什么时候用呢?《伤寒论》第61条说:"下之后、复发汗、昼日烦躁不得眠,夜而安静……身无大热者,干姜附子汤主之",这是一个误治后,肾阳突然虚衰的病人,虚弱的阳气勉强和阴寒邪气相争,争而不胜,病人就出现了肢体躁动不宁的表现。这就像我们看到的休克前期的病人、糖尿病酮中毒昏迷前的病人、肺心脑病昏迷前的病人等等,所出现的躁动不宁一样,这是个危重症,在古代应当是死亡率极高的。张仲景用干姜附子汤,就这么一剂药,煮后一次喝下去,就喝一次。以后怎么办?《伤寒论》没说。

这个方子到底会有什么作用?我们做一个小小的实验,实验用离体的蛙心,把活着的青蛙麻醉后,抛开胸膛,取出心脏,蛙心还在跳动，立即给它连接上一个闭路管道，管道里灌上林格氏液，林格氏液在青蛙心脏搏动的过程中就循环起来了，离体蛙心就靠林格氏液给它提供能量。把这个标本固定在实验架上，蛙心不断地跳动，用转动的纸筒记录蛙心搏动的频率和幅度。接下去的实验是，给它灌上过滤后的干姜附子汤水煎液，发现迅速地发挥了作用，离体蛙心的搏动频率加快了，搏动幅度增强了，但是持续时间不长，随后却出现了蛙心心力衰竭，心律失常，甚至心搏骤停的现象。看起来干姜附子汤只能用于急救，让它的心脏很快跳起来再说，不能反复应用，反复应用，最终会导致蛙心永远地停跳。这就是张仲景只用一次干姜附子汤的原因所在。用同样的标本，换上四逆汤，也就是在干姜附子汤中加入炙甘草，发现产生效用的时间后延，离体蛙心的搏动频率增快，搏动幅度增强，但是搏动很均匀，持续时间长，而且随后不伴有蛙心心力衰竭和心搏骤停的表现。于是我们就知道甘缓药在整个方子里，不单纯是保护正气的作用，它还使整个方子的药物作用温和，使药效持续时间延长，能够起到很特殊的治疗作用。而61条所述证候，用干姜附子汤是为了急救，只用一次后，就应当改用四逆汤来巩固疗效。我们今天虽然不说甘草是四逆汤的君药，但在《伤寒论》中的四逆汤和通脉四逆汤，都把甘草放在了第一个位置，可见古人是深深懂得这个药物作用的重要性的。

如果甘缓药物是使整个方子的作用温和，药效持续时间延长的结论是正确的话，我们就会想起另外一个方子——大陷胸丸。方中有大黄、芒硝、甘遂、葶苈子、杏仁，药力可谓峻猛。它治疗什么病？治疗水热邪气结于胸膈间的大结胸证，见胸痛、短气、汗出，项亦强如柔痉状。现代临床所见到的急性渗出性胸膜炎，有的就表现了这样的症状。由于水热邪气所结部位偏高，用这大黄、芒硝、甘遂、葶苈子、杏仁，泻下逐水，攻城陷阵，药力峻猛，直下肠胃，不利于胸膈间水热邪气的排出。怎么样才能使药力缓缓发出，达到攻逐胸膈间水热邪气的效果呢？必须用甘缓的药物来驾驭它。这时用甘草行吗？不行！因为方子里已经有了甘遂，甘遂是反甘草的，所以张仲景用了白蜜。

给邪气以出路

我们再谈谈调胃承气汤，由大黄、芒硝和甘草组成，主要作用是排泄体内的毒热和毒素的。中医特别强调给邪气以出路，邪气在体表，要通过皮肤这个半透膜，用发汗的方式排出体外。湿邪在体内，要通过泌尿系统这个半透膜，用利尿的方式排出体外。毒热邪气在体内，要通过胃肠壁这个半透膜，用泻下的方式排出体外。

芒硝的主要成分是硫酸钠，硫酸根离子不被肠壁所吸收，口服芒硝后，在肠道就形成了高渗状态，于是体液就通过肠壁渗入肠道，这样就把体内的毒热、毒素排出了体外。但如果只用大黄、芒硝，可能是三四个小时就拉出去了，达不到泄毒热的效果。加上一味甘草，使药物作用温和，使药效持续的时间延长，大约七八个小时才拉出去，这就有了很好的排泄毒热的效果。所以调胃承气汤的主要作用是泻毒热而不是通大便。

于是我就要提问题了，怡娜，你知道，调胃承气汤以泻热为主，小承气汤以通便为主，大承气汤既泻热又通便，要想提高大承气汤的泻热效果，是加芒硝的量？加大黄的量？还是在大承气汤里加一味甘草？

张怡娜毫不犹豫地答道，加一味炙甘草就能提高大承气汤的泻热效果。

伯伯，别的中药我不知道，甘草我知道，是甜的，我在美国嗓子疼的时候，奶奶就给我煮一种水喝，里面有甘草、麦冬、桔梗、菊花。可是不对呀，喝了这个有甘草的汤，并不拉肚子呀？李超疑惑地说。

甘草本身确实不能让人拉肚子，你治疗嗓子疼，用的肯定是生甘草，因为生甘草有清热作用。但我们在大承气汤里，要加的是炙甘草，它本身不仅没有泻下作用，甚至还没有清热效果，而是甘温的，补气的。但加在大承气汤里，就使大承气汤这个方子的作用和缓，药物在体内存留的时间延长，于是就使体内的毒热邪气，有足够的时间渗入肠道，进而排出体外，所以要想提高大承气汤的泻热效果，不必要加泻下药物的用量，而要加一味甘温缓中的炙甘草。

伯伯，这和西药的联合用药真的不一样，李超感慨地说。

老师，这是您依据推理想出来的吗？张怡娜也觉得不大可信。

我说，这不是我依靠推理想出来的，1000 多年前，金元四大家之一的刘完素，写过一本书叫《黄帝素问宣明论方》，也叫《宣明论方》，书中有三一承气汤，就是大承气汤加甘草，并以生姜为引，用于泻火解毒。

有一天某大医院 ICU 病房主任请我看一个病人，病人原有老年痴呆，走失后被车撞了，交通警察发现后，将他送入医院。病人颅内血肿已经手术清除，但仍高热昏迷，又感染了耐药的细菌，家属希望中医会诊，以尽子女一份心意。看过病人，病人气管插管，痰声隆隆，肺部感染，四天没有大便，肚子胀得像一个鼓，多次灌肠，效果不佳。一直用抗生素，高热不退，又伴有肾衰竭，一天的尿量不足 200 毫升，全身浮肿。我用大承气汤加炙甘草、桃仁、桂枝，实际上也是桃核承气汤加减，两剂药后，大便通了，发热退了，三剂药后病人清醒了，尿量也增多了，肌酐和尿素氮都下降了，水肿也消退了。病人原本就有大脑痴呆，因气管插管不能说话，家人写字和他对话，他居然能够有正确反应。第四天转到普通病房，后拔掉气管插管出院，至今已过一年，病人健在。这就是在大承气汤中加甘草，可以提高排泄毒热毒素作用的实践检验。

海陆空联合作战

《伤寒论》中还有一个方子是抵当汤，它的药物组成有四个，一个是水蛭，是水生动物中最善于吸血的，水蛭素有溶血作用。第二个虻虫，就是牛虻，它是飞的昆虫最善于叮牛叮马，最善于吸血的。我们小时候在天然水塘河流中游泳，都害怕这个东西叮你的后背。还有一个是桃仁，是树上结的果实种仁最善于活血化瘀的。最后一个是大黄，是地面上生长的一种草本植物的根，最善于破血逐瘀、推陈致新的。

你看这四个药，一个是水生的、一个是空中飞的，一个是陆地长的、一个是树上结的。水蛭水生是海军，虻虫飞舞为空军，大黄陆生是陆军，桃仁树生是陆军空战队。这个组方的构思，是选择了不同生态环境的破血逐瘀药物，进而形成有机的组合，可以说是海陆空联合作战，立体包围。可见，古人很多的复方配伍思路，非常值得我们学习和思考。

啊呀！这么复杂?！李超吃惊了，那我还是学我的西药吧，西药的联合用药简单直观多了。张怡娜则好像意犹未尽，还想听下去，可是这次交流的时间已经不短了，我劝大家改日再讨论。于是我们各回住处休息。

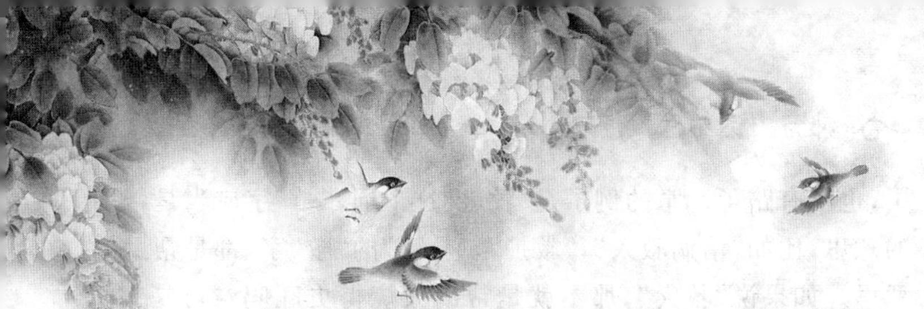

第五章　后天之本——脾

那是一个炎热的下午，柏油马路被太阳烤得软软的，汽车的轮子小心翼翼地从路面上滚过，好像是怕陷下去似的。李超和张怡娜实在是没有办法按照原计划到郊区去玩儿，于是就来到我的工作室。

李超和我一见面，就提出了问题："伯伯，我今天早晨和上午又拉肚子了，拉了两次。怡娜姐姐说我是脾虚，还说脾是后天之本。这种说法不对吧，脾是淋巴系统的一个器官，和消化系统基本没有关系，我拉肚子是肠炎，怎么能和脾有关系呢？"李超这个小家伙，把张怡娜叫姐姐，叫得还很亲热。

我听了，不由得叹了口气说，类似你这样的认识，在现代实在是太多了，我不久前就曾经接到一个电子邮件，发件人自称是一个农村医生，他说，我们村一个小伙子，由于得了脾机能亢进，严重贫血，医院就把他的脾切除了，现在已经过去两年多了，他活得好好的。可是中医说脾是后天之本，这个人后天之本都被切除了，仍然可以活着，所以中医在这个问题上的认识是几千年的错误了。

是呀，伯伯，这究竟是怎么回事情呢？李超迫不及待地问。

以今释古的误区

在几十年前，我在报纸、杂志上多次看到这样一个观点，意思是说，汉语有时候是不合逻辑的，但人们说习惯了，也就不再去追究它的逻辑性了，这正像地上本来没有路，可是走的人多了，也就有路了。举的例子是“救火”这个词，“救”字应当是帮助的意思，比如“治病救人”，“救护”、“救助”的“救”字，都是帮助的意思。如果说“救火”，那不就是帮助火烧得更旺吗？可是人们千遍万遍地说“救火”，没有人认为是帮助火燃烧得更旺，可见不合逻辑的东西，人们说习惯了，也就不再去追求它的逻辑性了。因此得出的结论就是，汉语只是一种说话的习惯，是可以不合逻辑的。

其实在古代，“救”字的本来意思是什么呢？就是“禁”和“止”的意思。在一千九百年前的汉代，有一个人叫许慎，他写了一本书，叫《说文解字》，这是中国的第一本字典。《说文解字》说：“救，止也。”那个时候还有一个比许慎小70来岁的一个人叫郑玄，他注《周礼》的时候……《周礼》是什么？李超插话。

《周礼》是古代的一本书，是儒家的经典之一。儒家是崇奉孔子学说的重要学派，是中国两千多年占统治地位的主流学派。我解释说。

啊，孔子我知道。我爷爷的书房就供着孔子的画像，好像是读书人的祖先老师。我没有接李超的话茬，怕走题，接着说：

郑玄注《周礼》的时候，有一句注文是“救，犹禁也”。也就是说，救字可以当禁字来讲。可见在古代汉语中，救字原本是止和禁的意思，所以“救火”就是止火、禁火，也就是灭火，是完全符合逻辑的。由于救灾也就是禁灾、止灾，就可以使遭受灾害的人得到帮助，因此“救”字就可以向相反的方面引申为“助”和“护”，现代汉语中的“救助”、“救护”、“救人”都是这么来的。“救火”这个词，是从古代汉语中沉淀到现代汉语中的一个词汇，因此解释这个词的时候，我们就不能用现代汉语中“救”字的意思来解释，而应当用“救”字在古汉语中的本义来解释。

所以我认为在汉语中，还没有找到不合逻辑的词例。就这个问题，我曾在20世纪的80年代初发表过一篇小文章，不过我丝毫没有批评别人的意思，我也不知道提出这个观点的权威到底是谁，我澄清这个问题，只是想说明，很多字词，古今的含义是不同的，我们不能很轻易地以今释古。不过自从我的这篇短文公开发表以后，在报纸杂志上，再也没有看到人们说汉语可以不合逻辑这样的话了。

此脾非彼脾

李超说，伯伯，我问的是，脾是淋巴系统的一个器官，我拉肚子是肠炎，怡娜姐姐怎么说和脾有关系呢？您并没有回答我的问题呀？

郝老师讲课，常常采取借景的方法，你耐心往下听就明白了。张怡娜替我圆场。

这使我暗暗吃惊，我确实有这样的习惯，为了说明一个问题，就采取类比的方法，但我从来没有想到，可以用园林设计、建设中的“借景”这个词来形容这种教学方法。张怡娜真是一个有心的孩子。

我说，我举这样一个例子，是想说明，古代汉语和现代汉语同样的一个字，含义可以是有差别的。同样中医脏腑的本义和现代解剖学脏器名称之间，虽然可能是同一个字，或同一个词，含义却并不一定相同，我们不能用现代解剖学脏器的含义去解释中医脏腑的含义。如果这样做，就是以今释古了。

我们设想还原一个远古的情景，那时候还没有文字，人类的语言也极其简单。有这样一个原始人，大概一两天没有找到足够的东西吃了，饿得头晕眼花，冷汗淋漓，他突然看到草丛深处有一只鹿在吃草，于是就捡起一块石头朝鹿的头部砸去，但是他饿得没有力气，鹿并没有被砸倒，掉头就跑，这个原始人就追，哪里能追得上呀！突然他看到远处有三个原始人朝这边走来，于是就大喊，wei！wei！同时用双臂做着合围的手势，意思是让那三个人把鹿包围起来。那三个人立即迎面朝这头鹿围过来，一顿乱石把鹿砸倒了，四个人围上去，用锋利的指甲撕开鹿皮，开始吃鹿肉。

伯伯，就那样生吃吗？李超有点疑惑。

原始人茹毛饮血，就是还不知道用火，仍然是生吃禽兽的肉，生饮动物的血。张怡娜说。

我继续说，当这四个原始人吃到腹腔的时候，发现有一个囊状的袋子，装着刚才鹿吃的青草，于是他们就想，我的肚子里也应当有这样一个装食物的袋子，把吃的鹿肉包围起来，这样就不至于使鹿肉满肚子乱跑，这个东西叫什么好呢？就叫 wei 吧。“胃，围也。围受食物也。”以后有了文字，也就把“胃”和“围”分开了，胃之所以读 wei，就是指可以包围、包裹和盛受饮食物的意思。

呀！原来是这样！李超有点儿吃惊，又有点像是豁然开朗的样子。

那四个原始人接着看到，在胃的下面连接着一条长长的管道，这条管道和胃连接的地方，里面还是绿色的草末子，到了接近肛门的地方，就变成了黑黑臭臭的粪球，于是就想，我的肚子里肯定也有这样的管道，这个管道一定要通畅呀，如果不通畅，那就会不放屁，不拉屎，肚子胀，肚子痛，那一定受不了，于是就叫它 chang 吧，“肠，畅也。通畅胃气，去滓秽也。”以后有了文字，就把“肠”和“畅”分开了，但读音仍然相近。

这些聪明的原始人原来饿得头晕眼花，冷汗淋漓，刚刚吃过鹿肉，马上就有了力气，头也不晕了，眼也不花了，冷汗也不出了。于是他们就高兴得跳起来了。突然想到，一定有一个器官，把我吃的鹿肉中的能量，当然他那个时候肯定还没有能量这个词，他们把能量叫做“精气”，也就是精华之气，把鹿肉中的精华之气向我的全身输送，于是就使我有力气了。这个能帮助胃肠把鹿肉中的精气向全身输送的器官叫什么名字好呢？就叫 pi 吧，pi 就是辅助，帮助的意思。于是就有了“脾，裨也。在胃下，裨助胃气主化谷也。”你看，把脾胃的脾的左边肉月旁换成衣补旁，就是裨字，裨是帮助辅助的意思。“裨将”就是副将、偏将，是辅助主将作战的。把脾字的左边换成女字旁，就是婢字，今天读bì，婢女就是女性佣人，类似今天我们所说的保姆，是帮助太太、小姐和家人料理生活的人。

李超终于听明白了我说的话。啊！这样说来，中医所说的“脾”，原始的意思就是消化系统的消化吸收机能。所以我拉肚子，是消化吸收机能发生了障碍，怡娜姐姐说这是脾虚，还是说对了。就是我的消化吸收机能下降了，我昨天晚上吃了很多羊肉串，又吃了三盘哈根达斯冰激凌，消化吸收不了，所以拉肚子，这就是脾虚。

我说，怡娜说的，当然是对的了，不过你的拉肚子，是由于饮食不当，超过了脾的承受能力，相对看起来是脾的运化功能不足了，而不是脾气原本就虚，如果原本脾虚，即使很正常的饮食，也会拉。对你来说只要注意饮食调理，吃的东西不要超越脾胃的承受能力，就会自行修复，就不再拉肚子了。

李超说，你刚才说的那些话，是自己的话呢，还是有根据呀？我说，这当然不是我说的话，而是一千八百多年前一个叫刘熙的人写了一本书，叫《释名》，是这本书里说的。这本书的特点就是同音相谐，从音求义，以音近音同的字来解释字义，也就是从字的读音来解释字的本义，在解释汉字的本义上，很有参考价值。

所以中医“脾”的本义，就是辅助胃肠把饮食物的精华物质和水液向全身输布的器官。

李超说，我明白了，如果从解剖学的角度来说，中医所说的脾，就相当于是胃肠系统的消化吸收机能，也就是胃肠黏膜以及和胃肠黏膜所连接的淋巴循环系统和血液循环系统。李超是药学专业的毕业生，在基础课中，是学过解剖学的，所以他说的解剖术语，基本正确。

你说对了一部分，《黄帝内经》说，“脾和胃以膜相连”，这个胃字，有的时候，是泛指胃肠，胃字可以代表整个胃肠的说法，在后来张仲景写的《伤寒论》里有更充分的体现，张仲景把整个胃肠道叫“胃家”。胃肠的管道之内，属于“胃”和“肠”，胃肠黏膜之外就属于脾了，所以脾和胃肠只以一层消化道的黏膜相连接。也就是说，中医所说的脾、胃、肠的功能，包括了整个消化系统的受纳饮食和水液、腐熟消化饮食，吸收转运饮食物的精华物质以及水液的全部功能。

人出生后，主要依靠消化系统通过和外界交换物质的方式来获取能量，因此说脾胃是后天之本，气血化生之源，这种说法，你们能够理解吗？

李超连连说，理解理解。张怡娜本来就是学中医的博士生，早就理解了这个问题。不过下面一句话，我没有说出来，就是肺吸入氧气，呼出二氧化碳，也是通过和自然界交换物质的方式，来获取另外一部分能量。

我接着讲，我们还应当注意一个问题，饮食物进入胃以后，要经过小肠、大肠不断下行，这叫胃主降浊。什么叫“主”？李超问。

我在前面不是已经给你解释过了吗？主就是主管、管理的意思，今天一个部门的管理者叫主任、主席、主管，就是这个意思。张怡娜对李超再问这个问题稍有不满。李超吐了一下舌头说，对不起，我想在伯伯这里证实一下。

我说，怡娜的解释都是对的，如果有问题，我当时就会说明和纠正，你记住，她的话就是我的话。李超自知理亏，把头低着不敢抬起来。

胃不能降浊，我继续说，饮食物就不能下行，会出现什么情况？我看着李超说，把头抬起来，回答我的问题。

李超这才抬起头来，迟疑了一会儿说，那可能会出现胃胀、嗳气、恶心、呕吐、大便不通，吃不下饭，口臭。

回答正确！我肯定地说。李超这时才显得兴奋起来，自言自语地说，我也懂一点中医了！

饮食物的精华物质，今天说是营养物质，还有水液，通过脾的吸收，再通过血液循环和淋巴循环，向上运送到心肺，进一步通过心肺的功能向全身运送和输布，这可以叫什么？

叫脾主运送，李超回答。

我说，基本不错，不过在中医学里，不用运送这个词，而用运化这个词，运化就是运送和消化变化的意思。在中医学里，也不用淋巴循环和血液循环这样的词汇，而笼统地说"三焦"，你把三焦初步理解为气的通道、水的通道、能量循环的通道，又是气化的场所，这就可以了。脾运化水谷精微和水液，但是你再想想，如果和"胃主降浊"对仗起来说，应当如何回答我的问题？我接着引导李超的思考。

"胃主降浊"，是不是可以说"脾主升清"，升和降相对，清和浊相对，李超回答说。

完全正确！我继续鼓励他，你可以解释什么叫脾主升清吗？

李超思考了几十秒钟后说，那就是把饮食物中的属于清的营养物质和水液，向上运送的过程，就是脾的功能。这次回答得很准确，我说，你已经初步掌握了一点中医的基本思维方法了。当然关于脾主升，除了你说的把饮食物的营养和水液向上输布外，还有一个功能就是，脾吸收的营养丰富了，人体各处的肌肉韧带组织就可以得到充足的营养而坚强有力，固定内脏的韧带有了一定的张力，就可以控制内脏的位置，而不至于由于地球的引力作用，导致内脏的下垂。所以遇到内脏下垂的人，中医就用补脾气的方法来治疗，以提高脾主升的能力，这也叫脾主升。

啊，原来中医是这样来治疗内脏下垂的！李超有点意外。

中医治疗内脏下垂，常常用补中益气汤，补气升提，方子里有黄芪、人参、白术、陈皮、升麻、柴胡、当归、炙甘草，但是人们发现，用这个方子治疗胃下垂的时候，效果并不理想，这究竟是怎么回事呢？进一步观察发现，胃下垂的病人，胃的位置是降低了，甚至下垂到少腹部，也就是小肚子。但病人常有腹部胀满，胃排空缓慢的表现，这又是浊气不降的特征。于是在补中益气汤里加了大剂量的枳壳来降浊气，结果提高了疗效。也就是说，内脏下垂，看起来是清气不升的问题，但实际上同时存在着浊气不降的问题。你所用的方子，既能升清，又能降浊，才符合实际病机，才可能有效果。

伯伯说的话怎么像是哲学，李超说。

我说这是讲疾病的客观情况，你必须看到事物的另一面，有不能升清的一面，就一定会有不能降浊的一面。你现在可以回答脾如果不能运化和不能升清，会出现什么情况吗？

李超想了一下说，会肚子胀、肚子痛、放屁、拉肚子，我这一两天就是这样，脾虚了不能升清了，气就下降了，就拉肚子了……哎呀！可不得了，如果我这样拉下去，会不会出现内脏下垂呀？！

我说，这个你不用担心。我刚刚说过，你的拉肚子，是由于昨天的饮食超过了脾的承受能力，相对看起来是脾的运化功能不足了，而不是脾气原本就虚。对你来说，只要注意饮食调理，少吃生冷油腻，不要超越脾胃的承受能力，就会自行修复，就不再拉肚子了。当然如果你拉肚子持续发展下去，越拉越厉害，最终发展到脾气真的虚衰，拉到消瘦，营养不良，肌肉萎软，韧带松弛的程度，就可能要出现内脏下垂了。这就是《黄帝内经》所说的“饮食自倍，肠胃乃伤”。

李超知道今天拉肚子是因为昨天贪嘴，吃羊肉串和冰激凌太多所造成的，所以连连点头。

脾胃是气血化生之源，这个观点你能理解吗？我接着问。

李超说，可以理解，因为中医所说的气血和我们通常所说的营养物质、能量差不多，而营养物质、能量的来源，主要靠消化系统来吸收，所以说脾胃是气血化生之源。

伴随着现代自然科学而出现和不断发展的现代医学，运用解剖学方法、生物化学方法和生物物理学方法来研究人体的生理功能和病理变化。现代解剖学研究发现，在人体的左胁下有一个扁的椭圆形的器官，在胎儿时期可以制造血细胞，成年以后，不再制造血细胞了，但还能制造淋巴细胞，所以解剖学中把它归属于淋巴系统，它还有吞噬衰老的红细胞的作用，可以看成血液系统的清道夫，就是清洁工，把衰老的不能再运送氧气和营养的红细胞吃掉。它和全身的免疫机能也有密切的关系。就是这样一个解剖学的器官，在翻译成中文或者说在运用中文给它命名的时候，借用了“脾”字。所以解剖学的“脾”字和中医学中原有的“脾”字，含义是完全不同的。也就是说，此脾非彼脾。

啊！原来这样呀，李超说，我原来真的是把中医的脾和解剖学的脾混淆在一起了。都是一个脾字，意思竟然是不一样的。

你原来根本就不知道什么是中医所说的脾。张怡娜纠正说。

是！是！李超不住地点头并接着说，那个农村医生说他们村里有一个人做了脾切除手术，是因为他的脾机能亢进，吞噬能力太强了，把好的红细胞也都吃掉了，于是就造成了严重的贫血，所以就把它切掉了。这对中医所说的后天之本的脾没有什么影响，所以可以活着。伯伯，我的认识对吗？

很正确！我鼓励他说。不仅李超会误解，就连中国本土出生长大的人，也不一定能分清楚。那个自称是农村医生的人就是例子。更让人遗憾的是，我曾经看到一本中医书上的经络图，所画脾经的体表循行线是没有问题的，但是所画脾经在体内的循行线，是用虚线来表示的，却在左胁部解剖学的脾上绕了一圈。这就说明，画图和审图的人，都把解剖学的脾当成中医学的脾了。《黄帝内经》说脾经络胃属脾，脾就在整个腹部的胃肠系统，脾经的体内循行线，通过胃肠就可以了，为什么要网络左胁部的解剖学的脾呢？中医经常说“大腹属脾”，从来没有说过左胁属脾呀！？

中医的脏腑学说

伯伯，看来中医的脏腑学说和解剖器官是不同的，中医的脏腑学说都有什么特点呢？中医说的脾还有什么功能呢？李超继续问。

我说，中医的脏腑学说，是研究人体各脏腑器官的生理功能、病理变化和他们之间相互关系的学说。是中医理论的核心，是指导临床的理论基础。中医把脏腑分了三类。

一是五脏，包括心、肺、脾、肝、肾，可以化生和贮藏精气，在《黄帝内经》里叫“五藏”，就是藏在体内的可以贮藏精气的器官，所以要藏而不泻。二是六腑，包括小肠、大肠、胃、胆、膀胱、三焦，它们大多是中空的，可以受盛和传化水谷。《黄帝内经》叫“六府”，府就是住所，就是库房，库房里的粮食或者货物要有进有出，所以要泻而不藏。三是奇恒之腑，包括脑、髓、骨、脉、胆、女子胞，“奇”是“异”的意思，就是不同的意思。“恒”是“常”的意思，奇恒之腑，就是不同于通常所说的腑，有异于一般的腑，因为这些器官是中空的，类似于腑，但功能却是藏精气的，又类似于脏。

中医脏腑学说的主要特点是有三个，一是以脏腑分阴阳，两两配对，这叫相表里：肝与胆、脾与胃、心与小肠、肺与大肠、肾与膀胱相表里。二是五脏和形体、官窍相关联，还和精神情志相关联。肝、心、脾、肺、肾分别和筋、脉、肉、皮毛、骨；目、舌、口、鼻、耳关联，和怒、喜、思、悲、恐相关联。共分了五大系统。三是五脏和自然界的阴阳四时五行相关联，构成了天人相应的整体体系

这么复杂！李超说，解剖学把人体分了九大系统，中医为什么是五大系统？内脏和形体、五官，还有情绪是怎么关联的？解剖学里根本就没有这样的说法，还有精神情志是大脑管理的，和内脏有什么关系？五脏和自然界的四季阴阳五行怎么能关联上……李超连珠炮般地提出了一串问题。

张怡娜对李超说，你先提一个问题，老师才方便回答，一下子提这么多问题，老师不可能一下子都解答了，不要打横炮，还接着刚才说脾的问题吧。

李超于是说，你刚才说的脾的主要生理功能，主管运化，主管升清，我明白了。一脏一腑相配对，脾是不是和胃肠相配对？

其实我刚才说过了，《黄帝内经》只是说脾和胃相配，大肠小

肠分别和肺与心相配。这个我们以后再说。

李超说，脾除了主管运化和升清，还主管什么呢？我说，还主管统血。什么叫统血？

脾　统　血

统血就是约束管理血液在血管内运行，而不流出血管之外。对不起，伯伯，这简直不可思议，李超摇头。脾统血功能主要是通过“气”的固摄作用来实现的。气是什么？这也不是一句话就可以解释清楚的，我以后都会慢慢地讲给你听。应当说脾统血就是脾主运化功能的一个方面，脾之所以能统摄血液，是因为脾是气血化生之源。脾的运化功能好，气血化生有源，则气的固摄血液功能得以正常发挥，血液不致逸出脉外而发生出血。如果脾的运化功能减退，气血化生无源，气血必然虚亏，气的固摄功能减退，就会导致出血。

照伯伯你这么说，所有的出血病证，都可以用补脾的方法来治疗了？

并不是所有的出血都是脾不统血，还有热迫血妄行的出血；也有瘀血不去，血不归经的出血；还有外伤出血，等等。如果出血伴有脾虚和气血两虚的表现，就可以认为这是脾不统血的出血。一个40多岁的女士，月经过多，不仅出血量大，而且经期拖的时间很长，常常是两三周才干净，可是过一周又来了，搞得她贫血，消瘦疲惫，失眠多梦，在饮食上，稍不注意，就拉肚子。我用补中益气汤和归脾汤合方，再加一些止血药，就逐渐好转了。

那就是说，遇到脾气虚又伴有出血的病证，用补脾的方法治疗，见到了疗效，于是就可以推导出来，脾有统血的作用，是不是这样？李超一直在琢磨中医的理论是怎么产生出来的。确实，有的理论，就是从临床治疗经验中总结出来的。

脾除了上面所说的功能，还有哪些功能呢？再就是它的生理联系了，脾和肌肉、四肢、口、唇、涎液、思虑等，都密切关联。

脾主肌肉和开窍于口

关于脾的生理联系，一是脾主肌肉和四肢。这个好理解，李超抢着说，脾运化饮食物营养的功能好，全身肌肉就能够得到充足的营养，肌肉就发达健壮，四肢活动轻劲有力。如果脾运化机能不足，肌肉、四肢失养，肌肉就会消瘦，四肢肯定就会软弱没有力量。我说，对了，所以对于肌肉消瘦，四肢萎软，运动能力下降的病人，可以采取健脾的方法来治疗。看来李超是理解了脾主肌肉和四肢的意思，推理基本正确。

我接着说，二是脾开窍于口，其华在唇，在液为涎。口是消化道的起始端，口味、食欲、唇色自然和脾的健康状况有关。脾的运化功能正常，则口味正常，食欲好，吃嘛嘛香，气血充盈，唇色红润；脾气虚，运化能力差，就会出现口淡无味，食欲不振，唇色萎黄干裂。有的儿童，没有食欲，不好好吃饭，消瘦，个子长得慢，我常常用健脾和胃的方法，食欲就改善了。有几个医院诊断为唇炎的病人，嘴唇干裂起皮，疼痛难忍，很长时间不好，用健脾化湿的方法来治疗，不久就好了，这就是脾和口腔与嘴唇关联的临床应用。

在中医里把唾液中清稀的部分叫涎，为脾的津液所化生，当然脾胃相表里，唾液的分泌和胃的功能也有关。把唾液中黏稠的部分叫唾，是肾精所化生。唾液的作用是润泽口腔，保护口腔黏膜，搅拌食物，帮助食物吞咽和消化。在正常情况下，唾液根据进食情况和平时情况的不同，分泌的量也不同，但并不流出口外。如果脾胃出了问题，涎液分泌的情况就会有变化。婴幼儿脾虚，极可能出现涎水自流，这是脾虚不能固摄涎液的表现。胃有热的时候，就会出现唾液黏稠而有气味，致使口中有味儿。

李超说，这些都很好理解。

谈到唾液，我想在这里介绍一个传统的养生方法，不知道你们两个有没有兴趣听。张怡娜的大眼睛立刻放出了光。李超却问，伯伯，什么叫养生？

用一句话来说，养生就是保养生命，维护健康，以达到健康长寿目的的综合活动。我们现在就学一个很好的养生方法。

吞津养生法

准备动作：全身放松，面带笑容，两唇轻闭，准备练功。我说到这里，李超忍不住笑了。我问你笑什么？李超说，伯伯说面带笑容，我一想到做这个面带笑容的动作，就高兴起来，不自主地就笑了。我说，就是这样，为什么要求面带笑容，因为当你有意识地做这个表情的时候，心里自然也就高兴起来了，这就已经达到了养生的效果，因为愉快的心情对健康很有好处，常说"笑一笑，十年少"。不过如果周围有很多人，你心里轻松愉快就可以了，不要莫名其妙地笑出声来，以免引起别人的误会，以为这个人精神出什么问题了。说到这里，连张怡娜也笑出了声。

接下来要做三个动作：

一是叩齿：上下牙齿轻轻叩击36次。注意，一定要轻，不要叩到牙齿痛，腮帮子肌肉痛。

二是搅海：舌头在口腔中轻轻搅动，顺时针9次，逆时针9次，再顺时针9次，逆时针9次，通过叩齿和搅海，唾液分泌就逐渐增多了，继续含漱至唾液满口。

三是吞津：等唾液满口的时候，把唾液分三小口咽下，咽咽有声，并用意念引导润润暖暖的感觉至丹田，也就是少腹部。意守丹田3分钟。

过程就这样，在走路、站立和坐着的时候都可以做，就是不要躺着做，因为躺着不利于唾液的吞咽。每天不拘次数，只要有时间就练习。以后养成一个习惯，随时随地都可以练。

伯伯,练这个有什么作用呢?我说,道家称唾液为金浆、玉醴、神池水、上池水、华池水。经常练习这个方法,有灌溉脏腑,濡润四肢,面色红润,轻身不老的功效。

为什么会有习惯性便秘?是因为肠道蠕动慢,肠液分泌少,你用这个方法可以“灌溉”整个消化道,当然并不是说这一点点唾液就能够直接灌溉整个消化道,而是当唾液分泌增多的时候,就会激发整个消化道的各种消化液,诸如胆汁、胰液、胃液、肠液等分泌增多,还可以促进整个消化道的蠕动,消化液分泌多了,营养吸收就好了,胃肠蠕动活跃了,当然也就不会便秘了。消化吸收功能好了,气血的化生就充足了,面色也就红润了,皮肤也就不干燥了,整个身体也就轻捷健康了,所以这是一个很好的养生保健方法。

今天我们的讨论就到这里,明后两天你们去观光旅游,有空就练练叩齿搅海吞津的功夫,下次上课时告诉我,你们练习的体会。

人体的自调机能

两天很快就过去了,又到了我们讨论中医的日子,李超和张怡娜按时来到了工作室。李超一进门就说,伯伯我这两天一直在练你教的叩齿、搅海、咽津液,可是我并没有拉肚子,三天前的拉肚子,没有吃药,还自己好了。

我十分诧异地说,我什么时候说过,练习吞津液可以出现拉肚子了。

李超说,你不是说这个方法可以灌溉脏腑,治疗便秘吗?可以促使整个消化道消化液的分泌吗?对呀,我是说过。那大便不秘结了,不就变稀了吗?大便如果太稀了,不就拉肚子了吗?

对于这个小美国人直来直去的思维方法,我真的不知道该怎么回答好。我怎么也不会想到,李超会这样思考问题。

张怡娜说,你以为是在和泥哪?水多了泥就稀了,唾液咽多了，大便就稀了。哈哈！我实在是憋不住，不由得笑出了声。

伯伯你笑什么？应当是这样呀？李超还是坚持自己的想法。我是笑怡娜说的话实在是太幽默了。

我说，人有一个极好的自我调节机能，这个调节机能是与生俱来的，是大自然赋予的。一方面调节内环境的稳定，比如你开始吃饭了，胃液、肠液、胰液等所有的消化液就开始大量分泌，胃肠蠕动开始加强，储存在胆囊中的胆汁，一下子就排入了肠道，这一切都为消化饮食物做好了充分准备。这个过程，每个人都没有用大脑指挥过，而是机体在自动进行的。

另一方面调节对外环境的适应性，比如天热了，就以出汗的方式散热，汗多了，尿就少了。天冷了，为了减少体温的散失，出汗就少了，多余的水液就会自动的从尿中排出，尿就多了。这都是自动进行调节的，没有人用大脑指挥过。这种自动调节机能是与生俱来的，是大自然所赋予人类和所有生命的，是自动化优化调节的，是每个人健康的真正保护神。

咽津液是通过这种方法，激发和促进消化系统的自调机能，有便秘的会缓解，有消化不良的腹泻，还会因促进了脾胃的自动调节功能而缓解腹泻。

原来是这样，我开始的时候还担心，会不会拉肚子呢，结果不仅没有拉肚子，就连三天前的拉肚子也好了。

老师，这个咽津液的方法，除了对消化系统的功能有调节作用外，还有什么作用呢？张怡娜问。

我说，很多书上都谈了唾液本身的作用，什么杀菌作用，破坏黄曲霉毒素的作用，抗癌作用，含有生长因子等等，这些在网络上你们都可以找到。但我后来发现，唾液分泌的多或少，是检验这个人的身心是否处于放松、宁静、愉悦状态的客观指标。人在焦虑、紧张、心烦急躁、郁闷忧郁的时候，嘴巴是干的，舌面也是干的，唾液分泌减少，甚至是不分泌的，即使喝很多的水，胃都喝胀了，还是口干舌燥，舌苔是厚厚的。如果一个人，一说话就唾沫星子乱飞，就说明他不紧张，说明他的演讲、表演游刃有余。当然应当尽量训练说话时不要喷唾液，否则在他面前的听众要尴尬了。

有的人说，不会放松自己，要想放松，其实方法很简单，你先按照上述吞津的方法练习三个月，等到一说话就唾液满口的时候，你就会感到，心中平静了，遇到事情不烦不急不躁了，还会感到学习工作一天，也不感到疲劳了。道家有个说法，生活的"活"字，活命的"活"字，怎么写呢，三点水过来一个舌头的舌，只要舌边有水，人就可以活。

老师，那是为什么？怡娜问。因为人在紧张焦虑的状态下，实际上是处于一个应激状态，肾上腺素分泌增加，整个身体的代谢旺盛，能耗大量增加，所以就会感到很疲劳。如果一个人，多年处于这样的状态，就很难长寿。如果在放松愉快的状态下工作学习，肾上腺素分泌减少，生长激素分泌增加，代谢减缓，耗能降低，学习工作更专注，效率还可以提高，而且还不感到累，如果一辈子都是这样，就会长寿。因此我是把这个方法当成长寿功夫教给你们的。伯伯，这么多的好处，那我一定好好练。李超是懂这些现代医学术语的，所以我一说，他就完全明白了。

老师，从中医的角度来看，怎么认识这个问题呢？张怡娜问。

我说，唾液分泌旺盛，提示人体气机条畅，水液和津液代谢旺盛，人就会感到轻松愉快，全身舒畅。可见这不仅仅是调节消化系统功能的方法，也是调节全身健康状况的好方法。

肝胃两寒　饮邪不化

可是我也有失察的时候，那是十几年前的一天傍晚，我的小学同学来找我，这是一个小学毕业后，近半个世纪就一直没有再见过面的老同学，一见面分外亲热。

是男生还是女生？李超打断我的话问。是男生，我回答说。

你怎么总问男女这些问题？张怡娜有些不满意李超的提问。

我对张怡娜说，李超的母语是英语，他在听我讲中文的时候，脑子里实际上是翻译成英语才进一步理解的。在英语、法语、俄语中，没有像“同学”、“朋友”、这样含混的词，总是要分男同学、女同学、男朋友、女朋友。所以当李超听到我说“同学”这样词汇的时候，他不自主地要译成英语，不知道该译成男同学还是女同学，于是就要问男女。

李超吃惊地看着我，伯伯怎么知道我脑子里的东西？我说我在法国、美国、东欧、澳洲讲课的时候，翻译常常问我这样的问题，所以我就知道你也是这样的思维过程。李超点头。张怡娜的脸微微有点泛红，低低地说了一句，我还以为李超是小色胚……幸好这句话声音很低，李超没有听清楚。我知道怡娜用的是中文的思维方式，自然会对李超的问题感到疑惑。

我接着说，我的同学告诉我，他得了胃和食道的肿瘤，已经做完手术，现在嘴里总是流大量的清稀的唾液。这时我才注意到，他手里拿着一只纸杯，但不是为了喝水方便，而是为了往里吐唾液方便。因为小的时候我和他一起学习，一起玩儿，情同手足，太熟悉了，我又觉得，他得了上消化道的肿瘤，一定会焦虑紧张，就想教他练练这个吞津的功夫，缓解一下他的焦虑紧张情绪，或许对防止肿瘤的复发有一定的好处。于是就像教你们一样，把我给你们说的方法给他说了一遍。他说，我不用叩齿搅海，唾液就会满口流，我咽下去就是了。他走了。

第二天一大早，他又来了，一见我就说，我的唾液不能咽，昨天晚上，我试着咽了不到一个小时，胃里就像冻了一个大冰坨子，前心后心都冰冰凉，就不敢再咽了。我心里一惊，糟糕！我把病理性的寒饮当成生理性的金津玉液了。后来有人在网上说，郝教授真笨，竟然能发生这样的误诊，害人不浅。其实如果病人是我从来不认识的人，我会详细询问病史，仔细思考原委，不会发生误诊。可是这是我少年时代几乎天天在一起的小伙伴，亲如手足兄弟，看到他得了癌症，心疼难耐，已经先是乱了方寸，方寸一乱，难免就会出昏招。从此我就深深地体会到，作为一个医生，在诊疗病人的时候，不管病人是谁，都要坦然淡定，冷静思考，客观辨证。

什么叫寒饮？李超问。

寒饮就是人体阳气虚了以后，不能够温化水液，水液不能变成可以被人体利用的津液，于是就变成了痰饮水湿一类的病理产物。对于我这个同学来说，应当是胃有寒邪，水饮不化，我于是就用了《伤寒论》里的吴茱萸汤，温胃、散寒、化饮。吴茱萸 10 克，生姜 15 克，人参 6 克，大枣 15 克。服用一个星期后，清稀的唾液量大减，两个星期后，基本不再吐了。

伯伯不是说过，涎水是脾的津液所化生的吗，怎么又和胃联系起来了呢？脾和胃相表里，口中的唾液涎水，和脾胃都是有关系的。为什么伯伯不说这个人是脾有寒邪，饮邪不化呢？

吐涎沫是饮邪不降而上逆的表现，胃是主降浊的，现在出现了浊邪不降，所以说是胃寒，如果是脾寒的话，就会出现升清的功能发生障碍，那就是下利，也就是拉肚子。

老师，他在手术之前有这个症状吗，张怡娜问。我问过他了，手术前是吞咽困难，恶心呕吐，从胃中吐出的，或是黏液，或是暗褐色的液体，这实际上是上消化道在出血。不是嘴里分泌大量的清稀唾液，手术之后两三天，就出现了嘴里分泌大量清稀的白色泡沫样的唾液，而且越来越多。

那他的胃寒是怎么造成的呢，李超问。

我后来又遇到几例几乎是同样的病例。也是胃或食道手术以后，出现口中分泌大量的白色清稀的唾液，也用吴茱萸汤有效。于是我就在想，这些病人在做手术的时候，打开胸腔和腹腔，手术室的温度不能太高，一般要求在 22℃到 25℃之间，超过 26℃，做手术的医生就会大汗淋漓，影响操作。可是这样的温度对一个在麻醉状态下不仅不穿衣服，还要打开胸腔和腹腔的病人来说，确实是很低的，这就导致了外寒直接侵犯脾胃和内脏的结果。以犯胃为主的，就是吐涎沫；以犯脾为主的，就是拉肚子，也就是腹泻。我也曾遇到过多例消化道手术后，长期腹泻的病人。吐涎沫的用吴茱萸汤，拉肚子的，腹泻的，就用附子理中汤。这两个方子，都是《伤寒论》里的。

老师，除了胃或食道手术的病人出现过吐涎沫的情况外，您在看病的时候，遇到过另外的原因引起的吐涎沫吗？张怡娜问。

当然有，去年夏季的一天，天气非常非常热，某大学一个女学生——我这次确切说明是女学生，避免李超再问是男是女——中午在回家的路上，路过一个快餐店，快餐店推出新的消夏冷饮，叫“雪顶”还是叫“暴风雪”，我搞不清楚，有 6 种口味。据说这是类似于冰激凌一样的东西，不过我既没有吃过，也没有见过。她连着吃了 6 杯，回到家里不久就开始吐白泡沫，是从胃里往上泛涌清稀的白泡泡一样的东西，不苦、不酸、不甜，一直吐到晚上，好不容易入睡了，睡到凌晨 3 点，因为头痛剧烈，被疼醒了，头痛得直想撞墙，又不断地从胃里往上泛涌白泡沫，于是只好向学校请假，不能去上学了，一直到中午过后，头痛才渐渐缓解。可是到了第三天凌晨 3 点钟，又因为头痛而疼醒了，第三天上午她来找我看病。我问她，你吃了什么东西出现了这种情况，她说吃了 6 杯雪顶。我说那么冰冷的东西吃到胃里，胃肯定受不了。我给她用了吴茱萸汤，服了 3 剂后，症状全部缓解。

她认为完全好了，没有问题了，过了几天，又是中午回家的路上，路过那家快餐店，又看到那色香味诱人的雪顶，她挡不住诱惑，心想我上次吃了 6 杯，出现了那种情况，我这次只吃半量，肯定不会有问题。于是又连续吃了 3 杯。回到家里，没想到又出现了吐泡沫，夜间头痛。于是来找我复诊。我说活该！我还得给你吃吴茱萸汤。那个学生说，老师，吴茱萸汤太难吃了，又苦又辣又涩。我说，是啊，别的人都是先苦后甜，下苦功夫勤奋努力，好好学习，将来在事业上有所成就，那就会有后福，享受甜美的生活。你是先甜后苦，先贪得无厌地吃了大量的甜东西，享受舒服过头了，随后必然要用苦的东西来纠正。这个学生愣住了，过了好一会儿，她说，老师，您的话我记住了，您不仅是告诉我在饮食上要注意，而且还告诉我，作为一个人，人生的路应当怎么走。

据说从此之后，凡是冰冷的东西她再也不沾边了。还听说，她原本是一个贪玩而不爱学习的学生，好出风头，只追求外在的美，每天把大量的时间花在化妆和修饰外表上。从此之后她便在学习上勤奋努力，后来以优异的成绩考上了美国费城一所大学的研究生。伯伯，她叫什么名字？在费城哪所大学？李超问。

张怡娜看了李超一眼，呵斥道，别打岔！

伯伯，我也吃了很多冰激凌，为什么她伤胃阳我伤脾阳呢？

李超不再敢问题外话，于是问了寒凉伤脾胃的事。我说，这和你们平时的身体素质不同有关。平素胃虚寒的人，过食生冷就会伤胃阳，平素脾虚寒的人，过食生冷就会伤脾阳。你这个人平素脾虚寒，所以你吃冰激凌多了，就会拉肚子。那个女学生平素胃虚寒，所以她吃多了冰冷的食物，会吐涎沫。可见中医的辨证，不仅包括了致病因素的性质，也包括了人体正气对邪气的反应状况在内，因此更能精准地把握病人当下的具体情况。

老师，胃阳被伤，饮邪不化，可以吐涎沫，可是她为什么头痛呢？张怡娜问。

我说，这个学生吃了大量冰冷的东西，不仅伤了胃阳，也伤了肝阳，阳气被伤，就不能很好地温化水饮，于是就导致了阴寒浊阴之邪循肝经上逆，肝经在巅顶和督脉相交，所以就出现了巅顶疼痛。为什么夜间发作呢？因为夜间阴气盛，人体的阴寒邪气受到自然界阴气的协助，邪气就盛了起来。为什么总是凌晨3点疼醒呢？这是因为从凌晨1点到3点，就是中国古代十二时辰计时的丑时，丑时是肝经经气旺盛的时候。在这个时段，邪气旺盛，正气也旺盛，正邪斗争就激烈起来了，于是症状就加重了。其实她应当是夜间子时头痛就开始发作了，只不过到了丑时最为严重，终于到凌晨3点疼到不能忍受，疼醒了。

看来这些中医理论真能够解释一些问题，张怡娜颇有一点感慨地说。

李超好像是一头雾水，似懂非懂，又不敢深问。于是他岔开话题说，胃的主要生理功能是什么呢？

我说，这个问题，我们基本已经说过，你自己是可以回答的，主要是接受和容纳饮食物和水液，也就是围受饮食物和水液。还有就是胃气以降为顺。我们现在继续讲脾的生理联系，不良情绪还可以干扰脾的功能。情绪有怒、喜、思、悲、恐的不同，分别和五脏相关。而思则气结，思伤脾。

思则气结和思伤脾

思，就是思考、思虑，是人的精神意识思维活动的一种状态。能够思考问题，是我们正常人普遍存在的心理活动，是一个人的正常生理功能，不会对健康造成损害。什么样的“思”会导致气结，也就是气机郁结呢？一是思虑过度，二是所思不遂，这样就导致了气机的郁结，并很容易抑制脾的运化功能。

有一位妈妈，带一个很消瘦的女孩子来找我看病，我问这位女孩为什么这么瘦，是不是吃减肥药了？她说不是。妈妈说她女儿喜欢了一个歌星，而且发誓非他不嫁。我问这位女孩子她喜欢的歌星是谁？这位女孩告诉我他是谁。我说你了解他吗？她说当然了解，他的生日是何年何月何日何时，属什么星座的，喜欢吃什么，喜欢穿什么颜色的衣服，都知道。他认识你吗？女孩低下头不说话。她妈妈告诉我，人家根本就不认识她。正因为这个女孩终日所思不遂，于是就抑制和干扰了脾的正常运化功能，使脾气郁结，食欲不振，茶饭不思，逐渐消瘦，这就是人们通常所说的“相思病”。我告诉她，这位歌星，据我所知，他已经结婚了，就在三个月之前。这位女孩听后先是一愣，问我这是真的吗？我说是真的。渐渐地她的脸上显现出了生气的怒容，嘴里还叨念,“哼!我这么爱你,你却和别人结婚!”又迟疑了一分多钟,她从桌子上拿了一张处方纸,把这个明星的名字写在上面,对着啐了三口,然后扔到地上踩了三脚,并且大声说:“我恨你、我恨你!”随后扬长而去。这位妈妈喊:“回来!回来!大夫还没有开方!”我说,不需要开药了,这就逐渐好起来啦。她妈妈也就跟着追了出去。

大约过了三个多月,她妈妈来说,孩子好了,可以上学去了。问我用的什么方法,我说,这叫“以情胜情法”。她由爱变成恨,由恨引发了怒,而怒胜思。于是她的相思情绪就得到了缓解。

为什么怒能胜思呢?李超问。

因为怒在五行中,属木,思在五行中属土,木克土,所以怒胜思。

伯伯,什么叫五行,什么叫木克土?

这些以后我都会慢慢讲给你听,现在我们讲的是五脏中的脾。你能不能总结一下,脾的生理功能和生理联系都有哪些?

脾主运化,运化水谷精微和水液,脾主升清,主统血。主要生理联系是开窍于口,也就是说口是脾的天窗,脾通过口和外界联系,口唇是天窗的窗框,可以通过口唇的颜色和润泽程度,来观察脾的功能是不是正常。

李超的话把张怡娜又逗笑了,笑得前仰后合。

我说,可以这样理解。

李超接着说,涎水是口腔中的分泌液,所以涎和脾有关。脾主管肌肉和四肢,思虑过度或者所思不遂,就会影响脾的运化功能。脾和胃相表里,是气血化生之源,是后天之本。

我说,你的总结很正确。现在你懂了,中医说的脾和解剖学的脾是不同了吗?

懂了懂了!伯伯,后天之本是脾胃,有先天之本吗?我说当然有,那就是肾。

肾是泌尿系统的器官,怎么会是先天之本呢?这个问题,我们休息后再谈好吧。

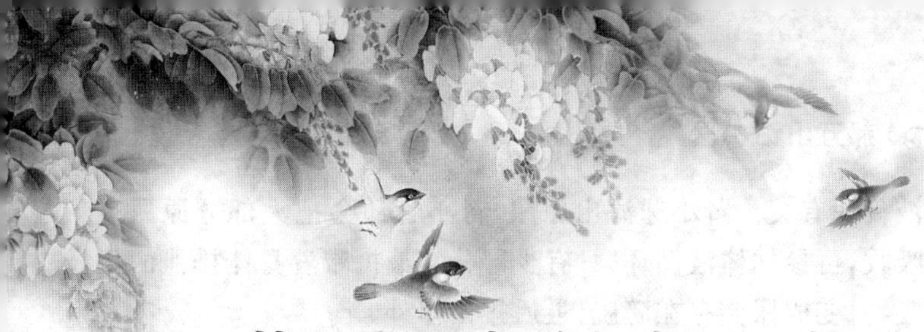

第六章　先天之本——肾

我们讨论了后天之本脾和胃，中医是以五脏为中心的，所以重点讨论的是脾。我们接下来，就来谈谈先天之本肾。先谈谈为什么叫肾。

还记得我以前举过的四个原始人吃一头鹿的故事吗？

记得！记得！李超和张怡娜异口同声地说。

那四个原始人，吃鹿肉，吃到后来，发现在膈肌的下面、腹膜的后面、脊柱的两侧，有两个红褐色的像是大豆形状的两个东西，在这两个东西的脐部，有一条管道通到小腹中部的一个囊状的器官，撕开一看，里面有水，实际上就是尿。于是他们就把这两个像是大豆一样的东西叫“肾”。肾是什么意思呢？我们前面曾经提到过刘熙写的《释名》，《释名》说：“肾，引也，引水以灌诸脉也。”“肾”和“引”，我们今天读起来，韵母是一样的。在古代，这两个字的声音也是相近的。《释名》有个特点，就是同音相谐，从音求义，音近义通，用声音相同相近的字，来解释字义。这个特点，我们以前也说过。

肾主水液代谢

为什么叫“肾”呢？肾，就是能引水灌溉人体全身的血脉和经脉的意思。古人认为肾和水液代谢有关系，不仅仅是把尿液输送到膀胱，还可以把一部分水液重新利用，变成津液向全身输布，这叫肾主水，也就是肾主水液代谢。

李超说，这个我理解，肾是泌尿系统最主要的器官，当然和水液代谢有关。肾小球滤出原尿,肾小管还会把大部分原尿重新吸收,再参加体液循环,只有少部分水液携带着身体排泄的代谢废物,变成尿储存在膀胱,最后排出体外。

这就叫肾主水,主管水液代谢。这个功能是由肾气的气化作用来完成的。什么是气化呢?所谓气化,就是通过气的运动而产生各种变化,把水液蒸化为津液,津液代谢以后又变成水,这个过程就叫气化。肾把水液蒸化为津液后,向全身布散。

李超说,什么是气,什么是肾气?

简单地说,中医所说的气,是物质的,是携带有能量的,又是信息的载体。也就是说,现代自然科学家认为构成宇宙的只有三个要素,这就是物质、能量和信息,而中医所说的气,就涵盖了这三个要素。以后我还会谈到这个问题,现在不理解,没有关系。

在肾中的气就叫肾气,肾气中含有热能的有温化、温养作用的成分叫肾阳,有润泽、滋养作用的成分叫肾阴。肾阴和肾阳合起来,统称为肾气。在这里要特别强调的是,肾中的阴阳二气,是五脏六腑阴阳的根本。也就是说五脏六腑的阴精和阳气都要靠肾中的阴阳来支持。

如果肾阳虚衰,温化功能不足,水液就不能气化,不能变成可以被人体利用的津液,就可以导致水液内停,出现小便不利和水肿,治疗要温阳利水,可以用真武汤。如果肾阴不足,就会有虚热产生,热和水结合,也会影响水液代谢和津液输布,造成小便不利和水肿,治疗用养阴清热利水的方法,可以用猪苓汤。真武汤和猪苓汤都是《伤寒论》中的方剂。当然是温阳利水还是养阴清热利水,这就要看病人的具体情况来确定了。

李超说,伯伯,西医没有那么麻烦,只要尿少水肿,不管是什么人,都用利尿的方法。

肾藏精和肾主生长发育与生殖

肾的另外一个主要生理功能是，藏精气，主生长发育和生殖。

李超说，这我就不懂了。

我实在是不知道古人是如何创立这个学说的。以前我假设还原这样一个过程，古人看到，肾像一颗大豆，于是联想到一颗大豆种在土中，会长出一棵新的豆苗，这棵豆苗将来能不能健壮成长，将来结的种子也就是豆子是多还是少，应当和这颗种子是不是颗粒饱满有关系，颗粒饱满就意味着种子储藏的能量、精气丰富。于是就得出了一个肾藏精，精，就是藏精华物质，还有肾主生长发育和肾主生殖的观点。

李超说，肾藏精，肾主生长发育，肾主生殖的观点，在什么地方有呢？

我说，当然是《黄帝内经》了。在《黄帝内经》的《素问·上古天真论》中说："女子七岁，肾气盛，齿更发长。"说女孩子到七岁的时候，她的肾所藏的精气就开始丰盛起来了。这个时候，牙齿就开始换了，头发就开始长长了。"二七而天癸至，任脉通，太冲脉盛，月事以时下，故有子。"到了二七一十四岁的时候，就是类似于促生长激素、促性腺激素的东西就开始有了。在中医里被称为"天癸"，"天"代表大自然，"癸"代表水，大自然所赋予人体的，可以促进人体生长发育和生殖功能的真水，就叫"天癸"。这个时候，运行在前正中线的任脉就通畅了。另外，运行在人体前面的，在任脉两侧左右对称的经脉，叫太冲脉，气血也旺盛了，由于任脉和太冲脉都和胞宫相连，当任脉和太冲脉气血充盈的时候，气血下注胞宫，月经也就按时来潮了。如果有男女交合的话，就可能受孕。但这个时候，还不是一个女孩子发育完全成熟的时候。"三七，肾气平均，故真牙生而长极。"到了三七二十一岁的时候，这个平均是什么意思呢？过去，卖粮食都用升和斗来称量，把粮食放到升或斗里之后，用一个平直的尺子或木板，在升、斗的口上平刮一下，使粮食和升、斗的上缘齐平，这就是饱满的一升或一斗。所以，平均就是肾所藏的精气已经饱满了。在《素问·四气调神大论》有“秋三月，此为容平”，容平就是容纳饱满。在三七二十一岁的时候，真牙也就是智齿开始长了，而且也发育到个子最高的时候。“四七，筋骨坚，发长极，身体盛壮。”到了四七二十八岁的时候，是女孩子一生中最好的时光，这个时候，筋骨坚强，头发长到了极点，身体也十分健壮。可是好景不长，“五七，阳明脉衰，面始焦，发始堕。”到了五七三十五岁的时候，通过面部的阳明经脉中的气血就不足了。这个时候，脸就不像年轻的时候那么光滑润泽了，这叫面始焦，头发也开始脱落了。“六七，三阳脉衰于上，面皆焦，发始白。”到了六七四十二岁的时候，行于头面部的阳明经脉、少阳经脉和太阳经脉，气血都不足了，整个脸部的皮肤都已经显出了焦枯憔悴，头发也开始变白了。

老师，真是够凄惨悲凉的。张怡娜插话道。

这是自然规律，没有办法的姐姐。“无情岁月催人老”，时不待人耶！李超似乎有点幸灾乐祸的口吻。

在美国长大的小东西居然还知道“无情岁月催人老”这样的中文句子。我问，这句话你是从哪里学来的？

这是……这是爷爷经常说给我听的一句话，他总批评我贪玩，不抓紧时间学习。

我接着说，“七七，任脉虚，太冲脉衰少，天癸竭，地道不通，故形坏而无子也。”到了七七四十九岁的时候，人体前正中线的任脉，气血不足了，太冲脉的气血也虚少了。这个时候，那些促生长激素和促性腺激素的分泌也枯竭了。我这里把《黄帝内经》所说的天癸和西医所说的促生长激素和促性腺激素相提并论，是为了让李超好理解，实际上是不能等同的。地道不通，也就是说月经也没有了。形坏而无子，是说这个时候看上去，人衰老了，满脸皱纹，也没有生育能力了。

伯伯，这是女孩子的整个生长发育过程和生育能力的变化历程，是和肾气的盛衰有关的，《黄帝内经》里说男人了吗？李超问。

我说，当然说了。你接着听我讲。“丈夫八岁，肾气实，发长齿更。”男孩子在八岁的时候，肾气就充实了，头发也开始长了，牙齿也开始换了。“二八，肾气盛，天癸至，精气溢泻，阴阳和，故能有子。”二八一十六岁的时候，肾气充盛了，促生长激素和促性腺激素一类的东西开始发挥作用了，也可以排精了，如果和女子交合的话，女子就可能受孕。“三八，肾气平均，筋骨劲强，故真牙生而长极。”到了三八二十四岁的时候，是男孩子最成熟的时候，肾气饱满，筋骨强劲有力，智齿开始萌发，个子长到最高。“四八，筋骨隆盛，肌肉满壮。”到了四八三十二岁的时候，是男子健壮的顶峰，筋骨更坚强，肌肉更丰满。但是好景不长，“五八，肾气衰，发堕齿槁。”到了五八四十岁的时候，肾气虚衰了，头发也开始脱落了，牙齿也变得枯槁，没有光泽了。“六八，阳气衰竭于上，面焦，发鬓斑白。”到了六八四十八岁的时候，上面的阳气虚了，脸也出现了皱纹，头发也开始变白了。“七八，肝气衰，筋不能动，天癸竭，精少，肾藏衰，形体皆极。”到了七八五十六岁的时候，肝气也不足了，所以活动起来也不灵活了。促生长激素和促性腺激素一类的东西分泌减少了，精液也少了，肾所藏的精气也虚衰了。从形体上看，也都到了衰老的地步。“八八，则齿发去。”到了八八六十四岁的时候，牙齿也掉了，头发也脱了。

哎呀，伯伯，人的一生就这么快吗？李超很是感慨。

所以爷爷才不断地提醒你“无情岁月催人老”呀！我继续说，这都是《黄帝内经》所总结归纳的人生自然规律，女子以七年为期，男子以八年为期。在这个生长发育和逐渐衰老的过程中，人由少年、青年、壮年到老年的过程，都决定于肾所藏的精气由弱到盛到强到衰的过程。所以，这就是肾主生长发育和肾主生殖的过程。在这里，涉及肾和骨骼的关系，肾和头发的关系。这就是肾藏精，肾主生长发育和肾主生殖的出处。

伯伯，肾所藏的精气是从什么地方来的呢？李超问。

我说，肾所藏的精气，一部分是接受了五脏六腑的精气，一部分来自于先天，也就是父母的生殖之精。先天之精对人的一生都发挥作用，这类似于我们今天所说的遗传基因。这个孩子将来长多高的个子，长成什么样，他的消化机能会怎么样，他的各个系统的功能会怎么样，这和先天有一定的关系，和父母的遗传有一定的关系，这叫先天之精，所以我们说先天之精对人的一生都发挥作用。但如果你后天不吃饭，没有后天的精华之气的充养，人早就死了，他的先天之精，怎么能发挥作用呢？所以，先天之精必须接受后天之精的充养。后天之精的产生要靠先天之精的促进，这在中医学里叫先天促后天，后天养先天。

李超说，伯伯，我就是不明白，一个泌尿系统的肾，怎么能和生长发育和生殖功能联系起来？生长发育和生殖是和内分泌、垂体性腺有关系的呀。凭空看着它像是大豆，就联想了这么多，这也太不靠谱了吧？！到底是美国孩子，敢这样直来直去地提出质疑。

中医所说的肾，包括了垂体、性腺的一部分功能。张怡娜帮我圆场。

我暂时回避了李超咄咄逼人的质疑，接着说，正因为中医有肾主生长发育和生殖的观点，所以对小儿发育迟缓和成年人的早衰才采取了补肾的方法。比如小儿五迟，什么叫五迟？就是站立迟，走路迟，头发长得迟，牙齿长得迟，说话迟，合起来叫五迟。中医治疗用补肾的六味地黄丸。

妇女更年期综合征，今天在临床上叫做围绝经期前后诸症，这个时候雌激素水平下降，内分泌紊乱，人开始衰老，用补肾的方法，很多人就可以把更年期的症状减轻，甚至把更年期适当地往后推延。用补肾的方法还可以适当地达到抗衰老的作用。如果说，把人的生长发育和生殖能力，改成了这是垂体和性腺的功能，那么中医就不知道该怎么治了，因为中医有入肾的中药，有补肾阴补肾阳的药，没有补垂体和补性腺的中药呀。但是用了这些补肾的中药后，通过理化检测，病人的内分泌确实得到了改善，而且临床症状也随之改善。

某医院一女医生，患围绝经期前后诸症有很长时间了，她既不愿意用激素治疗，担心对乳房和子宫有不良作用，开始的时候也不愿意用中药治疗，认为中药不可能对内分泌发生什么作用，而且对中药汤剂的苦味没有好感。后来全身关节都疼，医院怀疑是风湿，用了较长时间的抗风湿西药，没有效果，不得已来找我看。当时她说，每天烘热汗出、心烦急躁，脾气怪异，总和家里人吵架，和同事也吵架，早晨起来，手指僵硬，全身关节酸沉疼痛，尤其手指关节疼痛最为明显。我说关节痛也和围绝经期前后诸症有关，从全身的症状表现来看，你既怕冷，又怕热，这是肾阴肾阳都虚，为什么会出现烘热汗出、心烦急躁、脾气怪异呢？这是肾阴虚，虚火上炎，出了汗之后，你又觉得冷，这是肾阳虚衰，温煦失司。我给你用补肾阴、清虚热、助肾阳、通经络的中药，你吃吃看。这里全是从肾主生长发育和生殖的角度来辨证用药的。

这个病人吃了一个星期的中药，病症减轻了一大半，吃了两个星期，症状几乎都消失了，吃了三个星期，连全身的关节疼痛都缓解了。所以从临床的角度来看，用补肾的方法对于围绝经期前后诸症的疗效非常好。这就说明，肾是主生长发育的，肾是主生殖的。关于肾藏精，肾主生长发育，肾主生殖的观点，到底应该怎么理解，我后面还会谈到。

肾主纳气

关于肾的生理功能，除了肾主水液代谢、肾主生长发育、肾主生殖，肾还有一个功能，就是主纳气。我们人的正常呼吸，有一定的深度，也就是有良好的腹式呼吸。有的人，比如有肺气肿的人，肺间质纤维化的人，呼气容易，吸气困难，总是感觉气吸不到丹田，也就是呼吸表浅，这是怎么回事呢？在中医里就把这叫做肾气虚，肾不纳气。怎么治疗这样的病症，中医用补肾气，纳气归根的方法，用了这样的方法，症状就会在一定程度上改善。于是就得出了肾主纳气的结论，以致《难经》认为："呼出心与肺，吸入肾与肝。"后世的医学家也认为："肺出气也，肾纳气也，肺为气之主，肾为气之本"，"肺为气之主，肾为气之根，肺主出气，肾主纳气，阴阳相交，呼吸乃和，若出纳升降失常，斯喘作焉。"我们今天在临床上遇到慢性心肺功能不全、肺纤维化一类的病人，呼吸表浅，呼吸困难，常常用到补肾纳气的中药来治疗，有一定的效果。关于肾主纳气的理解，我只能解释这么多了。

李超听了我的讲述，摇摇头说，伯伯，我还是理解不了。我说，这没关系，以后再慢慢思考。

肾的生理联系

我接着要谈的是关于肾的生理联系，肾在体为骨，也就是说肾和骨骼有关系。其华在发，就是肾气的盛衰在头发上可以显现。开窍于耳和二阴，二阴指的就是前阴和后阴。

伯伯，肾为什么可以和骨骼有联系呢？李超问。

我说，肾生精，精生髓，髓养骨，所以，肾就和骨骼联系起来了。有意思的是，先天性肾病的孩子，都有骨骼发育不良，而对骨折的病人，用补肾药会愈合很快。有一次我接到一个老朋友的电话，他说他摔倒了，脚骨折了，用石膏固定以后，都快三个月了，到医院去复查，骨折一点也没愈合。因为是老朋友，我对他的身体状况很了解，我知道骨折愈合缓慢的原因，是由于肾虚。所以，给他开了补肾的药。吃了两个多星期后，再拍片子，骨痂已经开始形成，不久骨折就愈合了。在治疗骨折的时候，加用补肾的中药，骨折愈合真的可以加快。

肾和头发是什么关系呢？发为血之余，因为头发是血的余气所化生的。而肾藏精，精血互化互生，也就是说精生血，血化精。所以，头发的荣枯，在一定程度上可以反映肾气的盛衰。如果儿童在生长发育的过程中，头发稀疏，干枯，中医常常用补肾的、养血的方法来调养。成年以后，头发早秃，也用补肾的方法来治疗。不过脱发的原因也是多种多样的，比如遗传因素、心理情绪因素，等等，也还需要具体问题具体分析，不要一概而论。

按照李超所说的话，口腔是脾的天窗，那么耳朵就是肾的天窗，也就是说，肾在窍为耳，肾开窍于耳。老人听力下降是肾气虚衰的表现。对肾有毒害的某些药物，如某些抗生素，对听神经同时也有毒害。美国有人做实验，在动物胚胎的早期，种植上成年动物的肾细胞，很快诱发胚胎耳泡的发生。所以他们很奇怪，肾的细胞怎么和耳泡的生长发生了关系呢？这都值得进一步研究。远在两千五百年前，中国古代并没有现代科技，可是精准地把肾和耳朵，把肾和听神经联系了起来，我们不能不感叹古人的智慧。

关于肾和前阴的关系，李超认为，这个好理解，前阴的功能，一是排尿，二是生殖，排尿当然和肾有关系了，我们前面已经说过，肾阴虚和肾阳虚，都会导致排尿障碍。肾主生殖，所以生殖功能也和肾有密切关系。

我接着说，男性的阳痿、遗精、精子质量差，大都从肾论治。女性的月经紊乱、性冷淡、不育、围绝经期前后诸症，也多从肾来论治。

可是伯伯，肾和后阴的关系我就不明白了。后阴就是直肠、肛门，应该和脾胃有关系，因为它是消化系统的末端。李超说。

我说，后阴是直肠和肛门，自然和消化系统有关，因为它本身就是消化系统的一部分。但任何一个局部器官，都可能受多个系统的支配。比如肾阳虚的病人，由于脾阳失去了肾阳的帮助，脾阳也就虚了，就会出现拉肚子，而且拉的都是不消化的食物。这在中医学里，叫肾阳虚衰，火不暖土，腐熟无权。中医把肾中的阳气当作做饭用的火，把脾胃当作做饭用的锅，当锅底下的火焰不足的时候，锅里放上米和水是做不熟饭的。所以，当脾肾阳虚的时候，拉肚子拉出的都是不消化的食物。这在《伤寒论》里叫少阴下利，少阴就是肾，少阴下利的特点就是，下利清谷，完谷不化。用温补肾阳的四逆汤一类方剂来治疗，就有很好的效果。从这个角度来看，能说肾和后阴没有关系吗。另外还有一些年高体弱的老人，出现便秘，就有肾阳虚衰，出现阳虚冷秘的现象。也就是说肾中阳气不足，温度太低，水被冻住成冰了，于是就停滞了，当然这只是一种比喻。对于这种阳虚冷秘，中医采用温肾阳的方法来治疗。肾阴不足，滋润的功能低下，肠道失去了滋润，也会造成大便秘结，这种情况，就要用养肾阴的方法来治疗。

李超说，伯伯，我明白了，原来这些理论，都是从临床实际中推导出来的。

我现在回答你前面的质疑。其实我自己也知道，看到肾脏像一个大豆的种子，就联想到肾主生长发育和主生殖，这样的推理，是靠不住的。到底古人是怎样得出肾主生长发育和生殖结论的，我觉得这还是个谜。2007年秋天，也就是去年秋天，一个在美国居住的朋友给我发了一封电子邮件。

伯伯，这个朋友是男是女，住在哪个州？李超问。

我知道，李超还是在用英文进行思考，不说清楚朋友是男是女，他就没有办法译成英语单词，所以不自觉地又问了这样的问题。我说，是女的，住在美国东部的新泽西州。

新泽西州……新泽西州？李超好像不知道这是哪里，嘴里不停地叨叨。

我说就是 New Jersey，翻译成新泽西州，是意译加音译，所以你就糊涂了。

伯伯要说牛泽西州我可能就反应过来了，这个州在美国东部。

那个住在新泽西州的女性朋友，发来一封电子邮件说，在美国缅因州，就是 Maine，有一个叫夏伊洛·皮平的孩子，患有罕见的“美人鱼综合征”，生下来两条腿就粘连在一起，两只脚的骨骼融合在一块儿（图 6-1）。

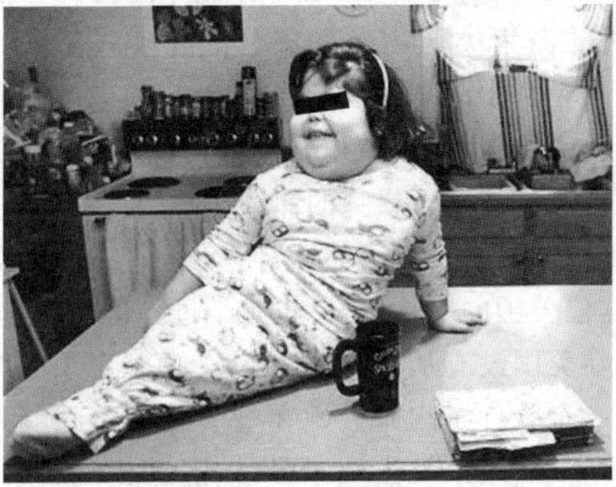

（1）患有美人鱼综合征的夏伊洛·皮平（图片来自网络）

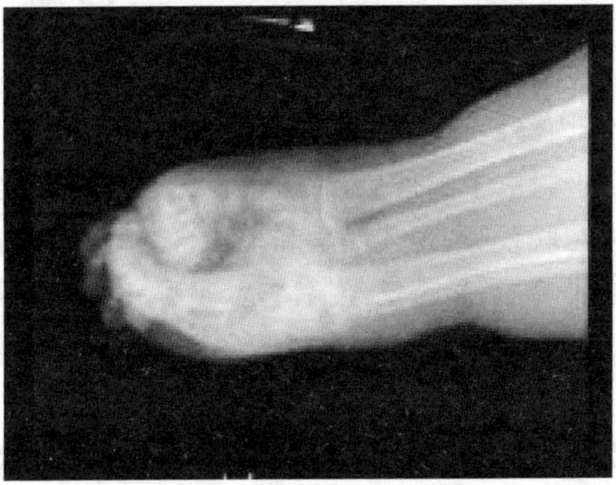

（2）美人鱼综合征双足骨骼的愈合畸形（来自网络）

图 6-1

她没有膀胱和尿道、没有子宫和阴道，也没有直肠和肛门，只有一个残缺不全的大约有 1/4 的肾脏。因为有一个残缺不全的卵巢，所以才判断她是一个女孩。医生预计她出生后最多只能存活两三天，但是他的父母没有放弃。她母亲说，皮平的确是个坚强乐观的孩子，她依靠体内仅有的一小块肾奇迹般地活着。为尽量延长她的生命，父母亲带她去接受各种治疗，到 7 岁多的时候，她已经经历了不下 150 次手术，包括重建内脏器官和两次肾脏移植手术。而且每天还要服用大量的药物，包括许多和生长发育有关的激素类药物。这名小女孩却一直坚持与病魔斗争，并且每天坐着小滑车去上学。在学校里，老师和学生们都非常喜欢她，她的顽强和坚毅，乐观和开朗，成为许多孩子学习的榜样，甚至成为许多孩子崇拜的偶像。她用自己的顽强，打破了医生关于她只能存活两三天的预言。

我的这位美国的女性朋友，也是学过中医的，年轻的时候去了美国，但在美国没有从事中医的工作，而从事了电脑软件的开发，现在是一个软件工程师。她在电子邮件中说，郝老师，这个女孩肾发育不全，结果就出现了子宫、阴道、膀胱、尿道、结肠和肛门的发育不全，出现了下肢骨骼的畸形融合。这和中医所说的“肾”开窍于前后二阴，肾主生长发育和生殖，肾主骨等等，好像有密切的关系。为什么会是这样一组器官的缺失或畸形呢？这都是《黄帝内经》所说的，和肾有密切关联的一组器官呀！

我接到这封电子邮件后，思考了很久，这些器官之间到底有什么样的内在联系呢，现代医学和现代自然科学，对这些器官的同时缺少或者畸形，是否已经搞清楚，是哪一组或者哪几组基因片段出了问题呢？这些器官在胚胎发育的过程中，到底有什么样的内在联系呢？《黄帝内经》早就把它们联系在一起了，统一在“肾”的系统中。古人是怎样得出这样结论的呢？如果我们今天，能找到古人得出这样结论的方法，会不会对生命科学的研究有更多的裨益，对当代人类理解中医、应用中医更有帮助呢？

所以我认为，中医把肾和生长发育与生殖联系在一起，不应当像我前面和你们讲的那样，简单地看到肾像一个大豆，就联想推理出来一种假设的结论，一定有我们现代科技还没有认识到的内在联系在内，而古人已经找到了这种联系。我之所以那样推理，只是试着把时代还原到比较原始的时候，推理原始人类可能会怎样思考问题。

各位读者，我现在写这段文字，回忆2008年和李超、张怡娜交流的往事，已经是2011年的夏天。就在2011年1月，我又去了美国加州讲学交流，那个住在新泽西州的朋友打电话和我聊天，我顺便问她，有没有皮平的消息。她沉痛地告诉我，夏伊洛·皮平在坚强乐观地生存了10年后，在2010年10月23日，因肺部感染去世了。她还告诉我，网络上有夏伊洛·皮平活着时候的视频流传，而且还有人把解说做了中文配音。

我当年继续和李超、张怡娜讨论肾的生理联系。我说，我们曾谈到"肾在液为唾"，也就是说口腔中分泌的唾液，其清稀的部分叫涎，属脾所主，其黏稠的部分叫唾，属肾所主，清稀部分是脾的津液所化，黏稠部分是肾的精气所化。因此练习叩齿搅海吞津液，既养了脾阴，也养了肾阴，好好练习下去，这是一个很好的养生保健方法。

伯伯，五脏都和精神情志有关系，脾和思有关，肾和什么有关呢？李超开始提新的问题了。

我说肾和恐有关系，这就是"肾在志为恐"，"恐伤肾"，也是我要讲的和肾有关的最后一个问题。

恐　伤　肾

《黄帝内经》告诉我们，肾在志为恐，"恐则气下"，"恐伤肾"。突然遇到惊恐之后，可以导致人体的气下陷，突然遇到惊恐，或者长期受到惊恐的干扰，可能会影响肾的正常生理功能，甚至可以导致生长发育和生殖功能受到影响。

20世纪的70～80年代,北京的周边并不像现在这么繁华。某大学的周围还是一片树林和农田,距公共汽车站1公里多,不到2公里。一天晚上,该校两个女生到市中心看京剧,京剧一般散得都比较晚,她们坐着末班车回校,下车后穿过树林的时候,突然从树林里窜出一个蒙面人,手里拿着一把长长的水果刀。其中一个女孩子看到这种情况,吓得“妈呀”一声,瘫坐在地上,顿时大小便失禁。应当说,这就是“恐则气下”。由于气下陷,导致了二便失禁。另外一个女生,对这个蒙面人说,“大哥!大哥!你是要钱还是要人?如果要钱,你千万不要碰她,她没有带钱,钱都在我这里”,说着从口袋里掏出钱包,扔给了那个蒙面人。那个蒙面人用一只手接到钱包,狠狠地说,“我还要人”。这个女生说,“大哥,这个地方到处是土,我租住的民房就在我们学校大门口的东边,你要真的有兴趣,就到我的宿舍去,那里只有我一个人。”说着姑娘走近这个蒙面人,用手揽住了他的腰。这个蒙面人感到非常意外,这个女孩子怎么这么大胆啊,于是两个人就慢慢地一直往学校门口的那个方向走。因为他们现在的位置是在学校门口的西边,要到女孩住的地方,必须路过学校门口。刚走到学校门口,学校的保安巡逻队走出了门外,这个姑娘大喊一声,同时用了一个擒拿手法,就把这个蒙面人按到了地上,几个保安过来就把这个家伙抓住了。后来,我问这个学生,你怎么那么大胆?她说,我开始也害怕,可是我发现,这个蒙面人拿着刀的手直颤,当我扔过去钱包的时候,他几乎没有接住,当我用胳膊揽住他腰的时候,他的整个身子都在颤,我知道,他其实比我还紧张害怕,所以我就冷静下来,不再害怕了。想办法要抓住他,不要使他再害别人。于是就先用话稳住他,要他到我的宿舍里去。其实我的宿舍在学校院子里,并不在大门口东面,当走到学校门口的时候,听到有保安的脚步,我就把他摔倒了。我后来才知道,这个女孩子是这个学校的特招生,她在中学的时候,曾经获得过全国青少年武术比赛的冠军。为什么她开始害怕，后来又逐渐冷静下来了呢？这叫“思胜恐”，她通过思考，看见这个蒙面人比她还害怕，所以她自己的胆子就壮起来了。更何况，她有一身武功，还没有在实战中施展过，当时颇有一点想试试自己的功夫有没有用的想法。

思，属于脾所主，在五行中属土。恐，和肾相关，在五行中属水。土可以克水，所以思考，清醒冷静的思考，可以战胜盲目的恐惧。

伯伯，这段话我不懂。李超说。

我说，我还没有和你们讨论五行，不懂没有关系。

你说的这个故事是真的吗？她现在有多大了？李超还是放心不下这个勇敢的女孩。

我说，当然是真的，这个学生后来留校工作，偶尔也来找我看病，这是她真实的经历，当年在京城的大学里传为佳话，她现在50多岁了。

张怡娜看着李超，调侃地说，太老了吧！

我第一次去台湾讲学交流，是在1998年年末，那个时候两岸的交流还不普遍，台湾人看到大陆来的人，都很好奇。所以那次去交流，我结识了很多的台湾朋友，直到现在，那些朋友中还有不少人和我保持着联系。而在后来交流过程中所结识的朋友，大多已经是人走茶凉了。1999年9月21日凌晨1点14分，台湾中部发生了强烈地震。2000年的夏季，也就是地震快一年的时候，我应长庚大学的邀请，到那里讲学。一到长庚大学，以前认识的朋友，纷纷到我住的桃园县龟山乡来找我，问我还想去哪里玩。我说我想去靠近地震中心的地方看看，看看那里的山川地貌到底发生了什么样的变化。后来他们把我带到了台中县东势乡的山里，告诉我，这个地方是地震时死人最多的地方。我说我要在这里住一夜。他们说，这里没有旅馆。那你们就给我找民房。他们找了一个纯木头搭建的房子，是上下两层。就在这天夜里，这家房东问我一件事情，她说去年9·21地震前一个月，我们家买了一群土鸡，在家里饲养。到地震的时候，就是一个月左右，这些鸡都是半大鸡，可是到现在，地震都快一年了，这些鸡没有一只长个子，也没有一只下蛋，这是怎么回事？我当时不假思索地回答，恐伤肾，肾主生长发育，肾主生殖。你们这个地方原来三面是河，河的对面是山，地震的时候山都滑坡了，把河都填没了，这些鸡哪里经历过这样的地动山摇、山川移位的惊恐啊，它们都是未成年的鸡，胆子本来就小，所以都被吓坏了。因此它们就不能再长个子，也不能下蛋了。房东说，既然这样，我就给你杀几只吃吧。我说千万不要杀它们，你好好养着，如果可能的话，喂一些六味地黄丸，给它们补补肾，看看能不能继续长个子和下蛋。等我再去台湾的时候，已经是2004年了，见到那些老朋友，我第一句话就问，我们那群鸡怎么样了？他们告诉我，都已经到他们的肚子里了。你们喂六味地黄丸了吗？没有，你寄来的六味地黄丸，我们自己也都吃了。我想，地震后未成年的鸡不再继续发育，这也许是偶然的情况，或者是巧合吧。

有一天在北京的家里，我在书房看书，太太在厅里突然喊我：快来看，快来看！我到厅里一看，电视正在播美国弗洛里达州的龙卷风，把猪场的一群猪崽卷到了空中。播音员说，人们仰望高空，一群猪崽在空中飞舞，于是把它们叫做飞猪。播音员接着说，这些猪崽被卷到了几英里之外的地方，落地之后，有很多并没有被摔死，当地居民把这些猪崽收集起来，陆续送回到原来的养猪场，可是从此以后，一件奇怪的事情发生了，这些猪崽没有一只继续长个子，也没有一只发情生小猪。这又是一例恐伤肾，肾主生长发育和肾主生殖的功能发生了破坏的例子。

你们想想，猪世世代代都在地上行走，哪里有过在天上飞的经历啊？在它们的遗传基因里，从来就没有过飞舞的感觉，所以它们都被吓坏了，更何况它们都是未成年的猪崽啊！因此这样的大惊卒恐，伤了肾，影响了它们一生的生长发育，也影响了它们的生育能力。

伯伯，你这说的都是动物啊，人是很聪明的，能够思考，化解恐惧，人会有这种情况吗？李超问。

我说，我也遇到过人是这种情况。有一天，一个从西安来的妇女，带着一个看上去也就是十二三岁的小女孩，到我门诊看病，这个孩子身高不足一米五，胸前平平的，还没有发育。可是，当我问她年龄时，这个女孩竟然告诉我，她 26 岁。我非常吃惊，以为没有听清楚，又问了一遍，她还是说 26 岁。我接着问，你来过月经吗？她妈妈说，就是因为这个孩子到现在从来没有来过月经，才来找你看病的啊。我说，孩子，你出去一趟，我和你妈妈谈谈。

孩子出去了，我问她妈妈，这个孩子小时候是你带的吗？就这么一句话，她的妈妈潸然泪下，泣不成声。她妈妈告诉我，郝医生，我是一个演员，年轻的时候为了拍电影，到处奔波，生下她以后，根本没有时间带，也没有能力带，就把她放到农村的一个远房亲戚家里，我们也许半年去看她一次，也许一年去看她一次，每次看的时候，孩子的身上都是一块青一块紫的。亲戚说，孩子太淘气了，都是自己摔的、碰的。孩子和我们很生疏，见了我们什么话都不敢说。快 6 岁的时候，要上小学了，我们把她接回西安，发现这个孩子胆子特别小，一根筷子掉在地上都会吓一跳。而且夜里经常做噩梦，被惊醒。孩子慢慢和我们熟了，才讲出来，这是一个暴力家庭，那两口子经常打架，一打架就动擀面杖，动切菜刀，天天把孩子吓得哭，甚至有时候把他们的怒火在孩子身上发泄，拧孩子，掐孩子。所以孩子幼年的时候，在这样恐怖的家庭中生活，心理发育和身体发育都受到了影响，接回西安这么多年来，除了个子有一点儿长高外，其他方面就没有看到她的发育，也从来没有来过月经。

听完这个孩子妈妈的讲述，我意识到，这应当是一个恐伤肾，肾主生长发育，肾主生殖的功能受到影响的案例，而且就发生在我们人类身上。我虽然给她开了补肾的药，但是我知道，她早已经超过了正常发育的年龄，很可能是无济于事的。

老师，她们回来复诊过吗？张怡娜问。我说，没有，当时我就坦率地告诉她妈妈说，我没有很好的办法来帮助她，不要再来找我了，看看西医有没有办法。她妈妈说，西医也早就看过了，吃了几年的药，也都没有效果。

我在给你们讲这件事情的时候，心情依然十分沉重。我讲这样的例子，是想告诉你们，也是告诉大家，如果你要生孩子，一定要做好心理的和生活各方面的准备，使下一代能在安全的、愉快的氛围中成长，千万不要使西安女孩的经历重演。这就是我要说的《黄帝内经》中的"恐伤肾"。我还想说的是，《黄帝内经》有了恐伤肾的说法，也有了肾主生长发育和肾主生殖的"定律"，我们能不能运用现代科技手段来实证这个"定律"的实质究竟是什么？惊恐恐惧的情绪反应，究竟是如何对动物和人造成这么大的伤害的？我们现代的科技水平有这个能力了吗？如果没有这个能力，我们又应当如何对待《黄帝内经》中的许许多多的类似"定律"呢？

我讲完了，李超和张怡娜都久久没有说话，他们可能还沉浸在对西安女孩的惋惜之中，或者沉浸在对"恐伤肾"实质证验方法的思考之中。

我说，今天就到这里吧，你们回去整理一下自己的思路，看看什么问题是你们最困惑、最想知道的问题，过一两天，我们继续讨论。

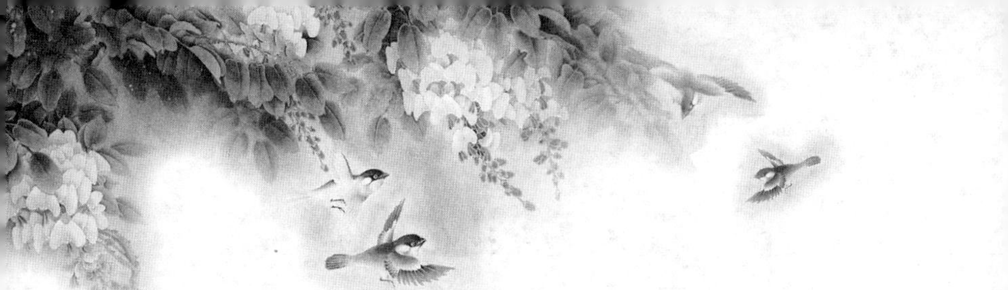

第七章　天人相应和天人合一

按照原来的计划，李超和张怡娜今天应当去延庆的龙庆峡，没有想到一大早，李超就打电话说，伯伯，我来北京都快三个星期了，再有一个多星期就要回美国了，可是我对中医的疑惑越来越多，问题也越来越多，今天不想去玩儿，很多问题想不明白，我就睡不着觉，能不能给我们加一些课。我只好放下手边的事，把他们约到了工作室。

李超一见面就说，你讲过了脾胃和肾，我和怡娜姐姐讨论了很久，看来中医的脏腑不是以解剖结构为边界的，而是以功能范围为边界的。比如，把人体的水液代谢的一部分功能、生长发育功能和生殖功能都归属于肾。我说，基本可以这样理解。

可是我就是不明白，为什么脾和胃，肾和膀胱，一个脏一个腑要搭配起来，叫相表里。为什么是五脏而不是七脏、八脏，为什么一个内脏要和形体、五官、五液、情感情绪联系起来。怡娜姐姐找了一本中文的《中医基础》给我看，可是我认识不了几个中文字，看不懂。姐姐又给我找了一本英文的，里面的单词我都认识，可是不看还好，看了更不明白了。

李超，你今天提的问题，涉及中医研究问题的基本思路和基本方法问题，也是中医入门最为重要的问题。我原本打算和你讨论完脏腑以后再讨论这些问题的，既然你今天迫切地想知道这些问题，我就先给你谈谈，这样也许有利于你对许多问题的理解。

好呀！好呀！李超显得很兴奋。我们就先谈谈《黄帝内经》怎么看待生命的起源吧。

人是天地化生的

当远古的人类来到我们这个星球上——老师，准确地说，是我们这个星球化生了人类——张怡娜很认真地纠正我的话。说的对，是我们这个星球化生了人类。人类比任何已知的动物都要聪明，越是聪明，好奇心就越强，好奇心越强，于是就对所有未知的事物，都要进行不懈的研究和探索，包括生命的起源、人类究竟是怎么来的等等问题。

《黄帝内经》是研究人的健康长寿问题和疾病的预防诊断与治疗的，一定会涉及生命起源的问题。《黄帝内经》认为，人和万物都是天地大自然所化生的，天地为人的父母。

《素问·宝命全形论》说："人生于地，悬命于天，天地合气，命之曰人，人能应四时者，天地为之父母"；"人以天地之气生，四时之法成"。意思是说，人是地面上所化生的，但是在生命形成的过程中，和整个宇宙，和日月星辰天体的运行，是密切相关的。天之气和地之气结合起来，就形成了人。人之所以能够适应自然界一年四季寒来暑往的变化，就是因为天地是人类的父母。人是以天地之气化生的，是遵循四季春生夏长秋收冬藏的规律化生的。也就是说，人类和地球上的万物，都是大自然的子女。

我们通常说"龙生龙，凤生凤，老鼠的儿子会打洞"，这是由遗传基因所决定的。

李超说，我听到过这句话。

伯伯，我们人类和万物既然是大自然的子女，大自然给了我们什么样的"遗传基因"呢？李超问。

"遗传基因"这四个字在这里要加引号，我说。你是学现代自然科学的，我就从现代自然科学说起吧。现代自然科学认为，构成宇宙的只有三个要素，这就是物质、能量和信息，我也从这三个要素来谈人和自然的关系。

天人相应

从物质构成的角度来说，我们和大自然是什么关系啊？我们人体是由各种元素构成的，硅、氧、氢、碳、氮，等等，构成我们身体的各种元素，都来自于地球的地壳，甚至我们血液中的各种电解质的含量比例，和海水中主要电解质的含量比例都是接近的。

有历史书上记载，“晋人齿黄”，也就是说，山西人牙齿发黄。以前有人说，山西盛产大枣，大枣的果肉是偏红偏黄的，吃多了就把牙齿染黄了。实际上，并不是那么回事，那是“氟斑牙”，是慢性氟中毒早期最常见而突出的症状。氟主要损害釉质发育期牙胚的造釉细胞，如果在六七岁之前，长期居住的环境中，主要是水中氟含量高的地区，就容易得这个病。可是山西某个地方，氟斑牙的发病率很高，检测了水和土壤中氟的含量并不高，甚至还低。这究竟是怎么回事呢？人体内过高的氟是从什么地方来的呢？后来发现，这些地方取暖、做饭，都燃烧一种当地生产的烟煤，这种烟煤在燃烧的时候，往空气中释放出大量的氟。这些地区冬季很冷，孩子们都在屋子里不出门，在屋子里用这种烧烟煤的火炉或者地火来取暖，房间空气里氟的浓度就高了起来。

伯伯，什么叫地火？李超可能从来没有听说过地火这个词。

地火是当地取暖的一种方式，那里的人不睡床，而睡土坯垒的炕，炕是中空的，在房间的地下挖一个坑，砌成炉膛，在炉膛里烧煤炭。火焰和烟尘穿过中空的土炕，使土炕发热，来达到取暖的效果。虽然有烟道通往室外，但毕竟会有一部分煤烟留在了房间内，污染了空气。孩子从小时候就长期吸这种含氟的空气，就导致了氟斑牙的发生。知道了这个原因以后，就改善取暖和做饭的方式，也改变了燃料，现在也用蜂窝煤，也用电，也用水暖，氟斑牙的发病率几乎成了零。

过去有一种特殊的心肌病，年轻的女孩儿多发，发病后常常迅速导致心律失常，心力衰竭，死亡率很高。因为这种病最先是在中国黑龙江省克山县发现的，于是医学界把它命名为克山病。后来研究发现，病区的土壤、水和粮食中缺乏微量元素硒、钼、镁等，从而干扰了心肌的代谢，引起心肌损伤而得病。知道了这个原因以后，就在这个地区销售的盐和食物中加硒等，这个病的发病率戏剧般地降低，即使发病，病情也很轻。

有的地方，高发一种甲状腺肿大，调查后才知道，那个地方的水中缺少碘，所以在当地销售的食盐中加碘以后，甲状腺肿大的发病率，也就明显降低了。

人类是地球上化生的，从物质构成的角度来看，我们和地球，和我们的生态环境的物质构成密切相关。

从能量代谢来看，我们吸进氧气，呼出二氧化碳，这是通过物质交换的方式，和大自然交换能量。我们吃的饮食物和我们的排泄物，也是通过物质交换的方式，和大自然交换能量。所以养生要注意保护环境，环境破坏了，元素失衡了，空气污染了，人类自己的健康就要受到影响。我们的健康和环境息息相关。

从信息活动的时间节律来看，人体的生理活动和病理变化有昼夜节律、7日节律、月节律、四季节律、年节律等。

什么叫时间节律？李超问。

就是有节奏的时间规律。我继续说，有些病上午轻、下午重，到了晚上更重。我曾经遇到一个患帕金森综合征的病人，他每天晚上6点钟到9点钟发作加重，他说，这段时间就是他的魔鬼时间，每到这段时间，上肢抖动，甚至连及全身颤抖，吃饭筷子都拿不住。有些病人发热，上午低下午高。当然也有晨重夜轻的病，比如精神抑郁症的病人，常常是晨重夜轻，早上一醒，心情郁闷，全身酸懒，重度乏力。哎呀，我怎么又回到了这“苦难的世界”？为什么没有睡死过去！心理的痛苦和身体的痛苦，真可以说是痛苦难耐，痛不欲生。可是一到傍晚，太阳一落山，全身轻松了，心情好一点了，可以下地做饭了，甚至可以很有精神地去处理复杂的脑力工作，早晨和傍晚就像两个人，这都是昼夜节律。

伯伯，这是怎么回事？李超问。

我现在讲天人相应，讲昼夜节律，先不谈精神抑郁症的病人为什么会有晨重夜轻的现象好不好。

哼！又打横炮！张怡娜冲着李超嘟囔着。

我继续说，其实，我们的呼吸、血压、心律，我们的内分泌活动，我们胃肠的蠕动，我们的消化机能，都有昼夜节律，很多人都是早上起来排大便，这不就是消化系统昼夜节律的表现吗？

伯伯，我在美国也是早晨6、7点钟左右大便，刚来北京的那些日子，拉肚子，节律就乱了，等不拉了，变成了每天晚上10点11点大便。

我一直没有问你在美国住在什么地方。小的时候和爷爷住在美国中部的Denver。

老师，就是丹佛，在科罗拉多州，张怡娜说。

后来父母到加利福尼亚州的湾区工作，我也为了上大学方便，就搬到了San Francisco南边的一个小城。张怡娜说，那就是旧金山。我说，旧金山，我去过，执行的是美国太平洋时间，平时和北京的时差是16个小时，现在是夏时制，和北京时差15个小时，那里的早晨7点，北京时间是晚上10点，所以你在北京晚上10点解大便，还是美国西部太平洋时间早晨7点。

可是过了几天后，逐渐推迟，现在也差不多是北京早晨6、7点钟了。李超补充说。

这说明你的消化系统也在倒时差。

天呐！只听说过睡眠问题要倒时差，原来消化系统的活动也有时差问题呀。张怡娜有点儿吃惊。

我说全身各个系统都要倒时差。所以养生就要注意遵循昼夜规律，尽可能做到夜息昼出，睡眠、工作和大自然同步。

我们很多同学晚上不睡觉,上午不起床,这都是不利于健康的吧,李超问。

短时间问题不大,长此以往就会有问题。你们美国就有人研究过,长期阴阳颠倒的人,寿命会短。

中医讲脉象有四季的变化,春弦、夏洪、秋毛、冬石,这是四季节律。四季节律的叠加就是年节律。女性卵巢的活动是月节律,一个月一次月经,一次排卵。

许多生理病理现象还存在着7日节律。在《伤寒论》中,张仲景说过这样一句话,他说:“太阳病,头痛至七日以上而自愈者,以行其经尽故也。”意思是说,一个外感病,通俗地说,一个病毒性感冒,头疼,发热,怕冷,没有汗,甚至有点轻度的咳嗽、喘,如果你没有去治疗,也没有发生合并症和并发症,到第7天的时候它自己好了,这是怎么回事呢?这就是这个病的自然病程结束了。而且他还可以知道,这个病要好的那一天,是什么时段好。“太阳病,欲解时,从巳至未上。”是从上午9点到下午3点,也就是中午前后这段时间,这正是汗出热退,太阳病自愈的最有利的时段。

现代医学家也观察到,在许多传染病的病程中,存在着7日节律,如肠伤寒,发病以后第一个星期,发热一天比一天高,这叫阶梯热。第二个星期和第三个星期,每天持续高热,有的病人到了第三个星期,突然出现了肠穿孔、肠出血,于是合并出血性休克,往往导致死亡。有的病人可能到第三个星期的时候,突然汗出,热退,脉静,身凉,病就好了。这就是肠伤寒的7日节律。

北京在20世纪20～30年代,肠伤寒流行,当时有个医生叫汪逢春,他接诊病人以后,会问病人发热几天了,看看舌象、脉象,就告诉病人,每天要吃他开的一剂药。而在饮食上,要特别注意不能吃任何纤维素的食物,鸡鸭鱼肉蛋要绝对禁忌。每天只能喝煮得稀烂的粥,顶多吃一点儿剁得非常细碎的咸菜末。并告诉病人,按照他的要求服药和饮食调理,大约会在哪一天退热。

那个时候，肠伤寒的死亡率很高，很多病人和家属，对汪先生的预测都感到非常惊奇，于是他们就严格遵照汪先生的医嘱。而事实也证明，汪先生的预测是非常准确的，前后不差一两天，病人就基本痊愈。今天许多人看到汪先生当年开的那些方子，都很纳闷，这些方子，药味不多，药量很轻，可以说是平正轻灵，只是疏通气机，芳香化浊，这能够对抗伤寒杆菌和副伤寒杆菌吗？而且汪先生手下，几乎很少有死亡病例。这是汪先生把握了肠伤寒的自然病程，把握了它的时间节律。汪先生所用的药，只是保护正气，防止发生严重的合并症。通过严格的饮食禁忌，使病人不发生肠穿孔、肠出血，避免导致失血性休克而死亡。等它的自然病程结束了，这个病自然就好了。这正是医生把握了病症 7 日节律的体现。

今天，在治疗白血病所采取的骨髓干细胞移植过程中，新生白细胞出现的时间存在着 7 日节律；器官移植后剧烈排异反应发生的高峰时间，存在着 7 日节律……因此，地球上生物体的生理和病理存在着 7 日节律的现象，是一个普遍存在的事实。

还有，我们把鸡蛋放在暖箱里，21 天就可以孵出小鸡，是 3 个 7 日；兔子的怀孕时间是 28 天，是 4 个 7 日；猫的怀孕时间是 63 天，是 9 个 7 日；老虎的怀孕时间是 105 天，有 15 个 7 日；人的怀孕时间是 280 天，有 40 个 7 日。

这些时间节律，有人用现代实验方法证实过吗？李超问。

我说，美国有一个教授叫哈尔贝克，1982 年来我校讲学，讲的就是他 30 多年的研究成果。

伯伯，他的英文名字是什么？在美国哪个大学或医院工作？李超很感兴趣地问。

我说当时我是有记录的，可惜多年过去了，资料都散失了，你回美国肯定能从网上查到这个人。他的研究方法说来很简单，但是需要持之以恒。他让参与实验的研究对象留下尿液，每次的尿，每天的尿，都留下来。测试他们尿中激素含量的变化，看看有没有时间节律。结果发现，一般人尿中激素分泌的含量变化有昼夜节律，就是24小时一个变化周期，也有7日节律。

在哈尔贝克教授讲座的课堂上，我曾经问他，您认为控制人体内分泌活动的昼夜节律和7日节律的因素是什么？或者说机制是什么？他说，这个问题我们研究了很长时间，我们发现，人体的内分泌活动存在着昼夜节律和7日节律，动物的内分泌活动也存在着昼夜节律和7日节律，于是我们就做了大量的动物试验。我们发现动物松果体、肾上腺皮质的活动都有昼夜节律和7日节律。可是我们把动物的松果体摘除以后，动物的其他分泌腺，仍然具有昼夜节律和7日节律，因此我们认为，松果体不是控制机体的昼夜节律和7日节律的唯一因素。我们发现动物肾上腺皮质的分泌具有昼夜节律和7日节律，可是我们把动物的肾上腺皮质摘除以后，动物的其他分泌腺的活动仍然具有昼夜节律和7日节律，因此，肾上腺皮质也不是控制生物体内分泌活动昼夜节律和7日节律的唯一因素。所以到目前为止，我只能很遗憾地告诉你，我们没有在人体内和动物体内找到生物钟所存在的位置，我不知道控制人体和动物体内分泌活动的昼夜节律和7日节律的因素是什么。

当我告诉他中国医学的经典，在一千八百年前甚至两千五百年前，就有了人体生理病理的时间节律记载的时候，哈尔贝克教授反问我，中国医学这么早就提出生理病理的这么多节律，实在了不起。你认为控制生物体这些时间节律的机制和因素是什么？我说非常简单，“天人相应”。

那个英语翻译大概没有翻译过中医，他用了大约五分钟的时间来翻译或者说是解释这四个字。但是哈尔贝克教授最终还是摇摇脑袋，表示没有听懂。

天人相应的观点，实际上是来自于《黄帝内经》。《灵枢·岁露》说：“人与天地相参也，与日月相应也。”《灵枢·邪客》也说：“人与天地相应者也。”意思是说，人的生理病理规律，和天地日月相参照、相感应、相对应、相顺应、相适应。

其实这些节律是天地大自然给我们的生命打上的烙印，或者说是赋予我们的“遗传基因”。我们的身体和万物的生理病理活动，为什么有昼夜节律呢？是因为我们大地母亲自转一周的结果。为什么会有四季节律和年节律呢？是地球绕太阳一周的结果。

女性的卵巢活动为什么会有月节律呢？一个月来一次月经，一个月有一次排卵，这是因为月球绕地球一周给人打上的烙印。月球对于一颗恒星来说的自转周期叫恒星月。如果月球上某一点，本来面向着太阳，在经过一段时间后，这一点又回到了原先的位置上，这一周期就称为恒星月。一个恒星月是 27.322 天，或 27 天 7 小时 43 分 11.51 秒。月球绕地球公转，出现月相盈亏的周期，叫朔望月，也叫“太阴月”。从朔到下一次朔，朔就是黑月，或从望到下一次望，望就是满月，这个时间间隔的长度，叫朔望月。一个朔望月平均有 29.530589 天，恒星月的周期对地球上生命的影响不大，而朔望月的周期，对地球上生命的影响，却不能忽略。女性的正常月经，在 25 天和 35 天的范围内，都是正常的，和朔望月的天数想接近，所以叫月节律。

所以，地球上的生物体的生理活动，病理变化，之所以有昼夜节律、月节律、四季节律、年节律，这应当和地球上以及和地球相关的日月星辰运动周期有关。

伯伯，到目前为止，你还没有解释出现 7 日节律的机制呢，李超说。

7 日节律形成的机制是什么呢？我也没有研究透彻，但基本认为，应当和月球的绕地运动及月相的朔望变化周期有关。由于月相有朔、上弦、望、下弦四个阶段的变化，也就是黑月、上弦月、满月和下弦月四个阶段的变化，于是就造成了地面上江河湖海的水，每个月有 4 次强天文潮汐现象。刚才说过，一个朔望月的时间是 29 天多一点儿，把 29 天分成 4 个阶段，每个阶段是

7天多一点。这就意味着在月节律中存在着4个阴阳盛衰消长的节律变化，于是就导致了地球上的生物体，在生理活动和病理变化的过程中，也出现了7日节律。也就是说，7日节律就是朔望月月节律的四分之一。

伯伯，你的说法有点什么强，什么会来着？李超有点吞吞吐吐地说。

张怡娜说，“牵强附会”。对对！牵强附会！李超接着怡娜的话说。

我想李超不是不会说牵强附会这个词，而是不好意思直接把这个词扣在我的头上，所以才做了吞吞吐吐的表演，给我留一点面子。

李超接着说，昼夜节律和地球自转同步，四季节律和地球绕太阳运动同步。女人月经没有和月相变化同步呀，据说女人来月经的时间都不一样，还有7日节律也不和月相变化同步呀，没有听说过，大家随着月相的变化同时得某种病，又同时好了。这个时候，李超又显示了率直的个性，很直率地把问题提了出来。

我说，从万有引力的角度来看，月球对一个人的个体几乎没有影响，对于这个问题，我认为应当从生命诞生和衍化的全过程来看待。月球的绕地运动，导致了地球上江河湖海的周期性潮汐现象，而这种潮汐现象存在着7日节律，我们刚刚已经讲过。地球上的生命诞生于海洋，而生命体内的水又占了绝大比例，所以这种由月相变化而导致潮汐节律的信息，也必然会“遗传”给地球上所有的生物和人类。于是所有生物的生理活动和病理变化也就被月节律和7日节律打上了深深的烙印。不过这个节律是镶嵌在遗传基因里的，它的开始时间，是从这个事件启动那一时刻开始计算的，比如孵小鸡，是从鸡蛋放到孵卵箱的那一天开始计算，女性月经，是从初潮那一天开始计算的，所以表面看起来，月节律、7日节律和月相变化根本不同步，但之所以有这样的时间节律，还是和月球绕地运动及月相变化对地面水的影响有关。

伯伯这样来解释，似乎可以理解，李超说。

地球的自转和公转，使人体的生理病理活动出现了昼夜节律、四季节律和年节律；月球的绕地运动，使人体的生理和病理活动出现了月节律和7日节律。所以大自然的时间节律，控制着人体内生理和病理的时间节律。

以上，我们从物质构成、能量代谢、生理活动和病理变化的时间节律，也就是信息活动周期，阐述了人和自然密不可分的关系，可以说，这些就是大自然赋予人类的“遗传密码”，但是在中医经典里，并没有用物质、能量和信息这样的词汇来谈人和自然的关系，只用了一个字，这个字就是“气”。

“气”的含义究竟是什么呢？对这个问题，我一直困惑。李超说。

气是物质能量信息的综合

我说，“气”是什么意思？真的不容易解释清楚，我前面也大体说过，气是物质的，《黄帝内经》认为，构成宇宙的是气，构成人体的是气，构成万事万物的都是气，气又是维持人体生命活动的基本物质。气是携带有能量的，汉语中的力气、谷气（水谷精气）都携带有能量。说这个小伙子很有力气，是说他携带的能量多，做的功多，干活利索。气是信息的载体，病气，是携带病理信息的气。药气，是携带有治疗信息的气。用药敷在某些穴位上，比如用0.5克当归粉，或者丹参粉，放在胶布上，敷贴在内关穴上，可以在一定程度上，改善冠状动脉的供血，缓解轻度的心绞痛，你说在内关穴敷一点儿药粉，怎么能调节心脏的供血问题呢？这就是药气沿着经脉影响到了心脏的血液循环。寒气是携带有寒冷信息的气，湿气是携带有水湿信息的气。

以上，我们用物质、能量、信息沟通了人和自然的联系，现在把这三个词换成一个字，就是“气”字。中医学用“气”沟通人和自然的联系，而“阴阳学说”是讲气的性质的，“五行学说”是讲气的运动趋向以及不同趋向之间关系的。可见阴阳学说和五行学说，是沟通人和大自然联系的纽带和桥梁，是识天、识地、知人的大道，也就是认识天、地规律，认识人体生理、病理活动规律的学说。

在谈阴阳五行之前，我先谈谈中医研究问题的方法。

中医的整体观念

那是在20多年前，一位教艺术体操的女教练员来我们医院看病，经过医院附小的时候，决定挑几个学生，作为艺术体操运动员的苗子来培养，她挑了几个孩子后，请我看看是否可以，我建议对其中的一位孩子先做家访，然后再确定是否入选，因为这些孩子大多是我们大学或者医院职工的子弟，有的我认识。我带这位教练去这个孩子家做家访。当这位教练看到这个孩子的妈妈之后，就决定不再选这个孩子了，因为这个孩子的妈妈，身高也就是一米五，腰围足足有一米二。后来这个孩子长大了，结婚了，生了一对双胞胎，而且是龙凤胎。有一次，我看到这孩子的父母推着两个儿童车，把这一对双胞胎推出来晒太阳。哟！又是两个圆圆的球！我心里暗暗地想，这真是龙生龙，凤生凤，老鼠的儿子会打洞呀！所以，体育教练员，在少年儿童中选运动员的苗子，一定要做家访，看看其父母的身体条件、心理素质以及运动技能，这样就可以大体知道他们的孩子有没有培养为优秀运动员的潜质。

同样的道理，声乐教育家，在观察一个少年的演唱天才和音乐潜质的时候，也要了解其父母的音乐素质。

正因为中医学把人类看成是大自然的子女，把天地看成是人类的父母，所以在研究人体的生理、病理的时候，所采取的方法就是，仰观天文、俯察地理、中知人事。《黄帝内经》曾多次提到，作为一个中医大夫，知识结构应当是，“上知天文，下知地理，中知人事”，了解了化育人类的环境，就容易推知人的生理、病理。所以这种研究方法，研究思路，属于整体研究的方法，整体研究的思路，把人放到化育人类的整个生态环境中去研究，人和自然是统一的整体。而人体内在的脏腑和外在的官窍，也是统一的整体。于是就把五脏、五腑、五体、五官、五液、五志和外在的五方、五季、五音、五色、五谷、五畜、五行等联系了起来。中医的这一观念，就叫整体观念。

李超似乎是恍然大悟地说，啊！原来是这样，我这才明白，中医脏腑为什么联系那么广泛，可是我们现在的医学，是把人放到解剖室和生理实验室里去研究的。

我说，我们既需要宏观地把握整体规律，又需要微观地把握局部细节。中医的研究方法和现代医学的研究方法，都是需要的。

天人合一和天人感应

天人相应的思想是中医的根本思想，我再次引用《灵枢》的话说："人与天地相参也，与日月相应也"，"人与天地相应者也"，可是《黄帝内经》并没有说过"天人合一"的话。那么"天人合一"是什么人提出来的呢？

社会学家、儒家文化，中国古代哲学家，如战国子思、孟子等提出了"天人合一"的观念，天人合一是天道和人道合一，自然和人文合一。比如西汉董仲舒《春秋繁露·深察名号》说："天人之际，合而为一"。宋代朱熹《语类》说："天人一物，内外一理，流通贯彻，初无间隔。"是从自然规律的角度阐述天人的关系，强调人和自然的和谐。

许多古代的知识分子，徜徉于青山绿水之间，吟诗作赋，挥毫泼墨，把自己和大自然融合在一起，去适应自然，顺应自然，享受自然，强调人的行为和自然的和谐，这是儒家以至社会学家的一种养生思想，甚至是一种治国方略。从今天来看，这种思想强调人与环境的和谐统一，有其积极的一面，而且和《黄帝内经》的天人相应的思想，殊途同归，有异曲同工之妙。

《黄帝内经》作为国学的古籍之一，与儒家思想互相影响这是肯定的。是医学家的天人相应思想影响了社会学家的天人合一思想呢，还是社会学家的天人合一思想影响了医学家的天人相应思想呢？这是说不清楚的问题。两者之间肯定是相互影响，相互渗透的，因为都扎根于中华民族文化这块沃土上。

但是现在社会上流行着一种说法，说中医讲“天人合一”。其实在《黄帝内经》里从来没有说过“天人合一”的话，因为天地是父母，人类是子女，父母和子女能合一吗？《黄帝内经》讲的只是天人相应。但是今天不少人写的中医书里，都说过天人合一是中医的特点，我只能是说，这是现代中医的说法。

后来社会学家的“天人合一”观念，有一个小小的支流，发展为“天人感应”，认为天能干预人事，人的行为也能感应上天，自然界的灾害表示天对领导者、统治者和人类的谴责。自然界的祥瑞，风调雨顺，表示天对领导者、统治者和人类的嘉奖。领导者、统治者的某些行政措施，人类的某些行为和宗教仪式，如人类多做善事，多祈祷，多烧香，也能感动上天，促使上天改变原来的安排，这就叫“天人感应”。从而成为建立封建神学体系的基础理论，这就步入了神秘主义的歧路。

《内经》既没有“天人合一”的话，更没有“天人感应”的思想。讲的是“天人相应”。人和自然之间，相对应，相顺应，相适应，于是在中医学里，就有了这样的比喻：天有阴阳，人有脏腑；天有四季，人有四肢；天有五行，人有五脏；地有江河，人有经络……

伯伯，我似乎明白一点了，为什么脏和腑相配，为什么是五脏系统，这都应当和阴阳五行的观点有关，阴阳五行到底是什么东西呀，科技发展到现在的水平，这些东西还有用吗？李超问。

我说，这些问题，我们将在下两章中讨论。我要求你记住的是，仰观天文，俯察地理，中知人事，是中医研究问题的基本方法。

记住了！记住了！李超一边点头一边说。

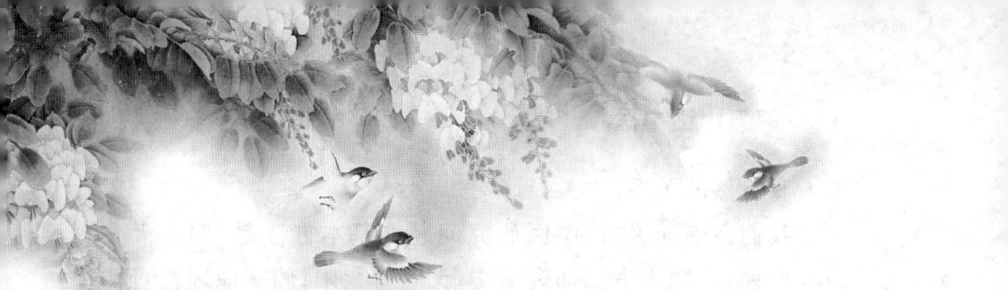

第八章　阴阳是化育生命的本源

上次课最后，伯伯说这次是要讨论阴阳五行的，我一直以为阴阳五行是很神秘的东西，或者是带有一些迷信的东西，算命的、看风水的，都讲阴阳五行，中医也讲阴阳五行，中医和算命看风水的不就是同一类的……同一类的东西吗？这次讨论，李超一开始就提出了很尖锐的问题。

我说，中医学中的阴阳五行，讲的是自然规律，是化育生命的本源。我没有研究过占卜算命和堪舆风水中的阴阳五行，因此没有资格对这个领域进行评论，我只能谈谈我对中医学中阴阳五行学说的理解，先谈谈阴阳吧。

阴阳的本义

从阴阳这两个字的本义来看，《说文解字》是这样解释的："阳，高明也。"什么叫阳呢？就是山坡高的地方，明亮的地方，能够被太阳照得到的地方，这就叫阳。"阴，暗也，水之南山之北也。"什么是阴呢？阴就是黑暗的地方，太阳晒不着的地方。中国大地在地球的北半球，中国的主要山川河流都是东西走向，你看，长江、黄河都是东西走向，所以水之南、山之北，也就是河流的南面，山的北面，那就是背阴的地方，太阳照不到的地方，这就是阴字的本来意思。

远古人类，没有书本知识可以学，更没有今天的大学课堂，可以听老师的讲课，来学习知识。人类就靠大自然赋予人类自身的眼、耳、鼻、舌、身、意，来观察自然，研究自然，思考自然，思考人和自然的关系。

我们在前面说过，中医研究问题的基本方法是，仰观天文，俯察地理，中知人事。仰观天文，天空有太阳；俯察地理，地面有昼夜和四季。白天是明亮的是温暖的，这就是阳。夜间是黑暗的寒冷的，这就是阴。春天夏天日照时间逐渐延长，气温逐渐升高，这就是阳；秋天冬天日照时间逐渐缩短，气温逐渐下降，这就是阴。于是地球上就有了阴阳二气之分。

伯伯，阴阳就这么简单，就这么直观？李超疑惑地问。

我说，是的，就这么简单，就这么直观。在两千多年以前，有个知识分子叫董仲舒，在他写的《春秋繁露》里说："天地之气，合而为一，分为阴阳，判为四时……"什么叫天地之气，合而为一啊？我是这么理解的，天气就是太阳光和热的辐射，地气就是地球的自转和公转。当然董仲舒那个时代，人们并不知道地球是在自转和绕太阳公转，这是我今天给他做的解释。那个时候，中国人以及整个世界，采用的都是地心说，认为大地是宇宙的中心，日月星辰都在围绕着大地运动。但这个认识并不影响人们对地面上昼夜和四季变化的观察。太阳光和热的辐射，和地球的运动，这两个因素相结合，这就叫"天地之气，合而为一"。于是地面上就有了昼夜之分，就有了春夏秋冬四季之分。有了昼夜和四季的分别，也就有了阴阳的分别。

地面上阳气不亢不烈，阴气不冰不寒，阴阳二气，消长进退，交互运动，协调稳定，经过几十亿年的氤氲演化，化育了万紫千红的生命世界，所以说阴阳是化育生命的本源，没有阴阳，就没有生命。

阴阳是化育生命的本源

伯伯，你这话说得有点过头了吧，我以前学过的东西中，从来没有听说或者看到过，没有阴阳，就没有生命这样的话。

我说，你想想，假如地球到太阳的距离再近百分之一，地面上将是一片火热，这叫阳盛阴衰，就不能化育生命。假如地球再远离太阳百分之一，地面上将是一片寒冰，阴盛阳衰，也不能化育生命。我们的地球真是得天独厚，到太阳的距离不远不近，这就使阳气不亢不烈，阴气不冰不寒，而且阴阳二气就像刚才我所说，交替运动，协调稳定，才有了今天万紫千红、千姿百态的生命世界。你说是不是这么回事？

李超沉默不语。

我继续说，现代自然科学家在地球外寻找生命也是这样一个思路，他们肯定不到恒星上去寻找生命，恒星是一个炽热的火球，那里纯阳无阴，肯定不能化育生命啊！

是的，太阳上肯定没有生命。李超说。

人们也不会到远离恒星的行星上去寻找生命，那里没有光照，温度极低，纯阴无阳，或者阴盛阳衰，那里也不可能有生命。因此必须先找到人类宜居星球。

你们美国宇航局，一直在地球之外寻找适宜人类居住的行星，寻找的基本条件是什么呢？一是这颗行星一定要与一颗母星，就是一颗恒星保持适当距离，这是强调必须有光和热的辐射，而且这种辐射不能太强，也不能太弱。二是这颗行星要由坚固岩石或其他固体组成，而不是巨大的气体行星，这是强调必须有坚固稳定的大地支撑。“天”和“地”这两个要素都有了。三是这个星球的表面温度，介于零下 17℃到 93℃之间，太低了不行，太高了也不行，这是强调阳气不亢不烈，阴气不冰不寒。四是要考虑到表面存在着液态水，其实温度太高或太低都不可能有液态水的存在。你看看这四个条件，说穿了，想在地球之外的行星上寻找外星生命，或者寻找人类宜居行星，首先就是要看看那个地方有没有阴阳二气不亢不烈，不冰不寒，协调稳定的交互运动，这就是生命存在的最为基本的条件。换句话说，这就是化育生命的最基本条件。

伯伯，我过去从来没有把生命的起源和阴阳联系起来过，只觉得阴阳学说中有很多哲学的味道。李超还是没有完全理解我的意思，我只好继续解释下去。

我说，从这个角度来说，《黄帝内经》中的阴阳，原本不是哲学概念，讲的是大自然的规律，是化育生命的规律，是化育生命的本源。你看《素问·阴阳应象大论》说："阴阳者，天地之道也，万物之纲纪，变化之父母，生杀之本始，神明之府也。"阴阳是什么呢？阴阳是天地大自然的规律，"道"，就是规律的意思。"纲"是什么？就是渔网的总绳子，抓住这个绳子，这个网就能撒出去，就可以收起来。"纪"是什么呢？纪是蚕茧的丝头，抓住这个丝头，整个蚕茧的丝都可以抽出来。万事万物的纲领是什么？是阴阳。自然界有千变万化，万紫千红的生命和各种事物，这些事物的产生，发展，变化，衰老，它的根源是什么？是阴阳。自然界那么多奥妙莫测的事情，产生这些事情的根源是什么呢？"府"就是家，就是根源，也是阴阳。《素问·阴阳应象大论》接着说"治病必求于本。"意思是说，治病一定要从根本的入手，根本是什么？《素问·生气通天论》说："生之本，本于阴阳"，生命之本源，就是源于阴阳。《素问·宝命全形论》说："人生有形，不离阴阳"，人之所以有形体，那是离不开阴阳的，都是阴阳二气所化生的。

所以阴阳无处不有，阴阳无处不在，阴阳在我们的生命中，打上了深深的烙印。你们把手伸出来看看，手心手背都是肉，可是手心手背的皮肤结构一样吗？颜色一样吗？

李超和张怡娜同时都把自己的手伸出来看看手心手背的差别，齐声说：不一样。

为什么手心手背不一样？这就是阴阳打上的烙印。我们肌肉的收缩和舒张，我们肺的呼和吸、心脏的收缩和舒张、细胞的同化和异化，我们精神状态的兴奋和抑制、觉醒和睡眠，这都是阴阳打上的烙印。所以阴阳无处不有，阴阳无处不在，没有阴阳，就不可能有生命。

李超和张怡娜呆呆地听着，他们可能从来没有想到过，阴阳是化育生命的本源，他们可能一直认为，阴阳就是古代的一个哲学学说，中医是借用了古代的哲学，才有了中医的理论。

我接着说，大约距离现在两亿三千万年到六千五百万年这段时间，在地球的历史上叫中生代，包括了三叠纪、侏罗纪和白垩纪，那个时候，我们地球上风调雨顺，阴阳和谐，植物繁茂，不过那个时候统治地球的不是人类，而是恐龙。它们大的有几十米长，几十吨重，小的不到一米长，几十斤重，有水里游的，天上飞的，地上跑的，有吃植物的，有吃动物的，整个地球一派欣欣向荣的景象。可是后来恐龙突然灭绝了，对于恐龙灭绝的原因，科学家有不同的说法，其中有一种说法是，一颗直径大约10公里左右的小行星，撞击了地球，就撞击在今天的墨西哥湾的海底，至今在那里还留有直径304公里的撞击坑。撞击发生了剧烈的爆炸，剧烈的爆炸导致了地面上大量植物的燃烧，大火使地面温度迅速上升，于是使更多的植物枯死了，动物烧死了。同时爆炸和燃烧后腾起的烟尘，上升到几千英里的高空，弥漫了整个大气层，阳光照不到地面上，当地面上爆炸燃烧后的温度降低以后，紧接着就出现了阴暗冰冷的时期，没有被火烧掉的植物全部枯萎了，吃植物的恐龙没有了食物，逐渐死亡了，食肉的恐龙没有了食物，也必然随之死亡。这个统治了地球一亿三千多万年的物种，由于地球的阴阳失调，就这样灭绝了。这正像《黄帝内经》所说的："阳气者，若天与日，失其所，则折寿而不彰。"如果地球上没有了太阳光和热的辐射，没有了地球的自转和公转，所有的生命就都完结了。我们从这个角度来看阴阳，完全可以认为，阴阳是化育生命的本源，没有阴阳就没有生命。

张怡娜和李超这时不住地点头，终于明白了我的意思。

但张怡娜还是提出了问题，老师，我记不清是哪位哲人说过，任何一个自然科学家，都摆脱不了哲学的支配。如果我们说，中医是在中国古代哲学影响下创立起来的学说，是不是就会显得比现代的实证医学更高级和更完美。

听了怡娜的话，我心中暗暗惭愧，我原本是中医临床基础专业的博士生导师，在指导学生的时候，一直强调对中医临床经典著作《伤寒论》及其临床应用的学习和研究，忽略了在中医基础理论方面的引导，致使张怡娜对我在这方面的思考了解很少。

阴阳源于哲学还是源于自然

我说，和你的认识类似的，确实大有人在。大约是在十八年前，我在法国东部欧共体总部所在的城市斯特拉斯堡讲课，那是一个古老美丽、恬静安逸的城市，虽然在法国，但建筑以及民俗有着浓重的德国风格。上课的前一天傍晚，生活翻译安娜小姐带来一位风度翩翩的老者，告诉我这是他们国家著名的哲学家。我心里想，哲学家来找我干什么？那个哲学家一见面，就通过翻译对我说："听说你们中国人用哲学来看病？你们可真大胆！"我说，我们中国人没有用哲学看病啊！这位哲学家从书包里拿出一本英文的《中医基础理论》，翻到一页，指给我看，说："就在这里说，中医学是中国古代的医生把自己的临床经验和中国古代哲学结合起来的产物。这就是说，你们是用哲学看病。所以我很好奇，想来听听你的课，看看你们中国医生是怎么用哲学来看病的。"

我告诉他，我们中医讲的是古代的自然科学，中医的阴阳学说，五行学说，研究的是大自然化育生命的规律，它属于自然科学的范畴，原本不是哲学。只是后来人们把阴阳五行学说和社会知识以及思维知识结合起来，上升到了哲学的地位，说中医是古代的医生把自己的临床经验和古代哲学相结合的产物，这是当代追捧哲学的一些医学家或者哲学家的说法，从《黄帝内经》的角度来看，阴阳属于自然规律，自然现象，因为《黄帝内经》说得很清楚"生之本，本于阴阳"，阴阳能化育生命，哲学不能化育生命呀。

那位安娜翻译称他为著名哲学家的老人，听了我五天的课，在课程结束的时候，他很高兴地说，阴阳五行确实是自然规律，同时也是生命规律，但自然规律和生命规律中，本身就蕴含着深刻的哲学道理。

前些年，有很多人用“三论”来研究中医，三论就是信息论、控制论、系统论，和后来的“新三论”相比较，也有人把“三论”叫做“老三论”。还有人用“新三论”来研究中医，新三论就是耗散结构理论、协同论、突变论。发现中医中的很多东西，与老三论和新三论的思想及方法不谋而合。而我则是运用了还原法来思考中医，想到在原始的时候，在人类刚刚有了语言和文字的时候，在没有现代这些思维方法和研究方法的时候，人们是怎样运用眼耳鼻舌身意这些感官，去研究自然，研究人，研究人和自然关系的。这样的思考和推理，也许更能使现代人理解中医。

张怡娜高兴地说，老师，我明白了，你为什么讲中医，要从文字和自然现象讲起了。

伯伯，阴阳学说到底有些什么内容呢？我说，这个问题，就是我们接下来要讨论的问题。

阴阳的特性

我们前面说了中医的阴阳，原本是仰观天文，俯察地理得来的对自然规律的认识，仰观天象，天上有太阳光和热的辐射，俯察地理，地面有昼夜和四季的分别，白天和春夏为阳，夜间和秋冬为阴，就在阳气不亢不烈，阴气不冰不寒，而且阴阳消长变化，协调稳定的过程中，才化育了千姿百态的生命世界，所以《黄帝内经》得出的结论是，生之本，本于阴阳，阴阳是化育生命的本源，没有阴阳就没有生命。就连现代自然科学家到地外寻找生命，也还是要看看那个星球上，是不是具备阴阳二气交互变化的基本条件。

伯伯，只不过现代科学家没有用阴阳这样的词汇，而用了宜居星球的温度区段，是不是可以这样认识，实质是一样的。李超终于是明白了阴阳究竟是什么。

我说，就是这个意思。既然有了阴阳是化育生命本源这样的认识，自然就会推导出来，所有的生命都被打上阴阳的烙印，也就是说万事万物都有阴阳。所以中医用阴阳来解释万物的生成，解释人体的生理活动和病理变化，也就顺理成章了。这就像《素问·阴阳离合论》所说："阴阳者，数之可十，推之可百，数之可千，推之可万，万之大不可胜数，然其要一也。"这就提示，《黄帝内经》已经把阴阳从太阳的向背，温度的高低这样一个直观简单的概念，扩展到认识和解释一切事物的一种思维方法。认识到阴阳无处不有，阴阳无处不在，其要一也，就是指万事万物形成和存在的关键，就是都有阴阳的对立和统一。

伯伯，这个说法我理解，李超说。因为自然界有了阴阳，才化育了万物，所以万物都有阴阳。伯伯是不是可以举一些例子，来说说阴阳各自的特点和性质、阴和阳之间的关系、中医是怎么利用阴阳解释万事万物的，解释人的生理和病理变化的呢？

当然可以，先谈谈阴阳的特性。《素问·阴阳应象大论》是讨论阴阳五行学说的一篇权威性的文章，文章曾对阴阳各自的特点或者说是性质，也就是特性，做了这样的界定："阴静阳躁。"阴的特点和性质是什么呢？是宁静的，柔润的，阳的特点和性质是什么呢？是躁动的，刚强的。简单的这四个字，讲了阴阳的特性。我们从而推导出，凡是宁静的、柔润的、寒冷的、黑暗的、消极的事物，都归属为阴。凡是躁动的、刚强的、温暖的、明亮的、积极的事物，都归属为阳，可见阴阳是对立的。同时阴阳的划分又是有规定性的，你不能把柔润、宁静、寒冷、黑暗的事物叫做阳，也不能把刚强、躁动、温暖、明亮的事物叫做阴。《阴阳应象大论》还怕大家不懂阴阳是怎么回事，于是又说"水为阴，火为阳。水火者，阴阳之征兆也"。你不明白阴是什么吗？你看看水吧，水就是属阴的，水是宁静，向下流的，寒冷的，这就是阴。你不明白阳是什么吗？你看看火吧，火就是属阳的，火是明亮的，上炎的，是发出光和热的，这就是阳。你看水火的特征，你就知道阴阳的特性是什么了，再谈谈阴阳的关系。

阴阳的关系和阴阳的应用

我们在讲阴阳关系的时候，常常要举例子，这例子实际就是阴阳的应用。所以我们就难以把阴阳的关系和阴阳的应用完全分开，于是就交叉在一起讨论。上面已经说了阴阳是对立的，也就是相对而言的，阴阳的划分又是有规定性的，这已经是在讲阴阳的关系了。

还要注意的是，阴阳是无限可分的，也就是说阴或阳的任何一方都可以再分阴阳，以致无穷尽。这就出现了阴中有阳，阳中有阴。比如白天为阳，夜间为阴，上午为阳中之阳，下午为阳中之阴，前半夜为阴中之阴，后半夜为阴中之阳。

人体的内外上下无不存在着阴阳对立统一的两方面。以部位言，人体上半部属阳，下半部属阴；肌表属阳，体内属阴；皮肤属阳，筋骨属阴；背为阳，腹为阴，四肢伸侧为阳，屈侧为阴。

伯伯，应当是腹为阳，背为阴，因为腹在前，背在后，前为阳，后为阴呀！李超打断我的话说。

张怡娜说，人类的祖先，先是爬行的，后来才直立起来，在爬行的时候，背朝天向阳，所以背为阳；腹朝地为阴，所以腹为阴。

李超点头说，不好意思，我没有想到这个问题。

同样阴阳中还可以再分阴阳，如《素问·金匮真言论》说："背为阳，阳中之阳心也；背为阳，阳中之阴肺也。"这里说的背，是指人体的上半部，是属阳的，那么上半部有那个脏器呢？有心和肺，心，属阳中之阳，肺，属阳中之阴。"腹为阴，阴中之阳肝也；腹为阴，阴中之至阴脾也。"那么肚子是属阴的，这是和胸部相比叫来说的。在我们的腹部，有肝有脾，肝属阴中之阳，脾为阴中之至阴，什么叫至阴呢，就是阴气盛到了极点。这个问题我们以后还会谈到。

从脏腑的功能特点来说，肝、心、脾、肺、肾五脏，其功能特点是贮藏精气，而不传送饮食物，因此主静而属阴。胆、胃、小肠、大肠、膀胱、三焦六腑，其功能特点是传送和消化饮食物或水液，故主动，属阳。因此在中医学中，有时候就直接以阴阳代称脏腑。如《灵枢·阴阳清浊》说："清者注阴，浊者注阳。"这里的阴阳即指五脏和六腑而言。清的物质就能注入五脏，浊的物质就注入六腑。

虽然五脏为阴，六腑为阳，而五脏六腑中任何脏腑都有阴阳，比如我们前面讲过的肾，是五脏之一，属阴，但肾中又有肾阴肾阳，肾中的阴阳是五脏六腑阴阳的根本。我们讨论过的脾也有脾阴脾阳，胃也有胃阴胃阳……

老师，《易经》里的太极生两仪，两仪生四象，四象生八卦，八八六十四卦，是不是阴阳无限可分的体现。张怡娜插话说。

我说，对，《易经》的卦象，是阴阳中再分阴阳，一直分成了64卦(图8-1)。

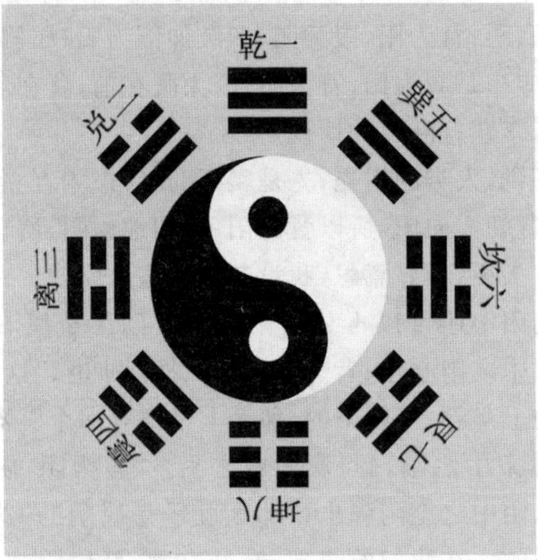

(1)北京白云观太极八卦图的临摹图(郝万山临摹)

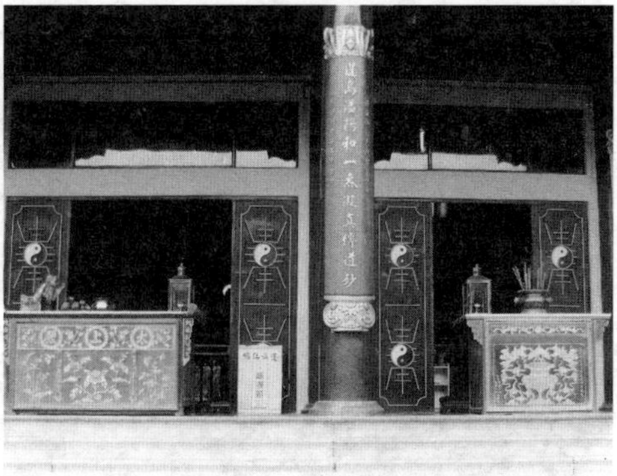

(2)香港某道观门扇上的太极图(郝万山摄)

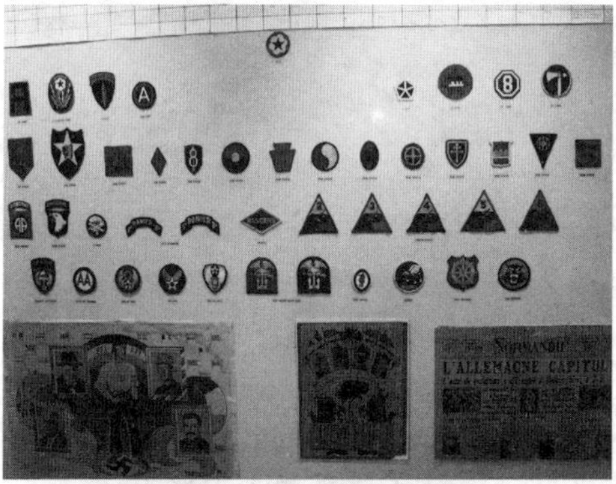

(3)二战时诺曼底登陆盟军军徽中的太极图(郝万山摄)

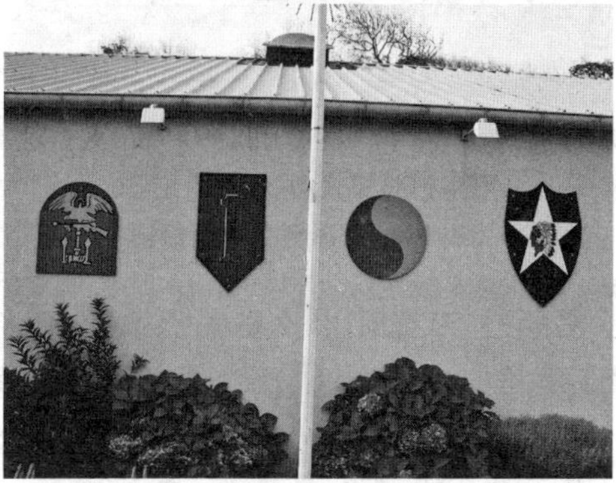

(4)二战盟军军徽中的太极图(郝万山摄)

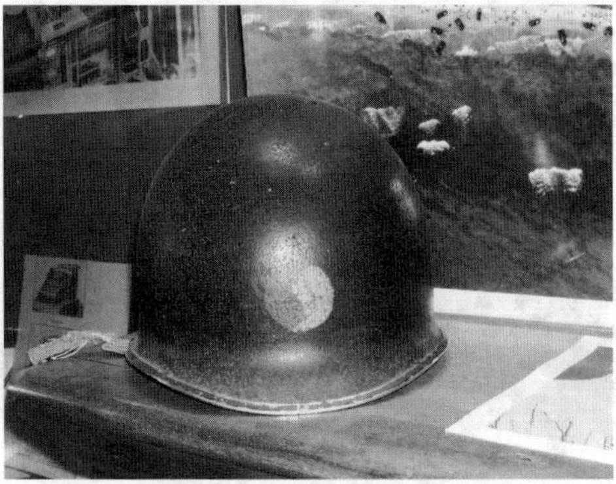

(5)二战盟军头盔上的太极图(郝万山摄)

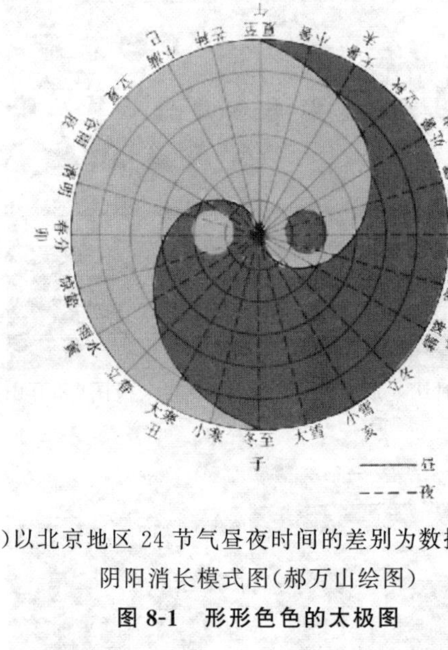

(6)以北京地区24节气昼夜时间的差别为数据绘制的阴阳消长模式图(郝万山绘图)

图8-1 形形色色的太极图

什么是《易经》? 李超问,什么是太极、两仪、四象、八卦……

我打断了李超的发问说,《易经》是中国儒家经典之首,在《十三经》中是放到第一位的,要讲这些问题,我们还要用很多时间,今天重点围绕阴阳来讨论。

李超说，好好，不过我想起来了，在美国听到有人说，计算机用的二进制的原理，和中国的《易经》有关，看来计算机的二进制，就是一阴一阳无限分下去的东西。我说，可以这样理解和联系。

阴阳又是相互依存，相互吸纳，相互交泰，还相互制约，并可以相互转化的，这讲的都是阴阳二者之间的关系。

什么是相互依存？李超问。

这，太简单了，怡娜说，没有白天就谈不到黑夜，没有寒冷就不知道温暖，没有春夏就谈不到秋冬，没有前就谈不到后，没有上就没有下，没有升就没有降……

好好，我知道了，李超兴奋地接着说，没有男就没有女，没有妈妈就没有孩子，没有主人就没有保姆……

打住！我又忍不住笑了，张怡娜也笑了。

李超却满头雾水，我说得不对吗？

我说，你怎么犯了和史湘云的小丫鬟一样的错误！

史湘云？史湘云是谁？李超问，我没有听说过这个人。

张怡娜说，史湘云是中国最著名的古典小说《红楼梦》中的人物。

我不认识中文，没有看过这本书，李超有点泄气地说。

我说，史湘云对她的丫鬟讲阴阳，讲了半天，她的丫鬟说，小姐，我懂了，小姐属阳，我属阴。丫鬟说的对吗？

对呀！没有小姐，要丫鬟干什么！李超还是没有理解。

我说，不对！小姐和丫鬟不是同一级别的人，在划分阴阳的时候，一定要注意，对同一级别的相互关联的事物或现象，才能划分阴和阳，小姐和她的丈夫可以划分阴阳，但不能和丫鬟分阴阳，丫鬟和他的男朋友才可以划分阴阳。孩子和他父母也不能分阴阳。一只公狗和一只母兔能划分阴阳吗？一个男人和一只母猴，能划分阴阳吗？我问李超。

这次轮到李超笑了，而且脸有点儿泛红，可能是对自己犯的低级错误有点不好意思了吧。

啊！我明白阴阳相互对立和相互依存的意思了，就是阴和阳都以对方的存在为存在前提，划分阴阳，必须是对两个相互关联的东西，或者是一个东西的两个方面。

这次轮到张怡娜吃惊了，李超你这句总结很经典呀！

听到怡娜的表扬，李超的脸又红了一遍。

我说，把你说的话中"东西"两个字，改成事物或现象，就更经典了。也就是说，阴阳是对两个相互关联的同级别的事物或现象，或者是一个事物或现象的两个方面的划分，而不是对任何两个不相关联或者虽然关联但不是同一个级别的事物或现象的划分。

知道了，知道了！李超连连点头。

我再谈谈阴阳的相互吸纳和相互交泰，《素问·阴阳应象大论》说："地气上为云，天气下为雨，雨出地气，云出天气。"这个道理非常浅显，就是我们看到的自然现象。说地阴之气上升，这就变成了云。地阴之气为什么可以上升变成云呢？是受了天阳之气的蒸腾。太阳光照射到地面，使地面的水气蒸发上升，这就是地阴之气上升为云，需要靠天阳之气的蒸腾。那么天上的云要下降为雨，这靠什么呢？天气下降为雨，这要靠地阴之气的吸纳。没有地阴之气的吸纳，天气也不会下降，云的水气也不会下降为雨。云是怎么回事啊？云是靠天阳之气蒸腾才能够产生的，所以说"云出天气"，而雨呢，是靠地阴之气吸纳才能够下来的，所以说"雨出地气"。

这里表面看来，讲的是自然界云雨的变化，实际上是讲阴阳二气之间要相互交泰，要相互吸纳，天阳在上，但是要下交于地；地阴在下，但是要上交于天。这才能够阴阳和谐。

伯伯，我又不明白了，前面说上升为阳，下降为阴，这里说阳气要下交，阴气要上交，这不就是矛盾吗？李超说。

阳升阴降是阴阳本身的运动特性，但如果阳升而无制约，阴降而无控制，阴阳不能相互吸纳和交泰，必然会阴阳离决。人的阴阳离决就是死亡，大自然的阴阳离决，就是毁灭。你想想，如果大气层不再受地球的引力吸引，一直上升，最后发散到整个宇宙，地球没有了大气层的保护，地球上的生命还能存在吗？所以阴阳必须相互吸纳，阴阳的相互吸纳、交泰和制约，讲的是阴阳二者之间的关系。

太具有哲理了，李超说，怪不得很多人都把阴阳学说看成是中国古代的哲学学说。

我说，其实大自然的一切事物都蕴含着深刻的哲理。阴阳原本是自然之道，被后来的哲学家们结合了社会知识和思维知识，上升到哲学的水平。在《黄帝内经》里的阴阳学说，重点强调的是自然规律，强调的是化育生命的本源。

在人体上有没有阴阳相互吸引的现象呢？李超问。

当然有，我们前面讲到肾，肾在五行中是属于水的，我们还没有讲到心，心在五行中是属火的。肾在下，心在上。

伯伯我知道你还没有讲五行，以后会讲，我听说过五行，在美国，爸爸遇到一个自称会算命的人，说我命中缺水，解决的办法有三个，一是把名字改为李潮，潮水的潮。二是搬到西方或北方去居住或学习，说北方属水，以水补水，西方属金，金可以生水，三是在床下经常放一瓶水，不要盖盖子。我喜欢爷爷起的李超这个名字，不喜欢李潮这个名字，所以名字没有改。后来父母在加州工作，特别积极地把我也搬到加州，是美国的西部，可能和算命人的建议有关。只有一条我做到了，就是经常在床下放一瓶水。

我和张怡娜都笑了，我说《黄帝内经》说的五行，根本不是这么回事，以后我们再讲。我现在不给你解释这些问题，接着谈心肾的问题，心火就是心阳，肾水就是肾阴，心阳心火要下交于肾，助肾阳来温暖肾水肾阴，使肾水肾阴不寒，肾水肾阴要上奉于心，助心阴来制约心阳心火，使心阳心火不亢。这叫心肾相交，水火既济。处于这样的状态，人的兴奋和抑制相交替，觉醒和睡眠相交替，清醒的时候，精力充沛，注意力集中，能够很好地工作和学习；睡眠的时候，安稳香甜，使身心都可以得到很好的休息。

如果失眠，是不是就意味着心肾不能相交？李超问。

失眠的原因是多方面的，有一些病人属于心肾不交，火水未济。有个 80 岁左右的老太太来看病，说一个多月前，因为得了肺炎，发热，咳喘住医院治疗。两周前痊愈出院，可是遗留下一个彻夜失眠的问题，白天昏昏沉沉，夜里心烦失眠，越睡不着觉，越心烦；越心烦，越睡不着觉。听到先生睡觉打呼噜，心里生气，掐人家一把，嘴里还说着，我让你睡！把人家掐醒，人家一翻身，又睡了。掐人家也不对啊，我住四合院平房，睡不着，就到院子里溜达。因为是夏季，院子里的人家都开着窗户睡，邻居有打呼噜的，有说梦话的，有磨牙的，都睡得很香甜。更恨自己怎么睡不着呢！越睡不着越烦，越烦越睡不着。

我看她舌质光红无苔，脉细数，这正是阴虚火旺，也就是肾阴虚，心火旺，心肾不交的表现，于是就用了《伤寒论》的黄连阿胶汤，黄连 10 克，黄芩 10 克，白芍 15 克，阿胶 10 克（烊化），鸡子黄 2 枚（分冲）。在这张方子里，用黄芩、黄连清心火，用阿胶补肾阴肾水，用鸡子黄养心阴心血，白芍和阿胶、鸡子黄相配，更好地起到育阴养血的效果。

我告诉她，用水煮的就是黄连、黄芩、白芍这三个药，当药煮过两遍后，把两次的药液混合在一起，分作两次喝。在喝的时候把药也先加热到接近开锅，然后离开火，把阿胶打碎后，放进去融化掉，随后把生的新鲜的鸡蛋黄放进去一搅，《伤寒论》叫搅令相得，蛋黄处于半生不熟的状态，药液处于混悬的状态，就喝这个。早饭后一小时喝一次，晚饭后一小时喝一次，先喝一个星期的药，看看怎么样。

一个星期后，老太太复诊，同时带来好几个老太太，都是失眠，都想吃这个方子。老太太说我吃这个药，吃了三天，几乎就睡不醒了，睡的那叫安稳，其实原本我过去就有神经衰弱，有时要吃一片安眠药。自从吃了你这个药以后，我过去那个神经衰弱失眠啊，都好了，再也不用安眠药了。这些老太太们，都是我的好伙伴，她们都有睡不好觉的问题，您看看能不能都用这个方子。我看了其他几位老太太，有的是心脾两虚，有的是痰热扰心，有的是肝郁化火，郁火上炎……都不适合用黄连阿胶汤。

伯伯，我又有问题了，失眠是神经衰弱，和大脑有关，你这里都说是心，这是怎么回事，什么是痰？什么是郁？西医失眠，都用安眠药，中医为什么不用同一个方子？

其他问题以后回答，先回答为什么不用同一个方子，中医治病是辨证论治，这个老太太是阴虚火旺，心肾不交证，就用黄连阿胶汤，其他人不是心肾不交证，就不用黄连阿胶汤。这也叫同病异治。同是失眠，中医叫不寐，由于证候不同，就用不同的方子，这就叫辨证论治。

这个问题，老师早就讲过了，你怎么还不明白？张怡娜小声地批评了李超一句。李超也小声地说，我有点淡忘了，对不起！

我们继续谈阴阳的关系及其应用。阴阳在一定条件下，又是可以相互转化的。我们现在谈谈阴阳转化的问题。

李超抢先说，白天可以转化为黑夜，黑夜可以转化为白天，是不是这样？

我说，可以这样理解，《素问·阴阳应象大论》是这样说的“重阴必阳，重阳必阴”，“寒极生热，热极生寒。”寒在这里可以代表阴，热在这里可以代表阳。阴寒逐渐增长，当增长的极点的时候，也叫重阴，就会向阳热的方面转化，阳热逐渐增长，当增长到极点的时候，也叫重阳，就会向阴寒的方面转化。

李超说，夏季天最热的时候，也就意味着暑热即将过去，秋风就要到来了，冬季最寒冷的时候，就意味着严冬就要过去，春暖即将到来。夜间最黑暗、最寒冷的时候，就意味着曙光即将来临，中午最热的时候，傍晚的凉风还会远吗？

你的话很具有诗意，怡娜鼓励李超说。

可以这样认识，我说，这是用阴阳的转化来描述自然界昼夜、寒热的变化。要注意，这里包含了两层意思，一是阴阳的消长是渐变的，消就是消退，长就是长进。阴阳之间，此消彼长，此进彼退，因为这里用了一个“重”字和“极”字，就提示，这是由不重、不极，到重、到极的渐变过程。二是阴阳的转化是需要条件的，这个条件之一就是阴阳发展到重和极的时候。

李超说，是地球的自转和地球围着太阳有规律的运动，才使自然界可以有气候渐变和昼夜寒暑的转化，伯伯说天人相应，人体的疾病会有这样的转化吗？有没有“重阴必阳，重阳必阴”，“寒极生热，热极生寒”疾病呢？

当然有，这就是阴阳学说的应用了。某大学生登山队，队员都是身强力壮的小伙子，暑假去青海省的西南部爬雪山，一个队员不小心从山上滑到了山沟里。当队员们绕着走到这个山沟里找到他的时候，已经 4 个小时过去了。当时的气温非常低，他在雪窝里被冻了 4 个小时，手脚四肢都冻僵了，但还有呼吸和心跳，神志处于意识模糊的状态。运到山下以后，通过用雪擦他的四肢，按摩，体温逐渐的升温，神志恢复了，手脚也转暖了，这是感受了很重的寒邪，全身的温度低，手脚冰凉，这是应当是寒证。可是，第二天，他却出现了高热，咽喉肿痛，扁桃腺肿大，扁桃腺化脓，咳嗽，这就转成了热，这个时候医生用了什么药呢？医生用了清热解毒的中药和抗生素，使他恢复了健康。这就是寒极生热。

看来这种转化是在活着的人体上，如果是把一个死人冻到那里头他肯定不会转化成热证，李超说。

我说，这是当然，因为活人才有阴阳气的消长变化。

明明是受寒了，怎么会转化成热证呢？问这话的是张怡娜。

人体本身有抗病能力，受寒以后，人体就会调动阳气奋起抗邪，于是阳气就亢奋起来，也叫“阳复”，如果阳气恢复到恰到好处，阴寒邪气又完全退却了，阴阳重新协调了，这个病就自愈了。但是人体的生理活动常常有一定的惯性，比如运动员比赛前训练强度大，体力消耗大，食欲旺盛，吃得多，比赛结束拿到冠军以后，放假一个月回来，人们几乎不认识他了，因为发胖了，体重增加了很多。放假不训练了，能量消耗少了，可是消化系统旺盛的功能并没有因为不训练而减低，仍然是具有惯性的旺盛。这个登山队员阳气因为抗邪而亢奋以后，寒邪退却了，阳气仍然亢奋，阳有余便是火，于是就转成了热证。

原来是这样，有点像是防卫过当，怡娜说。

我说，“防卫过当”!？这个词用的很有意思。当然西医不这么看，西医认为是呼吸道黏膜受寒以后，抵抗力下降，细菌泛滥而导致了炎症的发生，因此出现了发热。但中医叫寒极生热，重阴必阳。

其实人体能够有炎性反应，还是阳气抗邪力量的表现呀，怡娜说。

有没有热极生寒，重阳必阴呢？李超问。

这种现象更多见。比如一个重症痢疾的病人，高热不退，里急后重，大便脓血，腹中疼痛，意识淡漠，说胡话，这是重症痢疾的典型症状。随后就出现了手脚发凉，这是热邪内闭以后，使阳气内郁而不能外达的表现。这个时候中医怎么治疗呢？里面的热是病的本源，你还需要接着用清热解毒燥湿的药，治疗毒热湿热内盛的痢疾，同时还要加疏通气机，畅达阳气的药，才能够改善手脚发凉的症状。如果病情不能得到及时控制，可能发展为手脚湿冷，血压下降，脉搏细数，昏迷，体温下降。这就是西医所说的感染中毒性休克，也就是中医所说的热极生寒，重阳必阴，这时真的就成了寒证。在治疗上就可能用到我们以前所说的附子一类的大热的药物回阳救逆了。所以阴和阳之间在一定的条件下是可以相互转化的。自然界是这样，人体也是这样。

在《黄帝内经》里，还有哪些方面用到阴阳呢？李超问。

我说,无处不在用阴阳。我们继续往下看,《素问·阴阳应象大论》说:“积阳为天,积阴为地,清阳为天,浊阴为地,阳化气,阴成形。”我认为,这是用阴阳来解释地球形成的过程。原始的地球,只是一团混沌之气,也就是一团尘埃,天和地还没有分出来,在这一团混沌之气之中,轻清的阳气逐渐上升而为天,就是大气层。这就是积阳为天,清阳为天,阳化气,阳化成了大气层。重浊的阴气逐渐下降,凝聚成坚硬的岩石,而形成了大地,这就是积阴为地,浊阴为地,阴成形。这里用阴阳二气的不同运动特征,解释了原始地球由一团混沌的尘埃,逐渐形成现在样子的过程。

天啊!这和现代科学家对行星形成的认识太一致了,李超不由得惊叹起来。人体的阴阳气有升降的问题吗?如果升降紊乱会出现什么情况呢?前几天你讲脾胃的时候,说脾主升清,胃主降浊,是不是也是阳升阴降的道理呀。看来李超还算有一点悟性,立刻把自然界阴阳气的升和降与人体脏腑功能的升和降联系起来了。

我说,你说得对!我们刚才提到了,阳气是轻清的,它是上升的,阴气是重浊的,它是下降的。对人体来说,脾主升清,胃主降浊,也是这个道理。但是如果轻清的阳气该升的不能升,重浊的阴气该降不能降,那就会造成什么情况呢?那就会造成疾病。《素问·阴阳应象大论》说:“清气在下,则生飧泄,浊气在上,则生䐜胀。”

伯伯,这具体指的是什么呢?

是指脾阳虚,不能升清,胃气虚,不能降浊。脾把整个胃肠系统的饮食物的精华和水液吸收之后,应当说这属于轻清之气,这和饮食物的渣滓相比较,属于阳,应当向上部、向全身输送,供应五脏六腑应用。这叫脾主什么?

叫脾主运化和脾主升清,李超回答。

如果脾气虚,脾阳虚,轻清之气不能上升,就会下陷,这就叫清气在下，则生飧泄，飧泄是什么意思呢？就是泄下不消化的食物。这是脾不能升清，不能运化，不能把营养、水谷精微和水液吸收以后向上输送的表现。怎么治疗这种泄下不消化食物的病？补脾阳，升脾气，如果是气虚为主的，我们经常会用到补中益气汤，如果是脾阳虚为主的，也就是有明显寒象的，我们就用理中汤，附子理中汤，理中丸，附子理中丸。《黄帝内经》的清气在下则生飧泄，为治疗腹泻提供了思路，想出了办法。

伯伯，我刚来北京的时候拉肚子，是不是清气在下？

我说，清气在下，则生飧泄，是以正气虚为主，你拉肚子是以邪气盛为主的。

什么是正气，什么是邪气？李超又问。

这个问题以前老师是说过的，张怡娜说。

可是我还是没有印象呀！李超说。

简单地说，人体的生理活动能力，抗病能力和得病以后的康复能力，就是正气。所有的致病因素，比如外来的风寒暑湿燥火，传染性致病因素，内生的风寒湿燥热、痰饮、水湿、瘀血、食积、寄生虫等等，都叫邪气。

什么叫风寒暑湿燥火，痰饮、水湿、瘀血？李超又问。

我想，经过我们这段时间的讨论，你就能看懂英文版的中医书了。这个问题如果我们还有时间，就一起讨论，如果没有时间，你自己看书也就可以搞明白了。

好好，听伯伯的，我知道了，我刚来的时候拉肚子，不是由于脾虚清气不升造成的，是因为我吃东西不注意，吃了很多冰激凌，还有羊肉串，超过了脾的吸收运化能力，所以你没有用补脾气的药，而用了祛邪气的药，用了化湿散寒的药。

对！就是这样。“浊气在上，则生䐜胀”，是什么意思呢？我们吃的饮食物到了胃里以后，整个胃肠不断的消化，那些渣滓要顺着胃肠道逐渐下行，最后，变成粪便排出体外，这叫浊气下降，这个降浊气的功能是由胃来主管的。

李超立即插话说，这叫胃主降浊对不对。

对！如果我们吃完的东西不往下走，浊气不能降的话，就会导致什么情况呢？会导致胃胀，导致肚子胀，导致大便秘结，这就叫浊气在上，则生䐜胀。治疗这种胃脘胀满，我们怎么办？我们就要用降胃气的方法。像《金匮要略》提供的方子叫做橘枳姜汤，有橘皮，枳实，生姜，就是温胃的降浊的，治疗胃胀的。

《金匮要略》是什么？李超问。

这个我前面也提到过，1800 年前有个医生叫张仲景，他写了一本书叫《伤寒杂病论》，在流传的过程中，不得已被分成了《伤寒论》和《金匮要略》两本书，后来《伤寒论》、《金匮要略》和《黄帝内经》一样，都被医学家称作中医学的经典著作。

想起来了，伯伯好像是说过的。我爷爷经常胃胀肚子胀，大便秘结，可不可以用橘枳姜汤，我说当然可以，不过如果经常是这样的话，服药的同时还应当配合一些锻炼的方法和物理的方法。我以前讲脾的时候，曾经提到过叩齿、搅海、吞津液的方法，你们还记得吗？

记得，记得！我们还天天练习呢，李超和怡娜异口同声地说。

吞津的方法就有利于胃气的降浊，再辅助按摩腹部，怎么按，每天晚上上床后睡觉前，仰卧，先用手指点压天枢穴，在脐旁 2 寸(1 寸相当于手大拇指的宽度)，压到穴位上有酸胀的感觉后，保持 10 秒钟，慢慢放松，到完全放松后，停 5 秒，再压上去保留 10 秒钟，就像这样做 10 次。随后用拳头按压结肠，先从升结肠的下部，也就是右下腹部开始，用拳头用力按压到局部酸胀，压紧后坚持 10 秒钟，然后慢慢放松，停 5 秒，向上沿着升结肠移动一拳的距离，用力按压 10 秒钟，停 5 秒，依次做完升结肠、横结肠、降结肠，升结肠是从下到上，横结肠是从右到左，降结肠是从上到下，尤其是做到降结肠的时候，常常可以摸到肠形，还可以加上揉的手法。像这样连续做三遍。这样的按摩再配合叩齿搅海吞津液，就可以起到较好的降浊气的作用。

伯伯，爷爷老了，自己按不动了，怎么办？

你可以每天晚上帮助他按呀，这样效果会更好。我自己并没有大便秘结，但我想试试这个方法有没有作用，就请一个专门做按摩的医生给我按，他的手法很专业，按压力度很大，疼痛到我几乎不能忍受的程度，只做了一次，就拉了三天肚子。可见这个手法促进肠蠕动是有效果的。

太好了，我回去后就把爷爷从 Denver 接到加州，天天给他按。

在《黄帝内经》还用阴阳解释天阳之气和地阴之气之间的关系。我继续说，《素问·阴阳应象大论》说："阳生阴长，阳杀阴藏"，什么叫阳生阴长呢？我们前面说过，阳化气，阴成形。在大自然中，春季、夏季、日照逐渐增长，气温逐渐升高，这是阳气逐渐增长的过程，温度你是看不见的，是无形的东西，但是你能感觉到，这就叫气，这是阳化气的过程。而地面上有形的植物，和天阳之气相比较，是有形的，属阴性的，就是阴成形，这些植物春季开始生根发芽，夏季开始繁茂的生长，也就是自然界无形的阳气在逐渐壮大的过程，而地面上有形的植物，就是有形之阴，也在逐渐成长，这就是阳生阴长。阴伴随着阳来生，阴伴随着阳来长。

阳杀阴藏，杀就是衰退，秋季和冬季日照时间逐渐缩短，气温逐渐降低，这是阳气逐渐消退的过程，这个时候植物的生长状况怎么样呢？生长减缓了，叶子和根须干枯了，到了冬季，生机潜闭，干脆不再生长了，这就是阳杀阴藏，这提示，阴阳之间，荣则俱荣，枯则俱枯，两者之间相互依存，密不可分。

所以说阴阳无处不有，阴阳无处不在，阴阳既相互对立，又相互依存，相互吸纳，相互交泰，还可以相互转化，这也叫阴阳的互根。

在《黄帝内经》里把阴阳用于中医的方方面面，比如用于阐释人体的组织结构，生理功能，病理变化，用于指导临床诊断、治疗、保健、养生等，也就是说，阴阳融入、渗透到了中医理论和临床诊疗体系乃至保健养生的各个方面。

伯伯可以再举一些例子吗？李超好像还是有些不满足。

我说，阴阳学说渗透到中医学的方方面面，我们以前举过的《黄帝内经》原文"生之本，本于阴阳"、"人生有形，不离阴阳"，说的是生命的起源和阴阳给生命打上的烙印。《素问·生气通天论》说："阴平阳秘，精神乃治"，说明人体阴阳二气的协调平衡，是健康的保证。"阴阳乖戾，疾病乃起"，是说阴阳的失调，是发生疾病的根本原因。"阴阳离决，精气乃绝"，说明阴阳二气的分离意味着生命的结束。我们下面来谈谈人体阴阳失衡的问题。

阴阳的失衡

无论是感受外来的邪气，还是内伤不良情绪的影响，或者是用药不当，都可以造成阴阳平衡失调，引起了疾病的发生。所以阐释人体的病理和病机，自然离不开阴阳的失衡。

阴阳的失衡，有阴阳偏胜的，也应当有阴阳偏衰的，我们先举阴阳偏胜的例子来看看。《素问·阴阳应象大论》说："阴胜则阳病，阳胜则阴病。阳胜则热，阴胜则寒。"这里所说的阴阳的偏胜，可以是指寒、热药物使用过头，也就是偏胜，也可以是指阴阳邪气的偏胜。

先谈谈药物，阴寒的药、寒凉的药使用过头了怎么样？就会损伤人的阳气啊。这叫阴胜则阳病，阴胜则寒。一个小伙子，得了细菌性痢疾，里急后重，腹中疼痛，大便脓血，发热，这种情况，是热证、阳证，我给他用了清利大肠湿热的白头翁汤。有白头翁20克、黄连10克、黄柏10克，秦皮10克，加马齿苋30克，五个药，这是一个寒凉的方子。

那就是阴胜的方子了，李超说。我说，对！

老师，白头翁汤里没有马齿苋呀，张怡娜说。

白头翁汤原本是没有马齿苋的，但马齿苋这个药是治疗痢疾的一个常用药，又是食疗药，在农村可以当野菜吃。一个农村病人，多年前在夏天得过一次痢疾，虽然后来控制住了症状，但以后每年到得痢疾的那一天的前后，都会复发，都需要治疗。这样复发了十多年，那年找我看病，建议他每年从春天起，就到野外采马齿苋，开水焯过以后，可以放各种调料拌菜吃，每天吃一次，一直吃到秋天。就在那一年夏天，他的痢疾没有复发，从这年以后，复发性痢疾就彻底治愈了。所以马齿苋是治疗痢疾的很好用的药，而且还可以当菜吃，吃多少都没关系。所以我在白头翁汤里加了马齿苋。

这个小伙子吃药之后，两天烧退，四天就不拉了，服完五剂药，他想，我一定不要留下病根，接着又吃了五天。没想到吃到第五天的时候又开始拉了，他想怎么又拉了，是不是又复发了？接着再吃。接着再吃这个方子越吃拉得越厉害，他来找我复诊，我说我给你开了几剂药啊？5 剂啊。我说你吃了几剂？他说我吃了 13 剂了。我说谁让你吃 13 剂的？过头了，伤了脾胃的阳气了。这个小伙子因为用苦寒的药过头，伤了脾阳，后来只要吃凉的东西就拉，用温热的药补脾胃，才逐渐好起来。这就叫阴胜则阳病，阴胜则寒。

阳热的药物使用过头了，会伤人体的阴液，这叫阳胜则阴病，阳胜则热。一女士从腰以下到腿，就像坐在凉水盆一样凉，天气已经很热了，她还穿着保暖裤，穿着高筒靴，腰痛腿酸，清稀的白带特别多，经常要换护垫。舌淡，苔白，伸出舌头就要滴水，这是肾阳虚，不能制水，寒湿下注。我给她用了《伤寒论》的真武汤，炮附子 10 克(先煮)，炒白芍 10 克，生姜 15 克，茯苓 30 克，炒白术 10 克。她到单位的医务室抄方，医生说，你是盆腔炎，炎症怎么能用热药呢？病人说，这是中医药大学老师开的方，他说我是寒湿下注，中医可能不管炎症不炎症，根据辨证来开方吧，我确实腰以下到腿都冰凉冰凉的。医务室就给她抄方，吃药一个星期，腰以下逐渐暖和了，白带逐渐少了，她觉得有效，没有找我复诊，又继续接着吃，吃了两个星期，觉得晚上怎么有点睡不着觉，口干舌燥，然后她就多喝点水吧。第三个星期，她觉得这个病一定要除根，这么长时间了，这么难受，我这腰腿也暖和了，白带也没有了，还继续吃。一天她先生到门诊找我说，你给我家太太吃的什么药啊，这些日子她天天和我吵架？没有由头的和我吵架？我说我给她的药不就开了一个星期吗？他说她已经吃到第三个星期了。我知道，热药使用过头了就要伤阴，伤阴以后虚火就会上炎，上炎以后她就心烦急躁、易怒、睡不着觉，她不知道这是怎么回事，心烦就和老公吵架，在单位不能跟同事吵架啊。这叫阳胜则阴病，阳胜则热。

再谈谈邪气，可以由外来，也可以由内生。阴寒邪气盛的，必然出现寒证，并且最易伤损阳气。这就像我们前面举过的登山队员掉到山沟雪窝里的例子，全身都被冻僵了，那是外来的寒，像李超你，吃了过多的冰激凌，又把房间的空调温度开到最低，既有外寒，又有内寒，这都是阴胜，阴寒邪气胜，于是人体的阳气就受到了伤害，就拉肚子，这就叫“阴胜则寒”，“阴胜则内寒”、“阴胜则阳病”。在用药上，要用温热的药，助阳气，散寒邪。

“阳胜则热”是怎么回事呢？或者感受了阳热邪气，或者由于体内脏腑功能失调而出现了内火，心烦，口渴，发热，大便干燥，这个时候必然要伤阴，阴伤之后，出现了阴液不足的干燥的症状。这也是阳胜则热，出现了全身的发热，这种情况我们就要用寒凉的药物来清热，保护人体的阴液。

当然也有阴阳的偏衰，《素问·调经论》说的“阳虚则外寒，阴虚则内热”就是指阴阳的偏衰。比如有些老年人，体力虚衰，阳气不足，温煦失司，阳不胜阴，就容易出现四肢发凉，全身怕冷，小便清长，大便稀溏，这都是寒象，这就是“阳虚则外寒”的意思。这是虚寒，治疗应当以补阳为重点，而不是散寒。阴液不足，濡润失司，阴不制阳，就容易出现阳气相对亢盛，产生内热。比如更年期综合征的妇女，现在叫围绝经期前后诸症，出现手脚心热、心烦、烘热、汗出。这是阴虚不能制约阳气所造成的，这就是“阴虚则内热”的意思。治疗的要点不是清热，而是养阴。

三阴三阳的本义和应用

在阴阳学说中，根据阴阳气量的多少，又把阴和阳各分为三，这就是太阳、阳明、少阳、太阴、少阴、厥阴，在《黄帝内经》里，分别称其为三阳、二阳、一阳；三阴、二阴、一阴。这里的三、二、一，是阴阳气量的多少。

太阳为三阳，也叫巨阳，在一天之中什么时候阳气最为旺盛呢，巳午未这三个时辰。

什么叫时辰？李超问。

中国古代计时是把一昼夜分成了12个时段，一个时段等同于现代24小时计时的两个小时，为了和现代计时相区别，所以中文把现代的计时说成是小时。

原来是这样，李超说，我一直不明白中文中为什么把时间叫小时。

巳午未就是上午9点到下午3点，在这个时间段，太阳当头照，地面热气蒸，是一天之中温度最高，阳气最为旺盛的时候，所以叫太阳、巨阳。太就是大的意思。

阳明为二阳，盛阳，阳气是两份。哪个时间段的阳气，比中午前后的阳气要弱一些呢？我问李超。

李超犹犹豫豫的说，应当是下午到傍晚吧。

对！是申酉戌，也就是下午3点到晚上9点，这个时候，太阳逐渐西沉，阳气逐渐下降内收。和中午前后的阳光相比，整体来说，是弱一些，所以是二阳。明是什么意思？明是显著的意思，阳明就是阳气显著。

少阳为一阳，小阳，阳气只有一份，哪一个时间段阳气最弱？

应当是早晨，李超不假思索地回答。

对！是寅卯辰，也就是凌晨3点到上午9点。少就是小的意思，后来的医学家把少阳叫幼阳、稚阳、嫩阳，说它像初升的太阳一样，温煦长养，不亢不烈。

太阴为三阴，大阴，阴气是三份，李超你看哪个时间段可以叫太阴？

应当是半夜，阴气最盛，李超没有犹豫地回答。

亥子丑三个时辰，也就是晚上9点到第二天凌晨3点，这个时候，太阳在我们所处地理位置的正对面，我们得到的阳气最少，因此阴气也就最盛，所以叫太阴，大阴，三阴。

少阴为二阴，小阴，阴气有两份，子丑寅这段时间是少阴，也就是夜里11点到第二天凌晨5点，因为半夜子时，也就是0时就有阳气开始生长了，阴气也就开始减少了，所以就成了二阴了。

厥阴为一阴，厥是尽的意思，阴气少到了极点，只有一份，什么时候阴气最少，这就是黎明的时候，阴气少了，阳气开始生长了。所以丑寅卯这段时间是厥阴，也就是凌晨1点到上午7点。三阴之间各重叠两个时辰，厥阴和少阳重叠两个时辰。

按照天人相应的观点，天有三阴三阳，人也有三阴三阳，于是《黄帝内经》就根据经络循行部位和所属脏腑的不同，还有生理功能的阴阳气的多少，不仅将脏腑经络分为阴阳两类，还用三阴三阳来命名脏腑经络。把循行于四肢内侧并联属于五脏的经络称阴经，如手太阴肺经、手少阴心经、手厥阴心包经、足太阴脾经、足少阴肾经、足厥阴肝经。把循行于四肢外侧并联属于六腑的经络叫阳经，如手太阳小肠经、手阳明大肠经、手少阳三焦经、足太阳膀胱经、足阳明胃经、足少阳胆经。由此五脏六腑也就有了相应的三阴三阳名称，如后世医家习惯把肺脏叫手太阴肺、胃腑叫足阳明胃等等。

伯伯,用手足命名是什么意思?李超问。

叫手经的经脉都通过手,叫足经的经脉都通过脚。张怡娜回答。

在《黄帝内经》里,曾经用三阴三阳说明体质禀赋。《灵枢·通天》按照体质禀赋的不同,把人分为太阴人、少阴人、太阳人、少阳人和阴阳和平之人五类。并指出这五类人在生理、病理和治疗方面的不同之处,这一学说影响到韩国医学的发展,韩国的《东医寿世保元》,舍阴阳平和之人,而取太阴、少阴、太阳、少阳之人,并由此发展成为专门阐述体质和发病及治疗关系的四象学说。

伯伯,如果说体质有太阴、少阴、太阳、少阳的区别,是不是阳气特别偏盛的人叫太阳人,阳气稍稍偏盛的人叫少阳人,阴气特别偏盛的人叫太阴人,阴气稍稍偏盛的人,叫少阴人。阴阳不偏而相对平衡的人叫阴阳平和的人。李超说。

我说,对对!很正确,

可是用阴阳对体质进行分类有什么用呢?李超问。

不同体质的人,对病证的转化会有不同的影响,而在选择治疗方法时,也要考虑到病人的体质因素。平素体质属阴虚阳亢的,感受外邪以后,邪气就容易从阳化热,而出现阳热证;平素体质属阳虚阴盛的,感受外邪以后,邪气就容易从阴化寒,而出现阴寒证。在治疗上,对于不同体质的人用药也要有所分别。阴性体质的人,即使患有热证,也应当慎用寒凉药,尤其不可过用寒凉。阳性体质的人,即使感受寒邪,也应当慎用温热药,尤其不可过用温热。

此外中医用阴阳概括归纳病因、归纳四诊所得到的资料、作为辨证的总纲领、确立论治的原则,就像《素问·至真要大论》所说:“谨察阴阳而调之,以平为期”,还用于概括药物功能,用于确立养生保健原则。

伯伯是不是可以简单说一下，怎么确立养生保健原则？

春夏养阳和秋冬养阴

我们前面说过，所谓养生，就是遵循自然规律和生命规律，采取多种方法，养护生命的过程。阴阳原本就是大自然的规律，也就是生命的规律。在养生保健方面，《黄帝内经》十分重视适应和顺应大自然阴阳二气消长变化的规律。《素问·四气调神大论》说："阴阳四时者，万物之终始也，死生之本也。逆之则灾害生，从之则苛疾不起。"意思是说，阴阳之气四季的变化，是自然界万物产生、壮大、死亡的原因和根本所在，你如果违背了这个自然规律，就可能导致疾病；如果顺应自然界的阴阳变化，就会健康，就不易患病。这篇文章又进一步说，养生保健应当"春夏养阳，秋冬养阴，以从其根"。也就是说春季阳气展放，夏季阳气上升，这是阳气的阳性运动。人体也要顺应自然界阳气的阳性运动特征，来使自己的阳气在春季能够很好展放，在夏季能够很好上升，这就叫"春夏养阳"。秋季阳气内收，冬季阳气下降，这是阳气的阴性运动。人体也要顺应自然界阳气的阴性运动特征，使自己的阳气在秋季能够很好内收，在冬季能够很好潜降，这就叫"秋冬养阴"。而在《素问·四气调神大论》里，从生活起居、心理状态、行为方式等多方面，提出了春夏养阳，秋冬养阴的具体方法，这些文章，你们都可以看懂，自己看就可以了。

《素问·上古天真论》指出"和于阴阳"，就是调和自己的阴阳。"法于阴阳"，就是效法自然界阴阳二气的消长变化。"把握阴阳"，就是把握自己体内阴阳二气的消长变化。都是养生保健的主要原则。具体的方法，我们以后讲养生的时候专门再谈。

阴阳学说我们就讨论到这里吧，用的时间已经很多了，而且以后还会经常遇到阴阳的问题，也就可以弥补这里讨论的遗漏了。我们下次要讨论的，就是李超迷茫的五行学说。

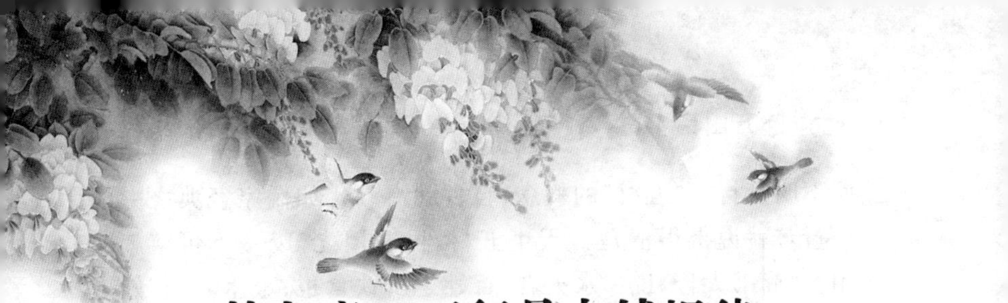

第九章　五行是自然规律

李超听我说今天要讨论五行，很兴奋，总是想弄明白命中缺水到底是什么意思，改改名字，搬搬家，在床下放一瓶水有没有作用。

我说，去年寒假结束后，我在大学校园遇到一个本科一年级的学生，他说，老师我寒假回家了，我们镇上的一个医生，对五行特有研究，他的诊室布置了五行。我说诊室怎么布置五行。他说这间诊室很大，在靠东墙的条几上放着一个木化石，代表东方木，西墙挂着一个现代仿制的编钟，代表西方金，靠北墙的桌子上放着一个大花瓶，但是里面没有插花，放着多半瓶水，代表北方水。那里还没有暖气，有一个火炉子，放在靠南墙的地方，炉火正旺，代表南方火。他的诊桌在房间的中央，在桌子的下面，有一块没有铺地板砖的地方，用黄土夯瓷实了，据说那黄土还是从黄土高原上的陕西省弄来的，代表中央土。您说这个医生是不是很懂五行呀。我对这个学生说，他在诊室布置的只是一种装饰，放的是五材，五行虽然是用木火土金水这五个字来表达的，但并不是五种具体的东西、材料或元素。

李超问，你刚才说的这五样东西不就是五行吗？为什么要和东南西北这些方位联系起来？

我说，《黄帝内经》的五行，并不是五材。

五行非五材

看得见的，摸得着的五种具体的材料、物质，在古代叫五材，而不叫五行。“五材”的概念，自古就有。比如儒家经典之一的《左传》就说得很清楚：“天生五材，民并用之，废一不可。”怎么用？《尚书大传》说：“水火者，百姓之所饮食也；金木者，百姓之所兴作也；土者，万物之所资生，是为人用”，哗哗的流水，燃烧的火焰，是百姓们做饭、吃饭必须用的。谁家不做饭？谁家不用火？谁家不用水啊？这种水和火，指的是具体的事物。“金木者，百姓之所兴作也”，金属和木材，那是百姓们盖房子，上地里干活，做家具，做工具，所用的具体的材料。“土者，万物之所资生”，广博的土壤，化育万物，是万物资生、生长的场所。“是为人用”，这些东西或说是材料，都是人类所能直接利用的，所以叫“五材”，指的是五种具体的物质和材料。这个乡镇医生诊所里的装饰，用的是五材。

五行学说是在漫长的历史时期内逐渐形成的，在这个过程中，有不同的说法，不同的观点，是自然而然的事情，我今天不是讲五行学说形成的历史过程，而是谈谈对《黄帝内经》中的五行学说，到底应当怎样理解。

《黄帝内经》中的五行学说，是古代圣贤们，通过研究自然规律，研究生命规律，所得出的结论。在客观上，这个学说已经渗透到了中国传统文化的方方面面。除了医学之外，堪舆风水、性命预测，都在广泛地运用五行学说，但他们所运用的五行学说，和中医原本的五行学说，是一回事呢？还是同源异流？或根本就不是一回事情？因为我没有学习和研究过这些学问，也就没有资格评论。在一些人的头脑里，认为堪舆风水、占卜算命，都是迷信的东西，既然堪舆风水、占卜算命，都运用过五行中的词汇，所以五行也就成了迷信，而中医学运用了五行，因此中医学也就是迷信的。

伯伯，我就是这么想的。李超说。

我也不想对这样的推论是否合理做评论，在这里只讲我对中医五行学说的理解。

古人用词是非常严格的，五行用的是“行”字，而不是“材”字。五行的“行”字，《说文解字》说：“行，人之步趋也”，也就是迈步往前行走的意思，进而可引申为行动、运行、运动。直到今天，我们所说的人行道、步行街、自行车的“行”字，都是这个意思。文以载道，所谓“五行”，是指自然界气的五种运行方式，或说是五种运动趋向、运动状态。董仲舒在《春秋繁露》里说过：“天地之气，合而为一，分为阴阳，判为四时，列为五行。行者，行也，其行不同，故谓之五行。”意思十分明白，五行和阴阳一样，都是在揭示天地之气的变化运动规律。天地之气相合，地面上有了昼夜和四季，就有了阴和阳，就有了五行。为什么叫“行”？因为气的运行趋向不同，所以叫“行”。一千八百多年前，班固等人写的《白虎通·五行篇》也说：“言行者，欲言为天行气之义也。”意思是说，五行为什么用“行”字呢，是为了代表天地之气，也就是大自然之气的运动、运行这样的含义。在《黄帝内经》里，把五行还叫五气、五运、五常。请注意，《黄帝内经》从来没有用过“五材”这个词。

五行又称五气五运五常

《素问·天元纪大论》说：“五气运行，各终期日。”《气交变大论》说：“五运更治，上应天期。”意思是说，气的五种不同运动趋向，交替主管的时间，各有固定的天数。

《素问·气交变大论》说：“五气倾移，太过不及。”《素问·六元正纪大论》说：“五常之气，太过不及。”这里用了五气、五常，意思是说，气的五种常规运动趋向，如果出现异常的话，可以有两种情况，或者是太过，就是太过头；或者是不及，就是不足。《素问·六元正纪大论》还说：“金木水火土运行之数，寒暑燥湿风火临御之化，则天道可见”，是说金木水火土五气运行的天数，以及寒暑湿燥风不同气候的变化，这都是“天道”，也就是大自然的客观规律。这些都清楚地告诉我们,五行就是五运、五气、五常。

伯伯,五行分别是指气的什么运动趋向?我怎么还是不明白呀!李超说。

五行分别是指气的什么运动趋向呢?我们还是来看看《黄帝内经》是怎么说的,只有原典,才是可靠的依据。

《素问·阴阳应象大论》说:“天有四时五行,以生长收藏,以生寒暑燥湿风。”《素问·六微旨大论》说:“非出入,则无以生长壮老已;非升降,则无以生长化收藏。是以升降出入,无器不有。”这里的升降出入,就是气的运动趋向。升是上升运动,降是下降运动,出是展放运动,入是内收运动。自然界一切事物的内部,气都是在不断运动的,其运动的方式,不外升降出入,运动停止了,事物就消亡了。

这个我听得懂,这就是气的运动趋向吗?李超说。

我说,我用A代表五行,用B代表生长化收藏,用C代表升降出入。“天有四时五行,以生长收藏”,意思是有A,才有B;“故非出入,则无以生长壮老已;非升降,则无以生长化收藏”,意思是,有C,就有B。因此我们就可以认为A就是C,五行就是升降出入。也就是∵A=B　C=B　∴A=C。

伯伯,你这是在做代数题吗?不过,这么一算,我倒是明白了,五行就是气的升降出入运动,可是这个推论正确吗?李超还是有点疑惑。

我说,《素问·六元正纪大论》说:“天地升降,不失其宜,五运宣行,勿乖其政。”这里的升降代表升降出入,天地升降,天地之气的升降出入,不失其宜,就是不能错时;五运就是五行,宣行就是交替运行,勿乖其政,就是不能错乱。“天地升降”和“五运宣行”对举,“不失其宜”和“勿乖其政”义同。把升降和五行对偶起来,这就十分清楚了,五行就是指大自然以及万事万物中气的升降出入运动。

黑格尔曾经说过:“阻碍人们求知的,并不是那些未知的,而往往正是一些已知的，甚至是你坚定不移的。”人们坚信眼见为实，看得见摸得着的事物，才是客观存在的，才是唯物主义的，才是科学的。于是对《黄帝内经》的气的运动趋向就不理解了。

伯伯，五行是用木火土金水五个字来代表的，可是升降出入只有四种趋向，怎样相配？五行又是按照什么样的思路来分类的？李超又提出了一串新的问题。

五行归类的思路和方法

我先谈谈五行归类的思路和方法。还记得我前面提到的中医研究问题的基本思路和方法吗？

李超说，记得，仰观天文，俯察地理，中知人事。

我们在谈阴阳的时候，仰观天文是看太阳，俯察地理是看昼夜和四季。现在讨论五行，仰观天文是看星星，这里具体是指北斗七星，俯察地理还是看春夏秋冬四季，当然也看一天之中的昼夜晨昏。在《灵枢·九宫八风》里，记载了太一遊宫，太一是北斗的古代名称，以北斗七星斗柄的指向来确定方位和季节，这就是这篇文章的主要内容。《史记·历书》说：“黄帝考定星历，建立五行”，指的应当就是这篇文章。有人说，司马迁写史记的时候，《黄帝内经》还没有成编，他不可能看到这本书。我认为，司马迁没有看到成编的《黄帝内经》，这个说法可信，因为《史记》没有提到《黄帝内经》这个书名，说他没有看到成编之前的若干文章，就值得商榷了。因为司马迁写《史记》，遍收皇家、民间文献，怎么可能没有看到过《黄帝内经》成编之前这些极其重要的古代文献呢？如果连司马迁都没有看到过这些文章，仅仅过了几十年，怎么可能会有人凭空收集了 162 篇古典文献，而编成了《黄帝内经》呢？

在一千八百年前，在张仲景所著的《伤寒论·伤寒例》中，有“四时八节二十四气七十二候决病法”，更为详尽地记述了斗柄指向，和四季、八节（立春、立夏、立秋、立冬、冬至、夏至、春分、秋分）二十四节气以及七十二候的关系，张仲景称之为“斗历（图 9-1）”。

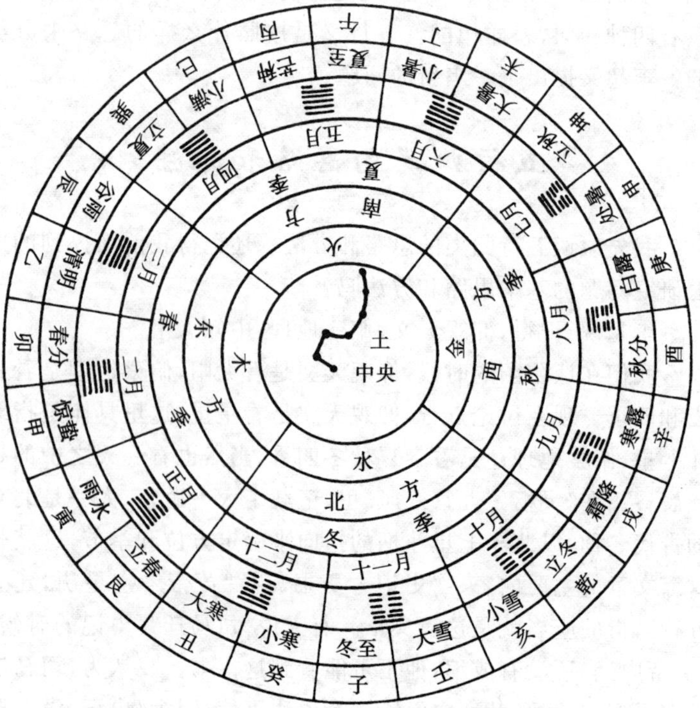

图 9-1　伤寒论中的斗历（郝万山绘图）

有人说，这不是张仲景的原作，是后来的人补进去的。但这并不能否定这篇文章继承《灵枢·九宫八风》，讲述斗历和季节、节气的关系。

我们看看这个五行归类表，进一步谈谈这个归类的含义。我顺手把一张以前给其他学生讲课用的表格（表 9-1）放到了桌子上。

张怡娜看了一眼说，和教课书上的相比，多了斗柄指向和气机两项。

李超看了一眼，没有说话，只是摇了摇头。我一时不知道他是什么意思。

我说，由于地球的自转和公转，使生活在北半球的华夏先人，在傍晚仰望星空的时候，很容易观察到北斗七星的周日视运动和周年视运动。随着地球自转一圈，我们看到北斗七星的斗柄也转一圈，这叫北斗七星的周日视运动，有经验的人，可以根据斗柄的指向，大体知道这是夜间几点钟，因此也可以把它叫做星钟。但是如果我们晚上固定一个时间，比如固定在晚上 10 点钟，用一台仪器测量北斗七星的指向，到第二天晚上 10 点钟再去测量，会发现斗柄的指向并不在原来的位置，而是依照逆时针方向向前移动了一度，这是由于地球自转的同时，本身还在绕着太阳公转的缘故。斗柄所指的方向每天逆时针向前移动一度，360 天以后，就又回到了原来的位置，这叫北斗七星的周年视运动。依照斗柄 360 天运动一周来计算 24 节气的历法，就叫斗历，也叫星历，星历的一年是 360 天，因为斗柄的周年视运动转一周是 360 度，需要 360 天的缘故。

表 9-1　五行归类表

斗柄	天干	季节	五气	五化	五色	五音	五味	气机	五行	五脏	五腑	五体	五官	五液	五志	五荣
东	甲乙	春	风	生	青	角	酸	展放	木	肝	胆	筋	目	泪	怒	爪
南	丙丁	夏	热	长	赤	徵	苦	上升	火	心	小肠	脉	舌	汗	喜	面
中	戊己	长夏	湿	化	黄	宫	甘	平稳	土	脾	胃	肉	口	涎	思	唇
西	庚辛	秋	燥	收	白	商	辛	内收	金	肺	大肠	皮毛	鼻	涕	悲	毛
北	壬癸	冬	寒	藏	黑	羽	咸	潜降	水	肾	膀胱	骨	耳	唾	恐	发

五行归类中的东南西北四方，是指斗柄的周年视运动所指方向。

李超说，啊，原来是这样。

仰观天象，当北斗七星的斗柄在傍晚时分指向东方的时候，俯察地理，地面上是春季；指向南方的时候，地面上是夏季；指向西方的时候，地面上是秋季；指向北方的时候，地面上是冬季，这就是四方和四季相对应的来历。可见以观察北斗七星斗柄的指向，来确定四季和节气的方法，是由来已久而且也是很精确的。

仰观天象，斗柄指东；俯察地理，地面为春。春风和煦，于是在五气这一栏，也就是五种气候这一栏，就有了“风”字。这个时候，冰雪消融，种子生根、发芽，草木根须下伸、枝叶上展。蜷曲成团而冬眠的熊，在春风的呼唤下，爬出山洞，伸伸腰肢，打个呵欠，一派舒展之相；盘成圆盘状而冬眠的蛇，被春风唤醒，伸展身体，慢慢爬出了冬眠的巢穴，开始了一年的新生活。从物候的观察，到古人关于春季阳气布陈、发散、发陈的论述，都提示在春季应当是气的展放、疏泄运动，主导或控制着自然界一切生物的生命活动，于是在“五化”也就是动植物的五种变化这一栏中，就用了“生”字，生活的生。是指植物的生根发芽，向四周外展，不是上升的升。

什么叫疏泄？李超问。

就是疏通和宣泄，也就是气向四周扩散、舒展，张怡娜回答。

因为树木的根须最喜欢向下伸展，以吸收更多的水分和营养，树木的枝叶最喜欢向上展放，以吸收更多的阳光和雨露。所以聪明的古人，就将气的这种展放、疏泄运动趋向，用“木”来命名。因此“木”在五行中，并不是指具体的树木或木材，而是代表抽象的气的展放疏泄运动趋向。

讲到这里，张怡娜突然发问，老师，我们所学的教材说，中医的五行学说认为，宇宙是由木火土金水这五种基本物质所构成的，宇宙间的一切事物都是由这五种基本物质的和杂、相合而化生的。可是您是怎么认识到五行是气的运动趋向呢？

我说，我学的教材也是这样解释的，首先这样的解释说服不了我，《素问・阴阳离合论》说：“阴阳者，数之可十，推之可百，数之可千，推之可万，万之大不可胜数……"可见古人连阴阳都看成是极其复杂的东西，怎么可能简单地认为世界只是由木火土金水五种基本物质杂合而成的呢？我在《黄帝内经》原文中，找不到这种认识的证据，《黄帝内经》从来没有说过，大自然是由这五种物质组成的。至于用五材的关系来解释五行的生克，更是牵强附会，难以使人信服。我从学习《黄帝内经》的原文中，得出五行原本是指气的运动趋向这一结论后，一个园林师傅的经验，使我的认识得到了实践的印证。

那是20世纪的80年代初，当时我住在一楼，在阳台的外面，有十几平方米的空地，在空地上，我种了一棵葡萄，一棵香椿树，还有一些不同品种的月季花。但每年都是一位园林老师傅帮我剪枝施肥，我基本没有操过心。有一年从夏天起一直到第二年春天快要到来的时候，这位园林师傅就一直没有露过面。后来我才知道，是他的身体不好，回外地老家休养了半年。眼看着春天已经来临，葡萄藤条上的芽开始变大，可是杂乱的枝条还没有打理，于是我自己用剪刀来剪枝。没有想到刚剪断一根枝条，从剪断的断口上就流出了水，开始是一滴一滴往下滴，流了一会儿，水少了一些，就顺着枝条往下洇，一直洇湿了整个葡萄藤。那年是一个干旱的冬季，下雪很少，土壤很干燥，我十分奇怪，这么干燥的气候，葡萄藤里怎么会流出水呢？于是不敢再剪了。接着在地下挖沟施肥，碰断了葡萄的一条细根，从根的断端也流出了水，把一大片干干的土都洇湿了。恰巧这时候，那位近半年没有见到的园林老师傅，来到了我的园子外面，我还没有来得及向他打招呼和问候，他先开了口：哎呦哎！郝老师！您怎么能春天剪枝、施肥啊?！我说，怎么了？为什么不能春天剪枝施肥，不是一年之计在于春吗？他说，春天的时候，营养向根的末端输送，向枝条的末梢输送，你把枝条剪断了，根碰断了，断的地方就会流出大量的营养液，这都是葡萄的眼泪，葡萄的血呀，葡萄在哭，在流血啊！这样丢失了大量的养分，太可惜了。完了，今年的葡萄结不了多少了！

听师傅这样一说，我心中一动，为什么在春天植物的营养会向根的末端和枝条的末梢大量输送呢？那就应当是有一种看不见的气的展放疏泄运动，支配着所有植物的生长活动。由此联想到动物在春季的活动情况，也都体现了一派伸展、展放之象。古代人可能就是观察到在春季动、植物的这种生长活动状况，就推知在春季是一种气的展放、疏泄运动支配着自然界一切生物的生命活动。

气的运动，我们是看不见摸不着的，但是可以应验在动植物的生长活动现象上，这也许就是《素问》为什么有一篇文章叫“阴阳应象大论”了，也就是说阴阳五行，阴气阳气，气的升降出入，你是看不见的，但他们的活动状况，都可以在自然界各种事物所表现的现象上得到验证，得到应验。

张怡娜感慨地说，我们现代人，离开大自然太远了，对古代人类观察到的东西，今天反而不能理解了。

我说，中国可能还好一点，有一次在法国的波尔多，我看到一个小男孩在画画，画的东西我看不懂。我说，你吃过鸡吗，他说吃过，你会画一只鸡吗，他说试试看。结果画出来的是一块鸡腿肉。我说这是鸡吗？他说是呀，我吃的鸡就是这个样子呀。因为他根本就没有见过活着的鸡是什么样子，只是吃过鸡腿，以为这就是鸡。

张怡娜笑了，老师你为什么要让他画鸡，而不画其他东西，是想了解法国孩子对生活的观察和了解吗？

我说，我开始只是逗他玩儿，在法语有关动物的单词中，我只会说“鸡”和“鱼”，别的动物我不会说，所以让他画鸡，没有想到是这样一个结果。

李超没有笑，他说，我小的时候也不知道鸡是什么样子，不知道鸡腿是树上结的还是地上长的。他把话锋一转说，那年你的那株葡萄后来结了多少呢？李超还惦记着那株葡萄。

那年只结了两串，而且还很稀疏，总共也就是 1 公斤上下，而平常的年份，能结 6、7 公斤左右。

看来春天真的不能剪枝和施肥呀，李超说，那什么时候剪枝和施肥合适呢？

这个问题我问了园林师傅，师傅说在深秋的时候，营养和水分向主干内收，向种子和果实内贮藏，枝条干枯了，根的末端干枯了，就可以剪枝和施肥了，剪断枝条、碰断根也就不能再流失营养液了。李超连连点头，表示懂了。

这时张怡娜插话，为什么说肝胆和春气相应，和木气相应呢？我们过去都说，春天是阳气升发的季节，所以肝气也要升发，肝主升。

我问，你说的 sheng 是哪个字呢？

怡娜说，是上升的升。

我说，因为古人认为，人是天地所化生的，我们前面谈到《黄帝内经》说："人以天地之气生，四时之法成"，意思是说，人是依照四季气的运动规律而生成的，于是就有了天有阴阳，人有脏腑；天有四季，人有四肢；天有五行，人有五脏；天有六气，人有六腑；地有江河，人有经络等这样的比拟。

六气是什么？经络是什么？李超问。

六气就是前面说到的风寒暑湿燥火，张怡娜回答。

我接着说，经络以后再给你讲。之所以肝胆和春气相应，和木气相应，是因为肝的主要生理功能是主管疏泄的，它和春季木气的展放、展发的运动趋向是一致的。

可是肝也主藏血呀，张怡娜又问，藏就是收藏呀，这其中可是有气的内收运动。

我们说过，阴阳中又有阴阳，实际上我们还要充分注意到五行中又各有五行。《灵枢·顺气一日分为四时》说："春生，夏长，秋收，冬藏，是气之常也，人亦应之。以一日分为四时，朝则为春，日中为夏，日入为秋，夜半为冬"，这就是说任何一天之中，都有类似于四季的变化，都有五行的交替有序运行。

就拿春季来说，自然界的气，是在升降出入的运动中，表现了以展放运动为主，而人体的每一个脏器，都有气的升降出入运动，肝也同样是这样，肝藏血的功能……

什么是肝藏血？李超又打断了我的话问。

张怡娜说，就是肝有贮藏血液和调节全身血流量的作用，人在运动的时候，需要增加血液循环量，于是肝脏就把所藏的血液输送到血液循环中，等到休息、安静、睡觉的时候，不需要那么多的血液参与循环，于是就把一部分血液藏入肝脏，这就是肝藏血。

我说，肝脏的生理功能和生理联系，我们以后会讲，这里是谈肝为什么会和春季以及木气联系起来。从怡娜讲的肝藏血的运动状态来看，血归于肝，是气的内收运动，而血液从肝向全身输送，又是气的展放运动。所以从肝主疏泄和肝藏血的两个功能来看，肝在气的升降出入之中，总体上表现的是，以疏泄展放为主，这就和春气、木气的运动趋向相一致，所以说，肝和木气相应，肝和春气相应。

不过我要纠正怡娜刚才的话，“春天是阳气升发的季节，所以肝气也要升发，肝主升”。其中的升字，不应当是上升的升，应当是生活、生产的“生”，是生根、发芽，是气向四周疏泄展放。如果用上升的升，那就是火气的运动特征了，如果春季肝气也要上升，那就可能是肝气郁结以后化火，肝火上炎了，那就是病理的现象了。

老师，我懂了，《素问·四气调神大论》说，春季要养“生”，是养人体阳气的展放和疏泄，这个“生”字，是生根发芽的“生”。夏季要养长，是养阳气的上升，张怡娜高兴地说。

我说，对，就是这样。

李超问，火气的运动趋向是什么呢？

我接着说，仰观天象，斗柄指南，俯察地理，地面为夏。夏季气候炎热，所以五行归类表在五气这一栏中，就用了一个“热”字，植物的地面部分繁茂的生长，在五化这一栏中，就用了“长”字。我后来问那个园林师傅，我说，夏天葡萄藤都快长疯了，根还长不长啊？他说，到了夏季，根就不怎么长了，根在春季就基本长好了。实际上，在春季，植物都是先长根，后发芽的，如果根没有长好，不能吸收很多的水分和营养，上面的叶子就发不出来，就展不开。到了夏季，主要是地面的部分繁茂的生长，地下部分基本就不再生长了。我又联想到春末夏初，自然界那些动物，交朋友的，搞对象的，垒窝的，成家的，特别活跃，大自然一派欣欣向荣、蒸蒸向上的景象。所以当古人看到，这样的季节，这样的气候，这样的动植物的生长活动状况，就在思考，在这个季节，是什么样的气的运动，支配着自然界一切生物的生命活动啊？应当是气的上升运动为主导呀，是气的上升运动支配着自然界一切生物的生命活动。用什么样的字代表气的上升运动啊？古人用了个“火”字，为什么可以用“火”字代表气的上升运动？因为火性炎上。大家都做过饭，做饭的时候，都知道把锅放在火焰的上面，有人把锅放在火焰的旁边，靠热辐射来做饭的吗？恐怕没有。所以都知道利用火性炎上的特性。

李超和张怡娜都笑了。

在《西游记》里，唐僧师徒不小心，被妖魔抓住了……

伯伯，《西游记》是什么？李超又打断了我的话发问。

张怡娜不满地说，怨不得老师说你是美国人，连中国家喻户晓的最著名的古典神话小说《西游记》都不知道。

李超吐了一下舌头，可能自知有点丢人，于是用上牙咬着下嘴唇，不再说话。

我接着说，唐僧师徒被捆在妖魔洞的柱子上，有一个小妖对老妖说，师傅，咱们把他们都蒸吃了吧，猪八戒皮糙肉厚，不容易熟，放到笼屉的最下层，让他离火近点儿，唐僧皮肉比较嫩，容易熟，把他放到笼屉的最上层，让他离火远点儿，这样一锅就全熟了。孙悟空一听，对猪八戒说，师弟，妖精是外行，它不知道火性炎上的道理，在密闭的笼屉中，上面的温度最高，师傅受不了。孙悟空是学过五行的，他最初的师傅是道家，道家讲五行，所以他懂得火性炎上的道理。

孙悟空就是孙猴子吗？孙猴子这个名字，我小时候听爷爷讲故事的时候说过，原来他是《西游记》里的人物呀。李超憋不住，又插话了。

对呀，就是孙猴子，我说。火气在人体化育了哪个脏器呢？在天为木，在人为肝；在天为火，在人为心。心就像一个燃烧的火炬，火炬不断的燃烧，给周围以光和热，火炬熄灭了，空间黑暗了、寒冷了；心不断地跳动，给人体全身输送血液和能量，心不跳了，整个人体就冰凉了，生命也就终结了。

仰观天象，斗柄指西，俯察地理，地面为秋。在秋季气候凉爽，空气干燥，于是在五气这一栏中用了“燥”字。树木的根须干枯了，树木的枝叶干枯了，营养向果实、种子和主干内贮藏。这时候动物的活动状况怎么样啊？秋后的兔子拼命地吃，把身体吃得肥肥的、壮壮的，积聚营养，准备过冬需要。秋季的狗熊食欲极好，体重猛增，是一年中最胖的时候，为什么啊？要积聚脂肪，储备营养，准备冬眠了。因此古人就认为，在秋季，是气的内收运动，支配着自然界一切生物的生命活动，于是在五化这一栏中用了“收”字，用什么字代表自然界这种气的内收运动啊？用金属的“金”字，因为金属密度大，质量重，象征着收敛、密集。我刚才说过，园林师傅告诉我，在深秋的时候，才是给葡萄剪枝、施肥的时候，把它的枝条和根须剪断、碰断了，再也不会流出营养液了，因为营养已经向枝干和果实中内收储藏了。

这次该我问李超了，你推测一下，秋天的金气，在人体应当对应哪个脏器呢？

李超说，肝和心已经说过了，肝对应木气，心对应火气，肯定都不对应金气。以前伯伯讲过肾，肾是主管水液代谢的，应当和水气相对应，也可以排除。还讲过脾胃，脾胃是消化系统，是讲升清降浊的，气的运动特征不是内收，也可以排除。啊！我知道了，是肺，肺把空气中的氧气吸入体内，所以它的主要生理功能是气的内收运动，和金气的运动趋向一致，所以肺和金气相对应。

张怡娜说，肺还要呼气呀，呼出二氧化碳，是气的外出运动，为什么肺不和木气相应。

李超说，伯伯刚才已经说过，五行中又有五行，肺的生理功能也应当是在气的升降出入运动中，保持了以内收运动为主的特征，所以肯定和金气相对应的就是肺。

我心中暗暗高兴，这个美国小伙子，接受中医思维方法的能力还不是很差，这么快就会依照这个思维方法来思考问题了。

哼！张怡娜对李超的回答却不以为然，指了一下我放在桌子上的表格说，你不过是看到了老师放在桌子上的这张五行归类表，才装模作样地用了排除法和推理法，说和金气相对应的是肺。

李超说，冤枉呀姐姐，我是不认识中文的，连我的中文名字都写不好吔！

我这才明白，李超看到那张五行归类表的时候，为什么摇了摇头，原来是看不懂呀。我不禁有一点儿心酸，他的爷爷六十年前去了美国，六十年后他的孙子就不认识中国字了，可见文化的传承是多么艰难。不过还好，他还能说中文，也能听懂中文，这使我们交流起来才没有感到太多的困难。我想如果他找一个美国女孩做妻子，生出的孩子恐怕连中文口语也都不会说了。

好了，不要争论了，我们接着往下讨论。当北斗七星的斗柄指着北方的时候……

李超接话茬说，俯察地理，地面为冬季。

我说，对，就是这样。在这个季节，气候寒冷，万物深藏，埋在土里的种子，千万不要发芽，发芽就会被冻死。大树的小幼芽,藏在芽鳞里,千万别露头,露头就会被冻死。冬眠的动物,藏到山洞或树洞里,都冬眠了。古代的人类也过着早睡晚出的,叫做猫冬的生活。所以就在五气一栏中用了“寒”字,在五化一栏中用了“藏”字。古人观察到,在这个季节,动植物活动的状况,认为这是气的潜藏和下降运动,支配着自然界一切生物的生命活动。用什么样的字,代表气的潜降运动呢?用“水”字。我们都知道,人往高处走,水往低处流。在五材中,水是指哗哗的流水,在五行中,水代表气的潜藏下降运动。

伯伯,这在人体,肯定对应的是肾,李超说,肾是藏精气的,这就是藏;又是主管水液代谢的,代谢后的水液是要下降排出体外的,都和水气潜藏下降的运动趋向相一致。

你说得对,在天为水气,在人为肾脏,我肯定地回答,并接着说,随着天空的斗转星移,随着地面上春夏秋冬季节的更替,气的展放运动和上升运动,气的内收运动和下降运动,周而复始的交替轮换,于是地面上的气候有了风、热、燥、寒的有序变化,植物有了生、长、收、藏的生命节律,动物有了生、长、老、已的生命历程。《黄帝内经》最初讨论这个规律的时候,只有四行,因为只有四季啊。你看《素问·四气调神大论》讲的就是四气,而不是五气,春气“发陈”,夏气“蕃秀”,秋气“容平”,冬气“闭藏”。可是当四行和阴阳结合起来的时候,人们注意到,气的展放运动和上升运动,是气的阳性运动,气的内收运动和潜降运动,是气的阴性运动,气的运动由阳性转为阴性的时候,中间会有一段平稳的过渡。这就像我们往空中扔一个皮球,当这个皮球升到最高点要转为下降的时候,就会有一个极其短暂的停顿一样。这个过渡时段,是在夏季的最后 18 天,《黄帝内经》把它叫“长夏”。

在长夏,阴雨连绵,暑热未退,秋风未至,气候闷热潮湿。人们有什么感觉?就像北京人所说的桑拿天,不像春天那么舒展,不像夏天那么火热,不像秋天那么清爽,不像冬天那么凛冽。这个时候植物在干什么?植物已经开花结果,果实正在逐渐成熟。

动物在干什么？动物已经怀孕，胎儿正在逐渐长大。自然界的各种生物，处于化育下一代的过程。于是就在五气这一栏中用了“湿”字，在五化这一栏中用了“化”字。这个时候，气的上升运动和下降运动相均衡，气的展放运动和内收运动相均衡。自然界的气处于相对稳定的、平稳的状态，古人就用“土”字来代表气的这种运动状态。所以在五材中，土是指化育万物的广博土壤，在五行中，土代表的是气的相对平稳的运动状态。于是，就有了五行。

再后来人们又发现，不只是夏末气的运动是相对平稳的，当气的运动由春季展放转为夏季上升的时候，由秋季内收转为冬季潜降的时候，由冬季潜降转为第二年春季展放的时候，气的运动都有一段相对平稳的过渡，分别在春季、秋季和冬季的最后18天。于是古人又说了一句话，这就是“土旺四季”。

什么叫土旺四季，李超问，是一年四季土气都旺盛吗？有“长夏”这个名称，有长春、长秋、长冬这样的名称吗？

《黄帝内经》并没有直接说“土旺四季”这句话，这句话是人们根据《素问·太阴阳明论》所说的“脾者土也，治中央，常以四时长四藏，各十八日寄治，不得独主于时也”推导出来的。这里的“季”字，不是季节的“季”，而是伯仲叔季、孟仲季的“季”，伯仲叔季是兄弟间的排行，伯是老大，仲是老二，叔是老三，季是老小；孟仲季是对一个季节早中晚的排序，比如孟春是早春，仲春是春季的中间阶段，季春是春季的最后阶段。所谓“土旺四季”，是指在春夏秋冬四个季节的最后阶段，也就是季春、季夏、季秋、季冬这四个“季”，都是土气占主导地位的时候。这样4个18天合起来是72天，其他四气各主时72天，合起来是5个72天，正好是360天，是斗历，也就是星历的一年。但在《黄帝内经》里只有长夏，没有长春、长秋、长冬这样的名称。因为长夏最能代表土气平稳的特征。

我接着说，我们开始讲五行的时候，引用过《黄帝内经》中的话,“五气运行,各终期日”,“五运更治,上应天期”,意思是说,气的五种不同运动趋向,各自主管的时间,是有固定天数的。这个固定的天数,现在就有了答案,就是各自主管72天。

原来是这样啊,张怡娜说,我过去一直以为,土旺四季,是一年360天都是土气旺盛,这就像脾胃一年360天都要吃饭消化,为其他脏器提供营养一样。

我说,其他任何脏器都是一年360天,天天工作啊,为什么不这样说呢?

李超说,我明白了东南西北四个方向和春夏秋冬四季相配,再和木火金水四行相配,是看天、看地得出的结论,可是长夏属土,和哪个方向相配呢?

我说,长夏在一年之中居于中间阶段,所以在方位上说它居于中央。不过这就不是斗柄指向的问题了,而是一年的中央阶段。

李超又问,可是四季的末尾,都是土气旺盛的时段,可以不可以说是土在西南、西北、东南、东北?

我说,一般只是说土居中央,并且以长夏为代表,排在木火和金水的中间,不强调方位。所以那个乡镇医生,就把一小堆黄土放在诊室的中央,来代表中央土。

李超说,算命人说我命中缺水,是不是缺少气的潜藏,性格太外向太外露。

我说,我说过,不懂算命的理论和方法,所以不能评议。

李超说,改名、搬家、在床下放水,是不能解决问题的,伯伯虽然没有回答这些问题,但我现在明白了中医的五行后,隐约感到,这些行为都是没有意义的,关键在于修炼自己的身心,使自己更低调、潜藏一些,内在更充实丰富一些。

李超不简单呀,这么短短的几天,长进了不少!还知道自己肤浅外露,开始懂得要深沉、要内涵了。我听不出张怡娜是在表扬李超,还是讽刺李超。

李超倒是高兴得手舞足蹈起来，一副得意的姿态。

你刚刚说要潜藏，要低调，马上又狂起来了，可不就是命中缺水嘛！张怡娜不失时机地说。李超吐了一下舌头，没有敢继续接张怡娜的话头。

我说，李超你说说土气应当对应人体的哪个脏器？

不用猜了，只剩下脾胃了，李超答道。

为什么脾胃和土气相应？我问。

李超说，脾要升清，胃要降浊，升和降一定要平衡协调，胃不降就呕吐，脾不升就拉肚子。所以脾胃的气要在升降中保持稳定，这就和自然界土气的运动特征相一致。所以脾胃就和土气相对应。

我高兴地说，你的理解很正确。

老师，您对五行的这种认识，既容易听懂，又使人信服，您有没有公开发表过这方面的文章？张怡娜问。

我在20世纪80年代，先是在本科生、研究生以及社会上的讲座中，多次讲过这些观点。1998年5月，高等教育出版社出版了我主编的《春季饮食养生》，在该书中发表过这些观点。其实这本书是《四季饮食养生丛书》中的一册，我是该丛书的副主编，该丛书还有夏季、秋季、冬季饮食养生另外三本书，每本书的第一章都是我执笔的，都写了我关于五行的认识。2002年春季，国家中医药管理局和二十一世纪中医药网络教育中心，推举我做《伤寒论》示范教学主讲人，在我讲的《伤寒论精讲》(VCD)中，也讲了这一观点。2007年8月，在青岛召开的中华中医药学会中医基础理论分会第一届学术年会上，我做了“关于五行的讨论”为题的大会发言，得到大多同行的认可。2008年在中央电视台《百家讲坛》的“千古中以故事——张仲景”中，我也讲过这个观点，很多网友表示支持。后来有“关于五行的讨论”，发表在《北京中医药大学学报》2009年第1期；“中医理论与五行学说”发表在《中国中医药报》2009年8月17日。据编辑们说，得到不少业内读者的认同。

有没有不同的意见呢？张怡娜问。

我没有看到过不同意见的正式文章发表。

伯伯，我听说五行之间，还有相生和相克，这究竟是怎么回事呢？李超显然对张怡娜提的问题不感兴趣，于是提出了新的问题。

五行的生克

我说，有了五行之后，古人还要思考一个问题，这就是五行为什么能够年复一年地保持基本稳定的状态，这就考虑到五行之间应当有相互养助和相互制约的关系，于是就有了五行生克的思考。相生，就是相养、相助；相克，就是相抑制，相制约。生克的次序是什么呢，我们前面曾经引用过董仲舒在《春秋繁露》里说过的话："天地之气，合而为一，分为阴阳，判为四时，列为五行。行者，行也，其行不同，故谓之五行……比相生而间相胜也。"比就是相邻，间就是相间相隔。相邻的季节相生，相隔的季节相克。春季过去是夏季，春季木气的展放运动，为夏季火气的上升运动提供了前提，创造了条件，这叫"木生火"。如果今年春季气温比较低，植物的根长得不好，枝叶长得也不好，也就意味着木气展放不足，就会影响到夏季植物地面部分能否繁茂地生长，这叫木气虚，不能生火，火气就会不足。秋季金气的内收运动，使植物的种子饱满，使植物主干的木质化程度高，就为冬季过冬，冬季植物的潜藏提供了前提，创造了条件，这就叫"金生水"。如果秋季金气的内收运动不足，种子没有成熟，营养储备得少，枝干木质化程度低，在冬季就不能很好地藏，很容易被冻死。这叫金气虚，不能生水，水气就会不足。冬季水气的潜降，为种子、为植物蓄积储存了能量，就为第二年春季木气的展放，使植物更好地生根、发芽，提供了前提，创造了条件，这就是"水生木”。如果冬季水气的潜藏不足，能量就会有无辜的消耗，显然就会降低对第二年木气展放支持的力度，就会导致木气的展放不足，这就是水气虚，不能生木，木气就会不足。其他以此类推。可见五行之间，是按照季节的次序相生的(图 9-2)。

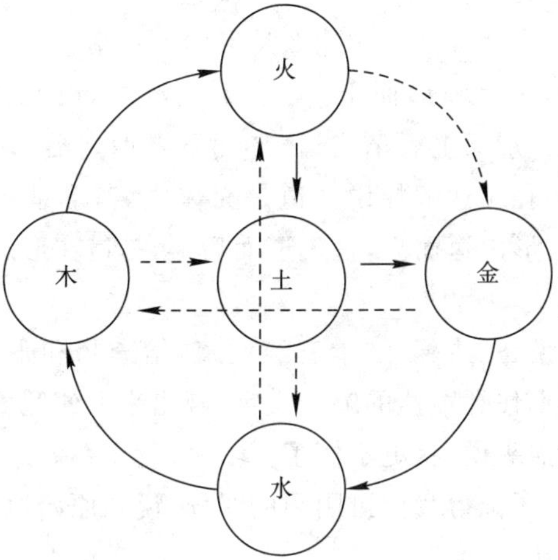

图 9-2　五行生克模式图(郝万山绘图)

当然也有从五材的角度来解释生克的。比如说木头经过燃烧，就着了火，这就是木生火。一切物体燃烧后就变成了灰烬灰土，这就是火生土。金属放到高温冶炼炉里，就熔化成了液态，这就是金生水。金属做的斧子可以砍断木头，这就是金克木。水可以灭火，这就是水克火……中医是要走出国门的，外国人听了上述的说法，就会接着问，什么叫水生木啊？答：用水浇树木，树木就活了。钢铁熔化成的铁水浇树木，树木能活吗？只好回答，铁水浇树木，树木当然不能活。于是就会得出结论，五行的生克，不能自圆其说，这就把五行生克的自然规律，引入了机械唯物论的泥潭。

老师，这也是《黄帝内经》的话呀，《素问·宝命全形论》就说过：“木得金而伐，火得水而灭，土得木而达，金得火而缺，水得土而绝,万物尽然,不可胜竭。”

我说,《黄帝内经》毕竟不是一个人写的,有不同的认识和说法,是正常的。在《素问》和《灵枢》两本书里,也只有这一处是用形而下的东西来解释形而上的东西,但最后还是有一句话说,万物尽然,不可胜竭。

伯伯,什么是形而下?什么是形而上?李超立即问。

我说,形而上和形而下,见于十三经之首的《周易·系辞上》,原文说:“形而上者谓之道,形而下者谓之器”,一千四百多年前,唐代的孔颖达解释说:“道是无体之名,形是有质之称,凡有从无而生,形由道而立,是先道而后形,是道在形之上,形在道之下。”

我一边说,一边翻开《十三经注疏》给李超和张怡娜看。也是因为我记不住孔颖达的解释文字,翻出来方便照着念。

李超摇摇头说,我更不懂了。

我说,你还记得我们讲阴阳的时候,说到原始地球的形成过程吗?

记得,记得,原本什么也没有,后来在宇宙中有了一团尘埃,就是一团气,慢慢的清阳上升为天,浊阴下降为地,就形成了原始的地球,李超说。

我接着说,固态的地球形成之后,太阳光和热的辐射与地球的自转和公转相结合,地面上就有了昼夜和四季,于是就有了阴阳和五行,阴阳和五行是自然规律,是看不见、摸不着,我讲的阴阳五行有形体吗?

李超说,没有。

这就是“道”,道就是规律。于是地面上化育了看得见摸得着的千姿百态的物质世界,这就是“器”,器就是具体的有形质的东西。所以孔颖达说,“道”是没有形体的,“形”(形就是器)是有形体的,凡是有形体的东西,都是从无形体的规律中诞生的,因此是先有道,后有形,道在形的上面,形在道的下面。如果用木材、火焰、土壤、金属、流水等有形的东西，去解释化育生命本源的阴阳五行之道，这就是用形而下的器来解释形而上的道。

老师，我懂了。道，是无形的规律；器，是有形的物体。无形的规律可以化生有形的物体，有形的物体可以证验无形的规律。能用无形的规律来解释有形物体生长化收藏和生长壮老已的生命节律，不能用有形的物体之间的关系，来解释无形的规律之间的联系。所以用五种物体之间的关系，来解释五行的生克，就是用形而下的器，解释形而上的道，肯定是不能自圆其说的。张怡娜像说绕口令似的，一口气说完了她的理解。

李超被张怡娜快速流畅的语言惊得目瞪口呆，姐姐你说慢一点行不行，我还没有反应过来，你的话就说完了，不过你的意思我是领会了。

是的，如果李超把张怡娜的话在心里译成英文再去理解，那肯定是来不及的，但语言就有这样的魅力，虽然还没有弄清楚每句话的意思，但总的精神却是可以理解的。

我继续讲下去，五行的相生，是按照季节的次序相生的，但生得过头，就不平衡了，所以要引进五行的相克。春季木气太旺，展放过头，植物根长得太疯，枝条也长得太疯，就会消耗营养过大，到了夏季就不能很好地长，所以必须引进一个制约的机制。为了保证木气的展放不要过度，靠什么来制约？靠金气的内收运动来制约，这就叫金克木。

夏季，火气的上升运动太过头了也不行，就像我种葡萄，有一年夏季雨水多，原来施的肥又大，结果葡萄的枝叶都长疯了。园林师傅说，这样不行啊，枝叶长疯了，会影响结果。我说怎么办啊？他说，你得把它脑袋剪了，这就是用下降的水气来制约它，控制它，把它的上升运动控制在一定的水平，不要长疯，不要长得太过头，这就叫水克火。其他以此类推。《素问·六微旨大论》把这种情况叫做“亢则害，承乃制，制则生化”，如果某种气的运动趋向过亢，就会导致祸害，就需要用能够克制它的气的运动趋向来制约它，能够得到制约，才能够继续生化万物。

两三百年前，我说清代，怕李超不懂，所以就说两三百年前，有个医学家叫黄元御，他在《四圣心源》这篇文章里，说得十分明白："其相生相克，皆以气而不以质也，成质则不能生克矣。"黄氏所说的"气"，就是指气的运动特性，"质"则指具体的材料、物体。黄氏进一步说："相克者，制其太过也。木性发散，敛之以金气，则木不过散；火性升炎，伏之以水气，则火不过炎；土性濡湿，疏之以木气，则土不过湿；金气收敛，温之以火气，则金不过收；水性降润，掺之以土气，则水不过润。皆气化自然之妙也。"虽然在有些细节和用词上和我在前面的解释略有不同，但精神完全一致，都是从气的运动趋向之间的制约关系，来认识五行相克的。

五行有相生，就不至于导致气的某种运动趋向不足。五行有相克，就不至于导致气的某种运动趋向太过，生克制化，就使五行之气，由展放到上升，由上升到平稳，由平稳到内收，由内收到下降，由下降到第二年的展放……于是就保持了年复一年的有序、协调的交替运动。经过几十亿年的氤氲演化，化育了万紫千红、千姿百态的生命世界。所以所有的生命，都被打上了五行的烙印。这就是"道"，这就是化育生命的自然规律。

伯伯，看来相克也是需要的呀，并不是不好，没有相克，气的运动也就不稳定了，就太过头了，李超说，你上次讲了阴阳的烙印，我后来注意了一下，真是一草一木，处处都有阴阳，可是五行的烙印在哪里呢？

关于五行的烙印，也同样是无处不有，无处不在的，我说。

五行的烙印

阴阳的烙印你们看了，伸出手就是，手心手背都是肉，可是颜色不同，皮肤结构不同，于是就分出了阴阳。五行的烙印在哪里啊？再伸出手，为什么长五个手指头呀，多一个是畸形，少一个还是畸形呀！

伯伯，这个说法我不服，李超笑着说，动物并不都是五指，马蹄没有趾，牛蹄是两趾，你在这里是有点儿牵强附会了。

我说，你说得对，这个例子确实牵强。看我这张写字台，实木的，上面的木纹是不是很漂亮？木纹就是树木的年轮，年轮是怎么回事？是五行打上的烙印。

春季木气展放，于是在春季生长的树木的细胞就开始变大；夏季火气上升，夏季生长的树的细胞，变得最大；秋季金气内收，秋季生长的树木细胞开始变小，冬季水气潜降，冬季生长的树木细胞就变得更小，甚至没有新细胞的生长。细胞大的时候，密度低，颜色浅，细胞小的时候，密度大，颜色深，这样就留下了一圈年轮。

岂止树木上有年轮，大鱼的鳞片上有年轮，乌龟的壳上有年轮。我们吃过黄花鱼，黄花鱼脑袋上有两块硬硬的骨头，有这个特征的鱼，都属于石首鱼科。有人研究石首鱼那两块坚硬的骨头，把它剖成薄薄的片以后，用电子显微镜来看，发现，不仅有年轮，有季轮，有月轮，还有日轮。如果这条鱼在某一天遇到的是风平浪静，食物丰富，吃得饱，伙伴多，玩儿得高兴，它的日轮就宽宽的，亮亮的。如果哪一天遇到狂风恶浪，没有食物，它又漂落到一个孤苦伶仃的海湾，紧张，焦虑，孤独，饥饿，结果这一天的日轮，就是黑黑的一条线。根据这条鱼头部那两块骨头的电子显微镜下的日轮，就可以把这条鱼一生所在海域的气象日记写下来，这真叫岁月留痕啊！

我们来到这个世界上很不容易，不管我们每个人在人生的历程上遇到什么样的事情，都要保持淡定从容的心态，愉悦平静的情绪，要在我们生命的进程中留下亮亮的宽宽的一条条线，而不要留下一条条黑黑的痕迹。

李超和张怡娜听了我这段话，都在那里发愣，我知道他们各自在想自己的心事。我继续说，一次在新加坡，有学生问我，老师我们这里靠近赤道，没有四季，所以就没有五行吧？我说你们这里的树木有年轮吗？有呀！我说，有年轮就有五行，甚至连南极洲的冰层上都有年轮，都有五行的烙印，你们这里怎么可能没有五行呢。所以地球上的任何一个事物，都要受五行这一自然规律的支配。

五行是化育生命的本源

大自然有序地敷布了展放、上升、平稳、内收、潜降等气的五种运动趋向，才使植物有了生长化收藏的生命节律，动物有了生长壮老已的生命过程。人体禀受了木火土金水五种常规的气的运动趋向，才化育了以五脏为核心的五大生理系统。可见五行学说是揭示大自然气的运动趋向及其变化规律的学说，是沟通人类和万物与天地之间关系的纽带，也可以看成是大自然这一生命的摇篮，所赋予人类和万物的"遗传密码"之一。因此五行和阴阳一样，都是化育生命的本源。这正像《素问·天元纪大论》所说："夫五运阴阳者，天地之道也，万物之纲纪，变化之父母，生杀之本始，神明之府也，可不通乎。"《灵枢·阴阳二十五人》说："天地之间，六合之内，不离于五，人也应之。"《伤寒卒病论集》说："天布五行，以运万类，人禀五常以有五脏。"讲到这儿，你们对这些话应该理解了吧。

李超恍然大悟，伯伯我知道了，为什么中医把脏腑分了五脏，而不是六脏、七脏，这是大自然的造化呀。

张怡娜说，老师，我有几个问题，一是听有人说，中国皇帝的宝座为什么坐北朝南呢，因为中国皇帝老婆多，他必须保肾，而北方属水属肾，所以宝座要坐北朝南。房屋和座位的朝向，是不是和健康有很大关系呢？二是自然界五行之气能够稳定，是由五行之间生克制化关系所决定的呢，还是有另外的原因。三是五色、五味、五音和五行的内在联系是什么，对养生保健、治病防病有没有指导意义。四是五行学说在研究人的生理病理以及治疗疾病的时候,还有多大作用?

我说,你提的问题都不小,我谈谈我的认识。先说说居所和座位方位的问题。

五行和方位

五行和四方的相配,是仰观天象,俯察地理得来的,但我们清楚地知道,决定五行有序交替运行的根本原因,在于地球绕太阳公转的稳定性,在于地面上四季温度的有序变化,并不在于北斗七星的指向。北斗七星的指向,只不过是处于北半球的中国人,观察天象的参照物罢了。到了南半球,看不到北斗七星,同样也有春夏秋冬四季,也有植物生长化收藏的生命节律。而南半球的季节和北半球相反,澳大利亚、南美洲的春夏秋冬,则是中国的秋冬春夏,也就是说如果按照北斗七星的指向来说,澳大利亚和南美的春夏秋冬分别和西北东南相对应,显然我们不能把五行归类中的方位看成是僵化的固定的东西。当然在《黄帝内经》时代,人们还不知道是地球在自传和绕太阳公转,认为地球是宇宙的中心,日月星辰在围绕着地球来转,但这个观点并不影响人们对日月星辰运动周期的观察。

中国皇帝的金銮殿和宝座坐北朝南,是因为中国在地球的北半球,太阳在我们南面的天空,为了更好地采光取暖,所以居所要朝南,座位也要朝南。面向阳光,还寓有光明正大,正大光明的意思,这才叫正房。到了澳大利亚和南美,正房就要坐南朝北了,因为澳大利亚和南美在地球的南半球,太阳在北边,所以以背南面北为正房,面朝北方是面向光明。如果说中国的皇帝背北面南是为了保肾,那么澳大利亚人和南美人,背南面北就是为了保心吗?他们为什么要保心呢?即使是在中国,正房和庙宇的朝向也并不一定都朝南,宁夏贺兰山东麓所有的正房和庙宇都背西面东,难道是那里的人为了保肺吗?

张怡娜笑了。李超却没有明白，伯伯，贺兰山不也在中国吗，贺兰山东麓的房子和庙宇为什么都背西面东呀？

我说，在宁夏境内的贺兰山是南北走向的，东面穿过开阔的平地就是黄河，黄河在这里也是南北走向，太阳一升出地平线，就可以照到贺兰山的东麓，但是一过中午，太阳就被山峰挡住了。所以正房和庙宇朝东，还是为了更好地采光，更好地面向光明和温暖。可见居所和座位的朝向问题，是为了面向太阳，面向光明和温暖，这和五行、方位与五脏的搭配没有关系。即使在北京，也有庙宇朝东的，在香山的一个地方，一座小山的东面，清代的时候有一座庙宇，站在庙门口就可以把东方的北京城一览无余，太阳一升起来，就可以照到庙门里和大雄宝殿里。据说写《红楼梦》的曹雪芹，还来过这座庙，并且写了诗，诗中就讲了庙门朝东的事。这座庙宇之所以背西朝东，就是因为它的西面是山，东面是平川，这样背靠山，面向开阔地，就可以更好地防风和采光，而不是为了保肺。

我还想提醒一件事情，有的古代的气功书上说，如果你是肝的健康失调，就面朝东来练功；如果是心的健康失调，就面朝南来练功；如果是肺的健康失调，就面朝西来练功；如果是肾的健康失调，就面朝北来练功；如果是脾的健康失调，就面朝四方来练功，面朝四方，也就是随便哪个方位都行。

伯伯，这有实际意义吗？

依我看，也没有实际意义。我认为练功或锻炼的时候，只要找一个背风的、向阳的、安静的环境就行了。不要把方位和五行的关系看成是僵化的东西。

李超说，伯伯，我明白了，按照算命人所说的命中缺什么，就按照五行和方位的关系来选择方向搬家，实际上没有意义。

我说，按中医的看法，是没有意义的。就拿你来说，你出生在丹佛，什么地方算是西方呢，加州在美国的西部，可以算是西方了吧。中国在加州的西部，搬到中国是不是更好呢？中国还有西部呀！中国的西部可以是欧洲，法国、英国，你到那里就可以生活得更好吗！

伯伯，法国、英国在美国的东部呀。李超疑惑了。

可见强调搬家，从中医的角度来说，是没有意义的，而且方位也是相对的，不是绝对的。

我在这里顺便回答你的第二个问题。自然界五行之气的有序交替，稳定运行，原因在于太阳光和热辐射的稳定，在于地球绕太阳公转时，到太阳距离和地面的温度周期性变化的稳定。所以在研究自然规律时，强调生克制化是五行之气不衰不亢的内在原因，意义是不大的。但在研究一个具体生命体内部气的运动关系时，比如研究人的脏腑之间的生理病理关系时，五行的生克制化关系是很有用的。

我还想说明的是，五行交替变化，主要取决于地面温度的变化，而地面湿度的变化，对气的运动趋向影响并不大。比如中国北方在秋季的时候，气候是凉爽而干燥的，温度和湿度都降低了，阳气内收了。但在西欧，秋季由于受大西洋暖湿气流的影响，常常是秋雨绵绵，气候并不干燥，但植物的根须和枝叶依然要干枯脱落，营养依然要向主干、种子与果实内储藏，气的运动依然是以内收为主，因为自然界的气温在下降。而且人们在暖房里通过温度的调节和控制，可以种出反季节蔬菜和水果，这都说明，温度的变化，对五行之气的有序交替，起着决定性的作用。

老师，这个问题我懂了，您能不能谈谈五色和五行以及健康的关系？张怡娜没有忘记她刚才提的问题。

五行和五色

我说，颜色是光线照在物体上之后，物体表面所反射出的不同波长的电磁波在我们人类视网膜上的反应，这种不同波长的电磁波对人类和动物的细胞有没有作用，人们还没有研究清楚，我想即使有作用，这种作用也是微乎其微的。但有一点是比较明确的，就是某种颜色大面积渲染以后，对人的心理和情绪会有一定的影响。不过近来有人从量子力学的角度，解释日月星辰的运动和人之间的关系，解释不同颜色对人体气的运动的影响，这倒是别开生面，值得进一步研究的思路。

古人认为，既然大自然有了阴阳五行，才有了万事万物，于是就可以把万事万物按照阴阳和五行来分类。颜色也是事物之一，所以颜色也要按照五行来分类。一般人们说树叶色绿，火焰色红，土地色黄，秋霜色白，都可以理解，但说水色为黑，就难以理解了。这种从五材角度来谈五色的五行归类，我觉得还是以形而下的器来解释形而上的道，是不能自圆其说的。我认为当某一种颜色大面积渲染的时候，可以影响人的气的运动，从而就会有心理的和生理的反应，这才应当是五行和五色归类的依据。

一位企业负责人，由于企业经营出了严重的问题，可能面临着破产，他自己非常郁闷和焦虑，两个星期来几乎彻夜难眠，饮食不下，重度乏力，卧床难起，只能喝一点汤水。我说你创办这个企业多少年了，他说八年了，你最初创办这个企业的时候，是坐着奔驰车去办理手续的吗？因为他是坐着奔驰车来门诊找我看病的。他说是骑着自行车去申办各种手续的。我说即使这个企业倒闭了，你还会回到骑自行车去办手续的地步吗？他说不会！既然这样，你郁闷什么，从这次企业的问题中吸取教训，从头再干不就可以了吗？他愣了许久说，可是我现在身体成了这个样子，已经没有八年前的心力和勇气了呀！我说，我给你一个建议，带上车和帐篷，到内蒙古草原上住一个星期。

他听了我的话，带着家人和下属，开了三辆车，去了内蒙古大草原，十多天后，他到门诊来找我，就像换了一个人。他说，当他来到了内蒙古呼伦贝尔大草原，一下车，看到一望无际的绿色草原，在遥远的地平线上，和蓝天白云相接，立刻感到身体上好像卸下了千斤重担，满脑子乱如麻团的愁绪，似乎凝固了，不能再翻腾起波澜了，脑子渐渐地冷静了下来，许久许久，他突然高举双臂，大喊一声，大草原呀！我来了！向前猛跑了几步，双腿一软，摔倒在草地上，满腔的郁闷、烦恼、委屈、悔恨、焦虑，全变成了泪水涌了出来……就这样，他在草原上住了一个星期，心情逐渐好转，体力逐渐增加，到后来，不用安眠药也可以睡着觉了，最后一两天，睡在帐篷里，没有人叫，几乎就醒不了。

伯伯，为什么会是这样，李超问。

我说，绿色蓝色的环境，利于人的气机展放，所以他的郁闷得到了宣泄，焦虑得到了缓解，心情宁静了，失眠的问题就解决了，体力也就逐渐恢复了。这可能就是古人根据在这样的蓝色、绿色环境中的身体和心理的体验，利于人体气的展放，所以就把青色，也就是蓝色绿色系列，归属于木行的原因。

但展放过头了也不行，一个人乘轮船从天津塘沽到韩国仁川，他一直坐在甲板上欣赏着海天一色的美景，看着船尾海鸥的追逐，心情十分爽快。不知道过了多久，船尾的海鸥没有了，其他旅客也都回到了船舱里，偌大的甲板上只有他一个人，他看着海天一色空寂，突然间，似乎分不清楚上下前后左右，于是慢慢地有一种莫名的恐惧袭上心头，不由自主地回到了船舱的卧室里，过了半个多小时，心情才慢慢地平静了下来。回国后他担心自己得了精神恐惧症，或者是惊恐发作，于是来找我看病，问我为什么会有这样的感觉，我说这样的环境，使你的气展放过头了，收不住了，于是你的防卫能力就下降了，自然就会产生一种恐惧寂寞不安的感觉。

红色利于气的上升，使人兴奋，那些特别偏爱红色服饰的人，一般都是气虚，血压偏低，精力不足的人，所以会本能地选择红色系列的服饰，以提高自己气的上升能力。而年轻夫妇的卧室粉饰成淡粉色，则有利于提高性兴奋的程度。但精神分裂症的病人，如果处于大面积红色渲染的气氛中，会引发狂躁发作，有人就曾经做过这样的实验，把精神分裂症病人的房间墙壁上贴满红色的纸，不久就诱发了病人狂躁发作，后来用了平时一倍剂量的镇静药，才使病人的情绪安定下来。于是红色就和上升的火气联系了起来。

白色利于气的内收，利于人们冷静的思考和内省，所以教室、图书馆、会议室和一般的家庭中，都把墙壁涂成白色，使人能冷静地学习和思考。于是就把白色和内收的金气联系了起来。

黑色利于气的下降，利于人的入静和安眠，所以晚上睡觉的时候，要把窗帘拉上，关掉灯，房间所有的物体没有光源的照射，变成了漆黑一片。于是就把黑色和下降的水气联系了起来。

灵堂布置只用黑白二色，利于人体气机的内收和下降，使在场的人能够静下心来，深切地追思往生者给人们留下的精神财富。

黄色利于气的稳定，给人以平稳庄重的心理感受，古代选用黄色作为皇帝的服饰、皇家居所的主色，寓以统治稳定的意思。于是就把黄色和平稳的土气联系了起来。

我认为，这就是五色和五行归类的内在原因，是从气的运动趋向的角度来归类的，而不是从五材颜色的角度来归类的。我想强调的是，颜色只有大面积渲染的时候，才能对人的心理和气的运动发生微小的作用，而不是一粒小小的种子、果实或者一颗小小的植物的颜色不同，就会产生不同的作用和功效。

由于五行中又有五行，所以大自然的阴阳五行化育了千姿百态的生命世界以后，各种动植物都有着五彩斑斓的颜色。如果把动植物的药用功效，都教条地用颜色来解释，那就会陷入荒谬的境地。比如有人说，凡是红色的东西都入心，黑色的东西都入肾……事实并不是这样，大枣色红，不入心，却入脾。

李超突然插话，什么叫入心、入脾、入肾？

我说，这是对中药作用部位，也就是对脏腑亲和力的一种认识，入心、入脾、入肾，就是这个药主要作用于心、脾、肾，和心、脾、肾有很好的亲和力，这也叫中药的归经。其实并不是说某药入某经某脏，就是这个药的成分进入体内，在这些经脏的浓度高，而在其他经脏浓度低，实际上应当是均匀分布的，只是这个药的作用和某脏的生理功能相亲和而已。比如黄芪的作用是补气的，而肺主一身之气，脾为气血化生之源，黄芪自然也就入肺经和脾经了。当归是补血的，而心主血、肝藏血、脾生血，于是就说当归入心经、肝经和脾经。

我接着说，枸杞子色红，不入心却入肝脾；绿豆色绿，并不入肝，却入心胃；寒水石色白，并不入肺，却入胃和肾；莲子心色绿，不入肝，却入心；珍珠色白，并不入肺，而入心、肝；黑大豆色黑，是入肾，但也入脾呀；黑芝麻色黑，入肾，但还入肝、肺、脾，而白芝麻和黑芝麻的功效归经相同，并不因为色白就有了归经和功效的不同。因此中药的作用，是从实际效果中总结出来的，并不是依据颜色的不同而教条划分的。如果按照五行配五色的规律来教条划分，那就麻烦了，西瓜皮绿、瓤红、子黑，应当归哪经？马齿苋是治疗痢疾很有效果的食疗药，用它的全草，它的根是白的、茎是红的、叶是绿的、花是黄的、籽是黑的，五色俱全，因此又有五行菜的别称，你说该归哪经？

张怡娜说，老师我明白了，我们既应当知道五行配五色的由来，还应当知道事物的复杂性和多样性，中药的归经和功效，是从临床实践检验中总结出来的，并不是以它表面的颜色来决定的。

对，这样认识，我觉得还是比较客观的。

老师，五行和五味是如何相配的，有没有临床意义呢？张怡娜紧接着问。

我说，关于五行和五味的问题，是一个我还没有想明白或者想清楚的问题，但你们已经提出来了，我还是要谈谈我的理解。

五行和五味

五味是指酸苦甘辛咸，现在一般根据《素问·阴阳应象大论》等的说法，酸苦甘辛咸分别和木火土金水相配，进而有了酸为木之味，酸入肝；苦为火之味，苦入心；甘为土之味，甘入脾；辛为金之味，辛入肺；咸为水之味，咸入肾。以往人们常解释说，树木的果实多酸、火烧过的食物变苦、土地化生的食物多甘、金属的味道多辛，水的味道多咸，这种说法显然是牵强的，谁能尝出金属是什么味道？水中如果没有盐，谁能尝出咸味？广博的大地化生了万物，万物五味俱全，怎么能只强调甘味？树上的果实也可以说五味俱全，为什么单单强调酸？而且中药药理作用的规律是，酸味的药物多有收敛的作用，苦味的药物多有降火的效果，辛味的药物多有开散的功能，咸味的药物多有润降的作用，甘味的药物则有甘缓平补的效用。如果按照气的运动趋向来分类，我认为辛主宣散，应当对应木；咸、苦主降，应当对应水；酸主收敛，应当对应金；甘味平缓应当对应土。我的想法除了甘味对应土和《内经》的说法一致以外，其他都不一致，因此这个问题需要继续思考和研究。

张怡娜说，老师，我本科学习的时候，书上说，在疾病过程中，常见有口味的变化，可用五行属性的归类法来判断其所属脏腑，口中泛酸为肝木旺，口苦为心火旺，口咸为肾水上泛，口甜为脾有湿，口辣为肺有热。这些情况是不是符合临床实际，是不是五味和五行搭配的依据呢？

我说，从临床观察来看，口咸为肾水上泛，口甜为脾有湿热，口辣为肺有郁热，确实是这样。口酸常常是由于肝热胃寒所造成的，和肝也算沾边。口苦则常见于肝胆火旺以及胃火盛，心火盛而出现口舌生疮的多，出现口苦的反而不多见。或许木火土金水分别和酸苦甘辛咸相配的说法，和这种临床观察有关。

在这个问题上，我认为作为把自然界一切事物都要按照五行的框架来分类的思维构架，把五味进行分类，是可以理解的。但实际上在《黄帝内经》里，更多强调的是五味中的每种味都可以入任何一脏，也就是各脏都可以接受五味，怎样利用不同的味来调节脏器功能，《黄帝内经》是辨证选味的，举《素问·脏气法时论》中关于肝的例子，“肝欲散，急食辛以散之，用辛补之，酸泻之”,“肝苦急,急食甘以缓之”。肝的生理特性是主疏泄展放的,这就叫肝欲散,所以就要用辛味的食物或药物来助它的疏散、疏泄,疏肝解郁的药物如柴胡、香橼、青皮、香附都有辛味,在归经上都入肝,我们平时吃饭,有人特别喜欢吃辛辣的东西,吃完了感到很爽,身体轻松了、心情舒畅了、食欲增加了,这就是疏通了肝气,进一步疏泄了全身气机的缘故,你能说辛味不入肝?从这个角度来说,辛味可以助肝的疏泄,顺应了肝的生理功能趋向,这就是补肝,所以《素问·脏气法时论》说,肝欲散,急食辛以散之,用辛补之。但是如果肝疏泄过头了怎么办?就要用酸收的药物或食物来抑制它的过度疏泄,比如乌梅、山萸肉都味酸,入肝,可以收敛肝气过度的疏泄耗散,所以说用酸泻之,是制约了肝的过度疏泄。在《黄帝内经》里,把肝比喻作将军,肝在志为怒,肝气特别容易急暴,这就造成了人容易发怒,急暴发怒反过来也会损伤肝的本身,被自我戕害所苦所累,这就是“肝苦急”的意思。所以应当食用甘味的食物和药物来柔缓肝气的急暴,这就是以柔制刚。可见酸、辛、甘等,都可以入肝,所以我们不能拘泥于只有酸入肝的说法。其他脏器同样也都接受五味。

可见《黄帝内经》本身,并没有局限在酸苦甘辛咸分别和木火土金水、肝心脾肺肾相配的圈子里,而是辨证地应用五味的。还要注意的是,中药中所说的味,有时候并不是我们品尝后味觉器官所感受的实际味道,而是根据药物的功能反推出它的味。比如,某药有发散解表作用,就说它味辛,某药有固表止汗作用,就说它味酸。五味和五行的搭配,我只能解释到这里了。

其实五菜、五果、五谷、五畜等和五行的配属归类,也同样存在着内在联系不充分或者牵强附会的问题,所以我们都不能僵化地教条地看待这些问题。依我看,谷肉果菜都可以入任何一脏,就像五味皆可入任何一脏一样。

天有四时五行,以生长收藏,这是化育生命的原始自然规律,一旦在阴阳中又有阴阳,五行中又有五行的复杂演变过程中，化生了千姿百态的生命世界以后，你要把极其复杂的生命重新还原，用简单的阴阳四时五行进行分类，必然会存在很多不合理的问题，所以我们不应当把五行和五色、五味、五谷、五果、五菜、五畜等分类，教条化，僵死化。

伯伯，五行和五音是怎么回事？李超问。

我说，这也是一个难题，或者说我还没有搞清楚的问题。我就谈谈我的理解吧，也许是错误的。

五行和五音

在人类的世界，不能没有声音，当我们还是胎儿，听觉器官开始发育，刚刚能够接受外界声音的时候，我们就听到了母亲胃肠的蠕动、心跳的节律、呼吸和说话的声音。出生以后，是在一个有声音的世界里茁壮地成长的。当一个人处在完全静音的状态下，用不了多久，就会感到莫名的恐惧。

在声音的世界里，又不能没有音乐。音乐是什么呢？乐器有规则的振动发出的声音称为乐音，乐音是通过空气的传导振动了我们的听觉器官，我们才能听到的。由有组织的乐音来表达人们思想感情、反映现实生活的一种艺术就是音乐。

音乐对植物和动物来说，主要是声波振动的物理效应在发挥作用。

国外有人用三个蔬菜大棚做实验，一个大棚不放音乐，一个放迪斯科和摇滚乐，一个放古典音乐和民间音乐。结果发现，放迪斯科和摇滚乐的和不放音乐的相比，减产了10%。放古典音乐和民间音乐的和不放音乐的相比，增产了15%。说明迪斯科和摇滚乐对蔬菜的细胞代谢，有泻的作用；古典音乐和民间音乐对蔬菜的细胞代谢，有补的效果。

美国有一个农场主，他种的玉米产量总是比别人高，很多人都到他的农场参观学习，最后发现这个农场主特别喜欢古典音乐和民间音乐，在他所耕作的几百公顷的土地上，只要有电线杆子的地方，都有高音和低音的音响，他走到哪里，音乐就放到哪里。他种的玉米也在音乐声波的沐浴中茁壮地成长。

某粮库，老鼠横行，用灭鼠药、老鼠夹子、猫，都不起作用。粮食转移后，老鼠仍然猖獗，因为鼠洞里已经储藏了足够老鼠吃几年的食物。后来由于一个特殊的机缘，在粮库举办了一场舞会，一群年轻人跳了一宿迪斯科，使人们没有料到的是，从此老鼠绝迹。看来连老鼠都怕迪斯科。

北京一家报纸曾报道，某奶牛场的奶牛听音乐，可以增产38%的奶量。我后来到这个奶牛场去参观，一进场区就听到了悦耳动听的民间音乐，那些奶牛就在音乐声波的沐浴中，静静地吃草，它们的奶量还真的提高了。

一般认为，音乐对植物和动物来说，主要是声波的物理效应在发挥作用，而且不同的音乐，还有不同的补或泻的效果。但对于人来说，音乐则是一把双刃剑，既有声波的物理效应，又有音乐旋律所表达的情感色彩所引起的心理效应。更主要是心理效应，并通过心理效应起到调节健康，调节人体气的运动，从而起到养生保健作用。

不同的场合就要有不同的音乐，用来渲染气氛，烘托感情，音乐的旋律绝对不能错位。如果在婚礼婚宴上，乐队演奏起火葬场的告别哀乐，这个乐队的乐器肯定要被砸碎。在战斗中，指挥员命令司号员吹冲锋号，如果司号员吹的旋律是哀伤委婉的离愁别恨，这个司号员完全可能被当场枪毙。

在《黄帝内经》里，木火土金水分别对应的是角徵宫商羽，这个徵不能简写，也不能读 zheng（一声），角徵宫商羽，如果和简谱相对应的话，分别对应 mi，so，do，re，la。我们这个排列次序，不是按照古代五声音阶的五个阶音由低到高的顺序来排列的，而是按照中医的五行，木火土金水的次序来排列。音乐界排列的习惯是，宫商角徵羽，也就是 do，re，mi，so，la。

五音和五行归类的内在联系是什么？我自己并没有搞清楚。但单独的一个音，构不成音乐，音乐是由多个音在它的流动过程中组合成旋律之后才能构成的。古代是怎样将五音用于音乐养生的，现在没有像乐谱一类的实物可以参考，文献记载也很少。北京八一电影制片厂有一位当代作曲家，叫石峰。石峰老师建议以宫商角徵羽分别作为音乐的主音，谱写出不同形象的旋律，通过对音势、节奏、配器等各种音乐元素的不同处理，形成既有统一的民族音乐风格，又有各自情趣的，色调不同的，所表达的意境不同的，使人产生不同感受的五行音乐，使它对人的气的运动产生不同的影响，进而出现不同的心理效应和生理效应。石峰老师又用《黄帝内经》的五行平气的名称来命名音乐。《黄帝内经》五行的平气就是敷和、升明、备化、审平、静顺。

这都是什么意思呀？李超迫不及待地问。

不要着急，我下面就会分别解释。敷和是敷布温和的意思，敷和之气是木的平气，不亢不烈，温煦长养，具有激发生机，舒达气机的作用。敷和乐以 mi 为主音，为角音，在五行属木，旋律要求舒展流畅，节奏活泼。音乐所表达的意境是，春风和暖，阳气布扬，冰河消融，泉水流淌，大地复苏，草木萌芽，蛰虫苏醒，生机展发，天地俱生，万物以荣。我放一段敷和乐，请你们感受一下，是不是利于气机的展放、肝气的舒达，能不能使你的心情轻松愉快起来。

随后我就用工作室的电脑播放了二十多年前由石峰老师作曲的敷和乐，当然所用的音响是专门用来播放音乐的音响。

听了 5 分钟，李超和张怡娜都说，听了这段音乐，真的感到了放松和愉快。

升明是上升、显明的意思，升明之气为火的平气，蒸蒸向上，具有鼓舞阳气上升的作用。升明乐以 so 为主音，为徵音，在五行属火。旋律要求热情、向上、红火、欢快，但不过分。音乐所表达的意境是，夏季炎热，阳气旺盛，江河滔滔，瀑布淙淙，鸟兽活泼，草木繁盛，蒸蒸日上，欣欣向荣。

备化是完备、化生的意思，备化之气为土的平气，升降出入，均衡平和，具有化生万物，繁育新生的作用。备化乐以do为主音，为宫音，在五行属土。旋律要求平和稳定、宽广庄重、典雅恢宏。音乐所表达的意境是，夏末秋初，湿热交互，天气闷热，气机和平，走兽孕育胎儿，草木结成果实，万物化育，繁衍新生。

审平是宁定平静的意思，审平之气为金的平气，肃杀收敛，具有收敛密集，宁定平静的作用。审平乐以re为主音，为商音，属金。旋律要求忧伤委婉，但不抑郁；柔肠百转，但不消沉。音乐所表达的意境是，秋风萧瑟，天气凉，霜天万里，草木黄，果实成熟，牛羊壮。登高远望，既有收获的喜悦，又有临近岁暮的淡淡忧伤。

老师好像是在进行诗朗诵，张怡娜情不自禁地说，不过老师，这样忧伤委婉的曲子在音乐养生中也是需要的吗？

我说，真的需要，当你很郁闷，很忧伤的时候，旁边有个人哈哈大笑，你是什么感觉？

会更烦呀！张怡娜答道。

所以当你忧伤的时候，你能接受欢快的音乐吗？接受不了。这个时候你需要一首委婉哀伤的音乐，帮助你宣导心中的郁闷，这叫因势利导。

我们听一段这样的音乐，感受一下可以吗？李超提出了要求。

于是我找到了审平乐的光盘，放到了电脑的光驱里，当音响里传出了低沉的锣声时，我看到李超和张怡娜的表情一下子都严肃了起来。音乐刚放2分多钟，张怡娜就在那里拍胸口，并示意我停止播放。

我按下了暂停键，问怡娜，为什么要停？

老师，不行，不行！我的胸口有点闷。张怡娜一边拍胸口一边说。这可能就是使气内收的结果。

我说，其实旋律还没有完全展开，你的反应有点过度，可能是你已经知道审平乐利于气的内收，因此有了一定的自我心理暗示。我们应当用双盲法来检测对五行音乐的感受。

李超说，姐姐的感觉是对的，我也感到有点想哭。

我接着往下讲，静顺是沉静柔顺的意思，静顺之气为水的平气，潜藏下降，具有沉静柔顺，潜降下行的作用。静顺乐以 la 为主音，为羽音，在五行属水。旋律要求流畅如水，明显下行。音乐所表达的意境是，冬季寒冷而不戕害，北风凛冽而不肃杀，万物封藏而不压抑，江河封冻，虫兽冬眠，种子滞育。万物完成了生长化收藏的生命节律，休眠待机，蓄积能量，静待春风的到来。

就是这样，敷和乐利于气的展放，升明乐利于气的上升，备化乐利于气的平稳，审平乐利于气的内收，静顺乐利于气的下降，按照《黄帝内经》五行和五脏的关系，分别对应的是肝和胆，心和小肠，脾和胃，肺和大肠，肾和膀胱。当然这种尝试和设计是不是符合古代五行养生音乐的原本意思，我们也不知道。

但我们有过实践，20 世纪的 80 年代，我做中医顾问，石峰老师作曲的第一套五行音乐出版后，不少医院临床都有所应用。北京一家医院的肿瘤科，在病房开展音乐养生和辅助治疗，一位肿瘤病人，做过手术之后，又做放疗和化疗，他躺在病床上，身上插有多个管子，在痛苦、无助、焦虑、无奈的时候，医生给他戴上了大耳机，插到病床旁的音乐插座上，耳机里传来了他自己认为美妙动听的天籁般的音乐，他在音乐的声波中渐渐忘记了病痛，忘了放疗化疗给他带来的痛苦，使得他能够很好地静心、睡眠、吃饭，他康复后出院，重新创业，后来在事业上做出了成就，赚了很多钱。在以后的日子里，他一直不能忘怀那段五行音乐对他的帮助。

不过要特别注意，音乐养生的对象不同，我们选择的音乐也应当是不同的。每个人由于成长的背景和接受教育的程度不同，对音乐的感受会有很大差异。不同的人群对相同的音乐具有不同的感受性和亲和性。因此音乐养生必须因人而异，要充分考虑到受众的不同而采取不同的音乐处方，不应按照五行配五音的统一模式施乐。

某音乐学院有一个硕士研究生，做音乐缓解紧张焦虑情绪的试验，在同一组人群中，分别用五行音乐中的敷和乐、京剧二黄慢三眼的曲牌……

伯伯什么叫二黄慢三眼，李超问。

我说，就是京剧中的一种曲牌。还有周杰伦演唱的青花瓷，进行试验。论文报告说，五行音乐中的敷和乐和京剧二黄慢三眼曲牌，都不能缓解受试者的紧张焦虑情绪，只有周杰伦的青花瓷，才能缓解紧张焦虑。当我看到这篇论文的时候，我想他做试验时的受众，应当是一些中学生，而且可能是初中二三年级的学生。我给他导师打电话，我说你的学生论文，不把受众说清楚，就说五行音乐的敷和乐和京剧中的二黄慢三眼都不能缓解焦虑和紧张，这是不严谨的，必须把受众说清楚，并且对得出的结论进行进一步的分析，才有学术价值。他的导师说，你说受众是什么人呢？我说，受众应当是一批中学生，很可能是初中二三年级的学生。他说你怎么知道，我说你让初中学生听敷和乐和京剧二黄慢三眼，他们根本就听不进去，听不懂，他们就爱听那含混不清的通俗味道的演唱，所以听了周杰伦的演唱能够缓解紧张焦虑的，只有初中二三年级的学生了。你让老年人听周杰伦的演唱，恐怕越听越要焦虑、烦躁了。他的老师说，他正是在一个中学的初中班做的实验。

通过修改和补充，这篇论文居然还获得了该院的优秀论文奖，因为确实是受众不一样，选择音乐也应当不一样。所以今后大家在音乐养生和治疗中，一定要了解对象的教育背景。你给一个河南老乡放莫扎特的交响乐，他多半会听不进去，还不如给他放常香玉的豫剧。我的办法是，让聆听者自己来选择，他当时感到最好听的音乐，就是此时此刻他最需要的音乐。

关于五行和五音的搭配，我只能讲到这里，需要研究的问题还有很多很多。我自己也并不认为我上面所说的东西就是正确的，讲给你们和大家，也是想抛砖引玉，能引起更多行家的讨论，使我能学到更多的东西。学术在争鸣中才能发展，不同的见解，是修正我们认识客观世界的灵丹妙药，不能拒绝。

伯伯，五行在中医临床治疗上，有指导意义和价值吗？这次是李超发问。

我说，五行学说在中医学中的应用范围极为广泛，涉及人体生理、病理和临床辨证、治疗和养生等各个方面。如以五行的特性来分析研究人体的脏腑、经络等组织器官的气的运动特性，以五行之间的生克制化来分析研究机体的脏腑、经络生理功能之间的相互关系，以五行之间的生克来阐释病理情况下的相互影响。因此，五行学说在中医学中不仅是一个理论问题，而且也具有一定的指导临床的实际意义。你要想系统地了解五行在中医各个方面的应用，可以看讲义。我这里只举一些案例来说说五行的应用。

五行在中医临床中的应用

还记得我先前举的跟随父亲看病，诊治一个曹姓男子的下颌部须疮的例子吗？根据中医在面部分区，下颌部属肾的说法，从肾论治。

记得，记得，李超说，不过伯伯，什么叫面部分区？你当时讲的时候，我没敢问。

我说这是中医望诊中的内容，我们人体的心肺在上部，脾胃在中部，肾膀胱在下部，肝胆在一则，于是中医在面部的望诊分区上，眉心部可反映心肺的功能，鼻梁部可以反映脾胃的功能，下颌部可反映肾膀胱、子宫的功能，鼻翼两侧可反映肝胆的功能，这个分区可以看成是顺序对应。

老师，不是肺开窍于鼻吗？怎么鼻子又和脾胃拉上了关系呢，张怡娜忍不住问。

我说，肺开窍于鼻，指的是鼻腔，鼻窍是呼吸系统的起始端，鼻子的嗅觉功能，通气功能和肺相关，我这里说的面部望诊，是指鼻梁外部的皮肤区域，属于中焦脾胃的望诊区。

啊！原来是这样。

下颌部须疮，也就是毛囊炎的病人病程已有三年之久，久病多虚，应当是虚火。所以诊断为肾阴亏损，虚火虚热上炎。治疗采用滋阴补肾、引火归元的方法，方子用张景岳左归饮加味。用少量热性的肉桂引火归元，引热下行。用麦冬补肺阴，是依据了虚则补其母的理论。这是根据五行相生的关系来确定的治疗原则，在相生的关系上，生我者为母，我生者为子。肾属水，肺属金，金生水，所以肺为肾之母。虚是指正气虚。这里肾阴虚就需要用补肾阴的药物，方子里的生熟地、山萸肉、山药、茯苓、枸杞子、五味子都是补肾阴的，为了加强补肾阴的效果，所以要用一味补肺阴的麦冬，而且用量要大。后来证实，用这样的理论指导治疗，取得了好疗效。

二十多年前，我在外地讲课，当地医院收治了一位肝硬化腹水的女病人，医生用中西医结合的方法消退了腹水之后，找我会诊，希望商量一个可以减缓肝硬化的进程，预防腹水复发的方法，病人既有肝胆湿热、瘀血阻滞的表现，还有肝阴肝血不足的征象。我用了清理肝胆湿热、化瘀软坚散结的药物和养肝血的药。这是直接治疗得病的本脏。又因为《难经》和《金匮要略》都有类似的说法——“见肝之病，知肝传脾，当先实脾”。

伯伯，这是什么意思？李超问。

肝属木，脾属土。木克土，肝病最容易传脾，肝胆病最容易影响脾胃的功能，肝炎、胆囊炎、胆道结石发作，都会出现呕吐和下利，所以见到肝病以后，知道它最容易影响脾胃的功能，于是就配合了健脾和胃的药。又因为肝属木，肾属水，水生木，为了更好地补肝阴，补肝血，又在方子中加了一点补肾阴的药，这是运用了虚则补其母的原则。配成丸药，经常服用。按照给她治病的医生当年推算，她活不过三年，可是现在二十多年过去了，她一直能生活自理，并可以适当地从事家务劳动，使这个医生很是吃惊。

伯伯，虚和实是相对的，有虚证了，可以补妈妈，是不是有了实证，就要泻妈妈，把妈妈泻的没劲了，没有奶水了，儿子自然也就不实了，虚了。

李超的话，把我和张怡娜都逗笑了，笑得李超有点不好意思。

我说，你的对偶统一的思维方法是可嘉的。虚和实相对，母和子相对，可是你把虚则补其母，对成了实则泻其母……

伯伯我错了，错了！应当是实则泻其子，才能和虚则补其母相对。可是我们不是在对对联呀，医学上真的是这样吗？

对，《难经》就是这样说的，“实则泻其子”。遇到实证，也就是邪气盛的病症，在泻病变本脏的同时，还要配合泻子脏。

一个双向情感障碍的病人……

什么是双向情感障碍？李超问。

这是西医的病名，也就是精神躁狂抑郁症。在他抑郁的时候，情绪低落，精神抑郁，思维迟钝，动作迟缓，睡眠失调，兴趣减少，自责内疚，心烦焦虑。在他躁狂发作的时候，情绪高涨，盲目乐观，喜不自胜，思维敏捷，动作迅速，语言流畅，睡眠减少，精力充沛，自我感觉良好……

伯伯，这不是一个“牛”人吗？我想做这样的人。李超缺少低调、内含的品格又突出地表现出来了。

可是这是一个病态，只是他自我感觉良好，目空一切，吹牛撒谎，真的工作起来，却没有毅力，注意力集中不了。后来他找我看病，我用疏肝清肝的药，加清心宁神的药，症状逐渐改善。原本是肝气旺，在泻肝气的同时，加用泻心火的药，就叫实则泻其子。因为肝属木，心属火，木生火，所以心为肝之子。

一个病人一生气就拉肚子，这是肝木克脾土，相克太过所造成的。这其中又要具体分析，可以是肝太旺，可以是脾太虚，也可以是肝旺脾虚同时存在，于是就出现了相克太过。相克太过，以上欺下，这又叫相乘。这个时候，就要泻肝补脾。当然也要看具体情况，如果肝太旺，就以泻肝为主；如果脾太虚，就以补脾为主；肝旺脾虚同时存在，泻肝补脾就同时进行。

伯伯，有没有反克的现象存在呀？李超问。

当然有反克，反克就是以下犯上，也叫相侮。比如金应克木，可是当肺气太虚，肝火太旺的时候，又会出现反克，叫木火刑金，也叫木旺侮金。

某皇妃患咳嗽，太医久治不愈，有一个姓李的太医，用了民间流传的黛蛤散，只有青黛和海蛤壳两个药，平肝降火而愈。

老师这个故事我们在《医古文》里学过，张怡娜说。我说，我讲的就是这个故事。

五行学说对针灸疗法和精神疗法也有一定的指导作用。在针灸疗法上，手足十二经四肢肘膝以下的穴位分属于五行，即井、荥、输、经、合五种穴位分属于木、火、土、金、水，临床上根据不同的病证，以五行生克乘侮规律进行选穴治疗。

伯伯，这些我都听不懂。李超说。

我想你不一定都听懂，如果以后你想学中医了，你去看教材就可以懂了。

有一种方法，叫以情胜情法，是用于调节情志病的，也从五行相克来思考和处理问题。正像《黄帝内经》所说，怒胜思、思胜恐、恐胜喜、喜胜悲、悲胜怒。

可见，临床上依据五行生克规律确定治疗方法，有一定的实用价值。但是，也应当说明，并不是所有疾病的治疗都能遵循这一规律，所以绝不能机械地生搬硬套五行的生克循环。也就是说，在临床上既要正确地掌握五行生克的规律，又要根据具体病情进行辨证论治。

关于五行的讨论，我就讲到这里，五行是指气的升降出入运动趋向，是控制一切生物生长化收藏、生长壮老已过程的自然规律，是古人通过观察自然现象得出来的科学结论。虽然在中医学的方方面面得到应用，但事物的复杂性远远不是只凭五项大的分类和五大类之间的生克关系就可以解释得尽善尽美的。因此我们也要注意，千万不要把五行教条化。

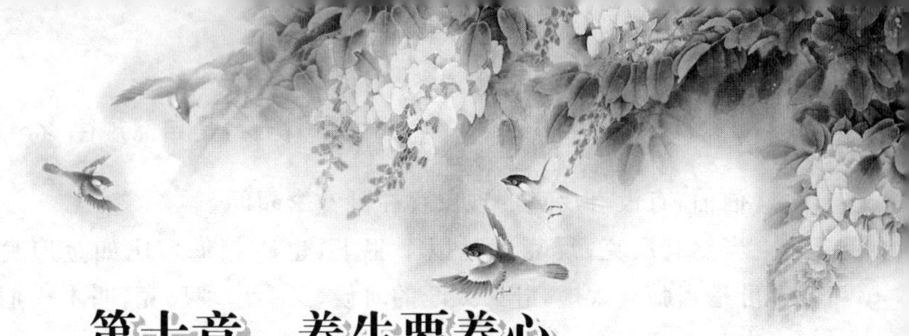

第十章　养生要养心

这天上午，按照原来的安排，我是准备看研究生的论文的。可是刚到工作室，李超和张怡娜却突然来了。我说按照计划安排，你们今天应当是出去玩的呀，怎么又来找我了。

李超嚷嚷说，伯伯，再有三天我就要回美国了，可是我对中医的了解还很少，我原来只是想了解一点和药物有关的中国草药知识和中国的养生知识，没想到引出了我对中医理论的好奇，中医理论我刚刚了解了一点点，养生的知识和方法，除了那次你教的叩齿搅海咽津液，其他我都不了解，我不想再去玩了，没有先给你打电话，是怕你拒绝，反正我们来了，你就不好意思轰我们走，这三天就听你给我们上课好不好。李超可能和我熟了，有点要赖皮。

我说今天和后天还可以，明天我到郊区开会，你们可以到街上买买东西，总得给爷爷、给父母亲带回一点祖国的特产吧。

李超说，今天给我们讲一点中医养生的知识好不好。

我说可以，就从心讲起吧。

心主血脉和心主神志

伯伯，心和养生有什么关系呀？李超有点不理解。

听老师说，不要乱打岔，张怡娜不满地看了李超一眼说。

我找出了一张以前打印好的 A4 纸，上面是我给中国学生讲课的时候，从《说文解字》、《六书通》和《金文编》这三本书里拷贝下来的十多个“心”字，都是象形字，递给李超说，你看看这都是什么字？我没提《说文解字》，更没有说《六书通》和《金文编》这两本书的书名和作者，否则李超又会问起来没完没了（图 10-1）。

《说文解字》

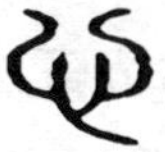

《六书通》

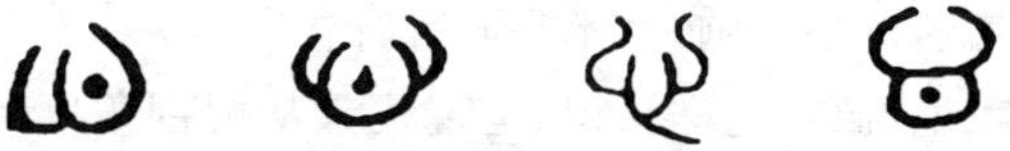

《金文编》

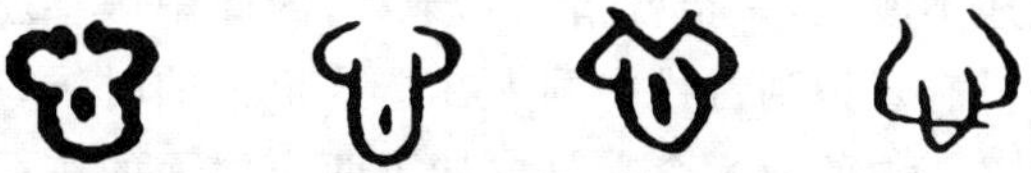

图 10-1　心字的篆书（郝万山集图）

李超逐个看了一遍说，这哪里是字呀，这是图画，画得像心脏，应当是古代的心字，还有一个画得像灯笼，就不知道是什么字了。

你不是不认识中文字吗？这么还能认识古代的象形字？张怡娜以略微讥讽又带有一点玩笑的口吻对李超说。

姐姐，这一看就知道，是图画呀，画的是心脏，据说中文古代很多字就是画，我虽然认不了几个中文字，心字还是能认识的。再说了，伯伯刚才不是说从心讲起吗，我猜也能猜出来，伯伯拿出来的应当是心字呀。

我说，李超说对了，古代心脏的心字，就是这样写，象形，画的是心脏，那个像是灯笼的也是心字，只不过有一点艺术加工。可是你们知道这个字为什么读 xin，而不读其他的音吗？

李超和张怡娜都摇摇头。

我说，刘熙的《释名》是一本同音相谐，从音求义的书。

老师在讲脾胃的时候提到过，张怡娜说。

《释名》说："心，纤也，所识纤微，无物不贯也。"就是说，心和纤在古代读音是一样的，就可以同音相谐，从音求义，从读音中来探求它的本义。现代汉语中读这两个字，声母还一样，韵母不一样了。古人认为，可以认识外界极其纤细微妙的事物的器官，就可以叫 xin。在中医学里，就叫心主神志，造这个心字的本义，就是可以认识外界事物的，具有表达情感、情绪的，有思维、意识、学习、理解、记忆、能力的，就叫 xin。

李超说，伯伯这就不对了，认识外界事物的是大脑，主管情绪情感的也是大脑，并不是心脏呀？

我说，像你这样认识，是现代人从解剖角度的认识，不了解中医的人都认为中医说错了，甚至还说这样明显的错误居然到现代还不改正，一错就错了几千年，因此中医早就应该淘汰了。这是没有意识到古代中国人在造这个字的时候，所赋予它的原本含义。它的原本含义是包括了两个层面的东西，一是解剖学的心，是主管血液循环的，中医叫心主血脉，用字形来表示。

这个我能懂，不用多做解释，李超说。

二是主管精神意识、思维情感的心，用读音 xin 来表示，意思是能够认识外界细微事物的这个能力，就叫心。我们今天可以说具有这个功能叫大脑，但在古代这个功能叫心，不仅中国古代是这样，世界各个民族在古代都是这样。

有一年我在巴黎讲课，当讲到心主神志的时候，有一个小伙子站起来说，老师您说得不对，是脑主神志，不是心主神志。这个法国小伙子居然没有通过翻译，是用汉语来直接问我问题。后来我才知道，他喜欢中国文化，在巴黎七大已经读了两年中文了，这次来这里听中医课，是他的中文老师推荐他来的。

我说，坐在你旁边的那个女孩是你的什么人？因为我看到课间的时候，他们两个很是亲热。老师，她是我的女朋友。你女朋友脖子上的项链是她自己买的吗？不是，是我送她的。你为什么送她项链？表示我爱她。你的这种爱的情感是从哪里发出来的呢？当然是大脑。你现在把你送她的项链摘下来给大家看看，你是用什么来表达爱情的。小伙子把项链摘下用拇指和食指捏着高高提起来给大家看，整个教室哄堂大笑，原来那条细细的白金项链的下方，有一个镶金边的红宝石的心形项链坠，我不知道那是真的红宝石还是什么其他材料，个头挺大的。我说，你为什么不送她一个大脑模型的项链坠？小伙子红着脸说，买项链的时候，没有想到这个问题。不过我从来在商店里没有见到过大脑模型的项链坠。这个项链是哪国生产的？是法国，老师。看来法国人也知道用这样一个心形的模型来表达情感的呀，同学们又笑了。那个丘比特的箭射中的是大脑还是心？在情人节商店推销巧克力和玫瑰花的时候，如果在外包装上印的都是一个一个大脑模型，大家会怎么样？同学们又是一阵笑声。这究竟是怎么回事老师？小伙子问了这样一句，坐下了。

后来这个法国小伙子来中国学习生活工作了三年，我再到法国讲课，他居然可以给我做专业课的翻译，而且他和他的太太，就是原来上课坐在他旁边的那个女孩，他们结了婚，共同开设了中医诊所。他告诉我，中医是他们结合的月下老人，因为他们两个都热爱中国文化，都热爱中医，于是共同的爱好把他们连在了一起。两个法国年轻人居然还知道中国的月下老人，这使我有一点吃惊。

张怡娜说，老师，看来世界上几乎所有民族在古代都认为是心主神志，心是认识外界事物的，心是表达情感的。为什么会有这样的认识呢？

我说，这个问题我也说不清楚，我的感觉是，这可能和古代人类自身的感受有关。当你的情绪波动的时候，大脑并没有什么感觉，感觉到的是心脏的跳动发生了变化，比如当突然遇到你朝思暮想，又分别已久的亲人，你会明显感到心中的激动；当你突然遇到恐怖的事情，你首先感到心率的加快。于是心主神志，心主情感的认识就这样确立了。当古人看到了解剖的心脏，于是就用了一个像是心脏的图画代表这个东西，可是读什么音呢，因为凭感觉认为，它能感受外界纤细的事物，所以就读 xian-xin

了。可见中文的心字就像我前面所说，本身就包含了两层意思，一是解剖学的心，主管血液循环，这叫心主血脉。二是主管神志之心，你们今天可以说大脑的部分功能，这就是中文心字造字的初衷，造字的本义。你看那些诗人们写诗，会说，我激动的心呀，就要跳出了胸膛！没有看到诗人说，我激动的大脑呀，就要涨裂了脑壳！

这次李超和张怡娜都笑了。

中医对于脑病，比如精神分裂症，这是大脑的问题，中医可能会辨证为痰热扰心，用清心化痰的中药，就能在一定程度上缓解病情。遇到高热昏迷的病人，中医用清心醒神的方法来治疗，就会有效果。如果把上述的心字换成脑字，清心化痰换成清脑化痰、清心醒神换成清脑醒神，这就糟了，因为中医世世代代知道什么是清心的药，不知道什么是清脑药，有入心的药，没有入脑的药，那就没有办法来治疗了。可见中医是一个具有独立体系的学问，它的词汇有它本身的含义，我们不能用现代词汇的意思随意以今度古，想当然地指手画脚。

中医心主神志的观念，渗透到了中国传统文化的方方面面。或者是中国传统文化的观念影响到了中医学。如果把孟子说的“心之官则思”，改成脑之官则思，把汉语中的心地善良、狼心狗肺、全心全意、三心二意、忠心耿耿、赤胆忠心，改成脑地善良、狼脑狗肺、全脑全意、三脑二意、忠脑耿耿、赤胆忠脑，行不行?!

李超和怡娜又笑了，可是我一点也笑不出来，只是感到心中在隐隐作痛，我当时在想，一个民族，忘记或者读不懂自己的传统文化，这个民族还能够存在么？一个民族如果对子孙后代不进行传统文化的教育，这个民族的文化特色还能传承吗?!

伯伯，我懂了，心主神志本身就包含了大脑的一部分功能，没有必要把心改成脑，可是这和养生有什么关系呀？

古今中外各门各派的养生家，养生没有不从养心入手的，我继续说。

养生要养心

道家讲静心，就是要使心灵安定宁静。有一次我和历史学家、清史专家、央视《百家讲坛》著名主讲人阎崇年先生，在北京电视台《读书》栏目中一起聊天，当我讲到道家静心的时候，阎老师补充说，静心还包括心灵干净。这个补充很好，就是心灵不仅宁静，还要干净，不去想那些歪门邪道的东西。医学家讲的是养心，就是修养心性，提高精神境界。易学家强调的是洗心，就是改变心志，改变观念，改变想法，换一个角度看问题。儒家讲的是正心，使人心归向于正，想正事，走正道，不要想歪门邪道的东西。气功家讲修心调心，修养调摄心性是一切养生练气功夫的入门。这都是中国传统养生家，养生最基本的理念。佛家是外来的，但在中国流传的过程中，也被融入了中国养生文化的理念，佛家讲的是明心见性，明心是发现自己的真心；见性是见到自己的本性。这个心就是菩提心，这个"性"就是佛性。能否成佛，关键在于能否悟到真心、本性的真面目。悟到这个真面目，即使普通人也能成佛，悟不到这个真面目，即使佛也会变成普通人。佛与凡夫本无差别，只在"迷"和"悟"之间。所以有"达摩西来无一字，全凭心意下功夫"的说法。一千三百年前，禅宗六祖慧能也说过，"佛向心头作，莫向身外求"，"我心自有佛，自佛是真佛"。

伯伯，你的这段明心见性的佛家话，我没有听懂，李超说。

我本来也没有想让你完全听懂，但是怡娜听懂了。我在这里举这些例子，只是想说明，古今中外的养生家讲养生，都是从养心入手的，把静心、洗心、养心、正心、调心、明心，改成静脑、洗脑、养脑、正脑、调脑、明脑，行不行！

李超和张怡娜异口同声地说，不行，不行！真不行！这次他们都没有笑。可能他们已经意识到，如果把心字改成脑字，不仅没有意义，甚至可能在一定程度上标志着对中国传统文化的抛弃,所以就笑不出来了。

伯伯,人的心理情绪情感和健康有什么关系呀？我说,这要从两个方面说起,一是什么样的人才算是一个健康的人,二是心理情绪对人的形体健康会有什么样的影响。先说什么样的人才算是一个健康的人。

健康的标准

健康的标准,我说了不算,要权威机构来说。世界卫生组织对健康的定义是,健康不但是没有疾病和虚弱的症状,还要有完整的生理、心理状态和社会适应能力。具体地说,一个健康的人应具备以下 4 条标准:

一是无生理及遗传疾病。

伯伯,这个我能理解,有生理疾病和遗传疾病,肯定就不是健康的人了,李超说。

二是有自我控制能力,我们是人,人就要有理智,就要有自我控制情感情绪和行为的能力。北京的公共汽车很挤,在这种情况下被人碰一下,踩一脚是非常常见的,如果大家相互体谅,说一个对不起,没关系,就会相安无事。但是偏偏有人就因为这点小事,对骂起来了,接着又对打起来了,到最后相互指责对方"有病",实际上他们两个都有"病",都没有自我控制能力,当然这个"病"字要用引号引起来,不是指医院医生所说的病。

有两个女孩从外地来北京打工,租住一间房,养了一只小狗,这只小狗只要一放出门来,就到对门的门口撒一泡尿,对门住的是一个小伙子,很生气,多次找过这两个姑娘提意见,可是这两个姑娘管狗不力,小狗的习惯一直不改。一天小伙子又找这两个姑娘理论,其中一个姑娘说,大哥,它是畜生,您是人,你怎么和它一般见识。言外之意,是骂小伙子是畜生。小伙子盛怒之下,返回房间,拿出一把长长的水果刀,当场刺死一个姑娘,刺伤另一个姑娘。因为这样一件小事，双方都不能控制自己的情绪和行为，最终付出了年轻生命的代价。你们说，这是健康的人吗？

那个受伤的女孩现在怎么样了？李超问。

我是看到报纸上的报道，并不认识这起事件的人。

三是能正确对待外界的影响，一个人的心理状态，是不是总受到外界的干扰，这是判别一个人是否有正常心态，是不是心理健康的依据之一。有的人好像就是为舆论活着，别人说他好，他就飘飘然，趾高气扬，不知道自己是谁。别人说他不好，他就情绪低落，内疚自卑，这就是不能正确对待外界影响的表现。

四是处于内心平衡的满足状态。在任何国家、社会，人和人之间的社会地位、经济收入，都不可能是绝对平等平均的，有的人是总统，具有至高无上的权力。有的人是大企业的老总，身价百亿。更多的人就是普遍的打工仔，一个月就几千块钱的工资。社会就这样，什么阶层都得有人，你对你的现状可以不满足，可以努力奋斗，不断提升和进取，但你内心能不能找得到平衡感、满足感、幸福感、愉快感，这非常重要。能找到这些感觉，就是一个心理健康的人，找不到这些感觉，就是心理不健康的人。

健康的四条标准，只有一条是形体的，其他三条都是心理的。

心理就是精神，是感觉、知觉、记忆、思维、情绪、情感、性格、能力的总称，是客观事物在人类头脑中的反映。但中文叫心理，而不叫脑理。

伯伯，这是你讲的第一个问题，什么样的人才算是一个健康的人，一个健康的人不仅要身体健康，还要心理健康。第二个问题，心理情绪情感会对健康造成什么影响，你还没有说呀。

不良情绪对健康会造成什么影响呢？先从中医的角度谈。我继续讲了下去。

不良情绪对健康的影响

《黄帝内经》认为，不良情绪直接导致气机紊乱。

“气机”是什么意思？李超问。

我们以前说过，“气机”是“气的运动”的简称。我们人体的气，有升降出入运动，升降出入正常而通畅，就叫气机条畅，如果不正常了，就叫气机失调或者气机紊乱。情绪，尤其是不良情绪可以造成怎样的气机紊乱呢？我们还是引用《黄帝内经》的说法。

思则气结，思伤脾；恐则气下，恐伤肾。我们已经在讲脾和肾的时候讲过了。现在从“怒则气上”，“怒伤肝”说起。如果一个人特别容易发怒，一点火就着，根本不值得发怒的事情也发怒，这个人就不正常。如果一个人受到不良刺激，一点都不会生气，这个人也不正常。该怒也要怒，但是如果狂怒、暴怒，就会导致气机严重上逆。

某大学一位工友，在食堂排队买饭，有同学在他前面加塞插队，这位工友骂这些学生不是人养的，学生就和他对骂起来，在激烈的争吵中，这位工友当场倒地。人们把他紧急送到医院，诊断为“脑出血”，从发病到死亡只有四个小时。这位工友平时有高血压，但是他不知道控制自己的怒气，盛怒之下，怒则气上，血随气涌，血压突然暴增，血管爆裂，脑出血就这样发生了。

那什么叫“怒伤肝”呢？有些女孩子在月经期，如果遇到什么事情使她生气，一气之下，月经突然没有了，随着出现了小肚子胀痛，两胁痛，肝区痛，乳房胀痛，还有严重的头疼，眼睛胀痛。为什么？因为这些地方都是肝的经脉所过的部位，肝的经脉从脚到少腹，绕阴器，经两胁到肝脏，过乳房，联系到眼睛，至头顶，发怒导致整条经脉的气血瘀滞，于是各个部位都出现了胀痛的现象，这就是怒伤肝。

伯伯，我们现在讲心，心和什么情绪相关联。李超总是不忘今天讲的主题。

“喜则气缓”，“喜伤心”。人们常说“笑一笑，十年少”，因为高兴喜悦的情绪，利于放松，这就叫气缓，缓是松弛的意思。肌肉放松，身心放松，血液循环通畅，当然有利于健康。但是，如果有心脏病的人，惊喜、狂喜、暴喜，也是不能承受的。四十年前，我是心内科的住院大夫，在病房经常收治急性心肌梗死的病人。那个时候治疗急性心肌梗死，没有现在的“溶栓技术”、冠状动脉支架手术和冠状动脉搭桥手术等，我们用的是中医、西医的保守治法，防止病人发生心律失常、心源性休克和心力衰竭。一男病人，50 多岁，因急性心肌梗死住院，用中西医结合的方法保守治疗，病情逐渐稳定，预计第 7 天就可以下地活动了。我每次查房，他总是说，她小女儿怎么漂亮怎么孝顺。我问他，小女儿在哪里？怎么不来看你？他说在海南。那个时候，从海南回北京，先坐船，然后坐很慢的火车，需要很长时间。第六天早上，我刚到病房，一个打扮入时的姑娘风风火火地推开了病房的门，说是刚从海南来，径直要去看他父亲。我说你爸天天叨念你，我去给他通报一声，她拦住我说，别通报，我要给我爸一个惊喜。我不放心，跟在这位姑娘的后面。打开门的时候，这个病人正吃着油条，一看到他日思夜想的小女儿，满脸笑容，定格了，随后油条从手中掉了下来。姑娘还不知道发生了什么事情，一边走一边不住地叫爸。我一把推开她，抢上前，一摸病人的脉，没有脉搏，一听呼吸也没有。我立即叫来所有的医护人员，做紧急心肺复苏，心脏起搏器上显示的是心室扑动，什么叫心室扑动？我们正常人的心跳，是从窦房结发出来的，通过心房的搏动，经房室结传到心室，使心室有规律地收缩。而他，窦房结没有搏动，心房没有收缩，只是心室在自搏，这时心室的收缩是打不出血液的，所以摸不到脉搏，听不到心音，测不到血压，这就是临床上所说的心搏骤停。我们做胸外按摩、心内注射，人工呼吸，可是没有效果。随后心电图出现了心室纤颤,就是比心室扑动更高的频率心室肌肉颤动,我们用了电击起搏,持续人工呼吸,胸外按摩。半个小时后,心电图拉直线,抢救失败,他永远地闭上了眼睛。这个姑娘一直在现场,当我们宣布病人死亡的消息后,她哇的一声哭出来,把整个病房都惊动了。我说你要给你爸一个惊喜,一下子就把你老爸的心惊停了。这就是由于病人突然的情绪激动,导致了心搏骤停。

小时候看到岳飞传,秦桧把岳飞害死后,他的部将牛皋接替岳飞,率领岳家军继续抵抗北方金兵的侵略。多年以后牛皋又和金兵的统帅金兀术打仗,两人都已经老了,交锋的时候兵器的樱子缠在了一起,双方一用力,都从马上摔下来,金兀术先落地,牛皋顺势骑在了金兀术的身上,牛皋晚年很胖,体重非常重,金兀术怎么也翻过身来,心想我堂堂的金国四太子,怎么被这么一个笨蛋坐在屁股底下翻不起身来!气得是哇哇大叫。金兀术是北方人,吃饭太咸,平素就有高血压和动脉硬化,结果怒则气上,血随气涌,脑血管爆裂,脑出血,死了。牛皋低头一看,金兀术被自己一屁股坐死了,高兴得不得了,哈哈大笑——牛皋的晚年有冠心病,情绪一激动就有类似心绞痛的表现,这次高兴得太过头了,心搏骤停,也死了。牛皋和金兀术,一个是暴怒伤肝,怒则气上,脑出血死的;一个是狂喜伤心,心搏骤停死的。当然这是小说家言,不过还是有医学道理的。

在我讲这段故事的时候,李超张了几次嘴,但我都没有给他留出说话的机会。我知道他可能会问,谁是岳飞,金兵是怎么回事,牛皋是什么时代的人,因为这些问题和我们谈的主题都无关紧要,所以我就不让他再问了。

"悲则气消","悲伤肺"。我刚才所说的,那位从海南回来看他父亲的女孩,他父亲去世3个月之后,她到病房找我,说她快不行了,自从她爸去世后,因为伤心过度,胸闷,气短,一点力气都没有。现在,她从一楼上到二楼都困难了。这就是悲则气消,悲伤过度消耗了肺气，肺气虚了。我给她开了补肺气的药和舒肝气的药，调理了两个多月，慢慢恢复了健康。可见不良情绪对健康的影响是多么严重。

这个姑娘现在怎么样了，李超问。

我说，后来她从海南调回了北京，十多年前来找过我，围绝经期前后诸症的各种症状十分明显，我用知柏地黄丸、二仙汤、左归丸一类的方子，调了两三周，好了，以后再没有见到她。

张怡娜看了李超一眼说，她现在已经是60多岁的老太太了，别惦记了。

李超白了张怡娜一眼，没有说话。我知道李超惦记的是远期疗效。

我丝毫不敢打岔，时间太有限了，接着说，我前面说过，保护我们健康的，是我们的自调机能，这个机能，是与生俱来的、自动化调节的，又是优化调节的，它调节我们身体内环境各器官之间的协调性和稳定性，也调节我们对外环境的适应性和顺应性。这是健康的保证，是健康的保护神。

不良情绪与情感，会干扰和抑制人体的自调机能，从而导致生理功能的失调，继而出现亚健康状态，再发展就会产生各种疾病。所以健康的最大敌人是自己，是自己的各种不良情绪和情感，是人性中的贪嗔痴。

李超说，伯伯，我还是不十分明白，你可以不可以再举一些例子，来说说不良情绪对健康的影响。

好的，你听说过“酒逢知己千杯少”，“以酒浇愁愁更愁”这些话吗？

听说过，这能说明什么？李超困惑地问。

我说，酒中含有酒精，就是乙醇，进入体内是靠肝脏分泌的酒精脱氢酶，也就是乙醇脱氢酶来分解的，它把酒精分解成为二氧化碳和水，二氧化碳通过呼吸排出体外，水通过尿和汗排出体外。喝酒的时候，和知心朋友在一起，大家高兴，心情愉快，酒精脱氢酶分泌就多。你看某个人一边喝一边出汗，还不断上卫生间排小便，说明他酒精脱氢酶分泌多，随时就可以把酒精分解掉，喝一斤多白酒都没事。有一天，你发现还是他，可是今天他一个人喝闷酒，喝到二两就醉了。为什么呢？不高兴的时候，肝脏分泌的酒精脱氢酶就少了，喝进去的酒精不能及时分解，于是很快就醉了。所以"酒逢知己千杯少"、"以酒浇愁愁更愁"，这就是情绪给身体带来的影响，都是有生理依据的。

其实你可以设想，当你高高兴兴地正准备吃饭的时候，你的老总打个电话告诉你，你被开除了，你本来还是很想吃饭的，可是就这一句话，你就吃不下去了，这是不是情绪对你消化机能的影响！

李超一边听，一边不住地点头，在表示听懂了，并同意这些观点。

有一次，从外地来一个女病人，肚子疼。此人三年之前做过绝育手术，手术后并没有什么不适。两年前，她的邻居也做了绝育手术，但这位邻居的刀口总不愈合，多次去医院检查，最后第二次剖腹探查，才发现有一块纱布遗留在腹腔，把这块纱布取出来后，刀口才慢慢愈合了。这位妇女和邻居聊天的时候，得知了这件事情，心里很紧张，因为给这位邻居做手术的医生，正是一年前给她做过手术的医生。她心中想，这个医生这么马虎，给她的肚子里留了一块纱布，会不会给我也留下什么东西呢？一摸自己的手术刀口，很硬——因为这个妇女是轻度的瘢痕增生体质，所以刀口特别硬，当然她不懂这些医学知识，于是就怀疑，这不像纱布，像是刀子？钳子？剪子？镊子？紧张得出了一身汗，当天晚上虽然睡着了，她丈夫发现，她的手一直在摸着手术的刀口。就这样两三天后，她开始感觉小肚子胀，随后就感到疼痛。越痛越害怕，越害怕越痛。不对，这肯定有东西呀，没有东西为什么会痛？去县医院，CT、B超检查，什么也没有。去省城检查，也没有什么。于是来到北京我这里。我告诉她，你小肚子里根本没有你所谓的剪刀、镊子，胀是因为气滞，疼是因为血瘀，你这都是恶性意念所导致的。再这样下去，你就等着长肿瘤吧！因为这是焦虑引起，我给她开了疏肝解郁的药，加上解说引导，后来康复了。

所以我要重复我刚才说过的话，不良情绪，抑制和干扰着我们的自调机能。而情绪需要靠自己控制，所以健康的最大敌人不是别人，是自己，是自己的各种欲望，各种不正常的情感、杂念，是人性中的贪嗔痴，健康需要自己管理，需要自己负责！

伯伯，现代医学也有类似的认识吗？我说当然有，现代医学有一个名词叫"心身性疾病"，就是心理因素导致的身体健康的失调。

心身性疾病

心身性疾病占到了我们门诊数量的60%～70%。一位在外地工作的毕业生，他来北京开会时，跟我说了这样一件事。他遇到一个急腹症病人，病人是个老农民，他受到一次极度惊吓后，出现了整个腹部压痛、反跳痛、肌紧张。在手术室打开腹部一看，小肠出现了五处穿孔！手术后，生命还是保住了。但这个医生弄不明白的是，为什么惊吓会导致小肠多处穿孔？我告诉他，这叫急性应激反应性疾病，在人处于极度焦虑、紧张、恐惧的时候，身体处于急性应激状态，肠子、胃、胆道、阑尾等，都可能会发生穿孔。

不仅人这样，动物也这样。《世说新语》里有这么一个故事，桓温带着他的部下坐船经三峡去四川，那时候的三峡，还是"两岸猿声啼不住"的时代。在一次靠岸的时候，他的随从看到一个老猴抱一个小猴，他一把抢过小猴，跳上船，就把船开走了。这老猴非常焦急，在岸上一边追，一边叫。后来船靠岸停了，老猴一跳到船上，大叫一声，倒地气绝身亡。这个随从心想，这老猴子追了一路，怎么一跳到船上就死了呢？解剖发现，这老猴"肠皆寸寸断”，这个断不是完全断掉，而是小肠多处穿孔。

为什么会这样？张怡娜问。

我说，你想想，老猴心爱的孩子被人类抢走了，又焦急又愤怒，又恐惧，于是发生了急性应激反应。这个老农民和老猴子的情况是一样的。很多急性阑尾炎的病人就这样，都是在紧张、焦虑几个小时后，肚子疼，一检查，出现阑尾炎，甚至阑尾穿孔。

有没有慢性应激反应性疾病？那这就更多了。这就是西医所说的“心身性疾病”呀！哪些疾病属于心身性疾病呢？

（1）高血压、高血脂、动脉硬化、冠心病，紧张性头痛、偏头痛、无器质性原因的躯体疼痛：高血压、高血脂、动脉硬化、冠心病，大家会说这是和饮食、行为方式有关的疾病，但是美国的医生通过近50年的随访观察得出结论：容易得这类疾病的人，多是A型性格，A型性格的人，争强好胜，总想拔尖，力求完美，这样的人常常把自己的同行当成自己的竞争对手，假想敌人，总怕同行超过自己。因此天天处于紧张、焦虑的状态。所以这种人是高血压、高血脂、动脉硬化、冠心病的高发人群，比一般心胸开阔的人，发病率要高20倍，而且医生们最先发现这个问题的是，在心脑血管病和高血压病的候诊室里，椅子坏得最快，说明这些病人的性格都是焦躁不安的，连坐都坐不安稳。

有的学生，一到考试就头疼，一放假，就好了。有些人，总是感觉这疼那疼，可是当医生去触诊时，又找不到确切的疼痛部位，属于无器质性原因的躯体疼痛。这都是心身性疾病。

（2）消化道溃疡、溃疡性结肠炎、过敏性结肠炎、神经性呕吐、厌食、习惯性便秘：有一个人，胃疼，并且是空腹时疼，后半夜可以痛醒，吃点东西就不疼了。这是胃和十二指肠溃疡疼痛的表现。进一步了解，原来这是一位出租车司机，三个月之前，被抢了两次，其中有一次差点丢了性命。自从被抢之后，他开车上路，盼着有人拦车，有客人坐车才能赚钱呀，可是一看到有人拦车，就心中怦怦跳，担心会不会又是劫匪？心里非常矛盾和焦虑，在强烈的精神压力下，胃就慢慢开始疼了，越疼越厉害，直到不能忍受。尽管消化道溃疡，和幽门螺杆菌的感染有一定关系，但是它的发作、复发和缓解，和精神因素是密切关联的。还有的人一生气就拉肚子，前面说过，这叫肝木克脾土，木旺乘土，这也是心身性疾病。

（3）支气管哮喘，荨麻疹。荨，本读 qián，可是现在的人都念 xún，于是也就习非成是了。过敏性疾病，往往要查过敏源，但是过敏性疾病的加重、减轻和精神状态有关。有一位小女孩，妈妈带来看病，哮喘多年，我问她母亲，她什么时候不喘？她母亲说：她在医院不喘，在小姨家不喘。在询问了一些常规性问题之后，我发现这个孩子每说半句话，就要看她妈妈一眼，妈妈的眼神许可往下说，她就往下说。于是我就把这位妈妈支出去，单独问这孩子，这女孩才敢对我说实话，她说她从小在奶奶家长大，6 岁才到妈妈身边。奶奶管教她很宽松，而妈妈对她很严格，她很怕妈妈。比如夹菜，如果妈妈没有吃，她夹的时候就会被骂；筷子拿得长、拿得短，也被骂。我明白了，这孩子的喘，和精神紧张有关系。为什么在医院、在小姨家她不喘？因为她精神放松呀。我回头问这位妈妈，为什么对孩子这么严格？这位妈妈告诉我，她年轻的时候成绩很好，但刚好赶上大学不招生，以后再也没有机会上大学了。后来结婚生子，错过了读书的机会，所以希望孩子能成绩好，考上好大学，完成她自己的心愿。于是对她的要求非常严格。我说你的孩子为什么会有哮喘，是因为她很怕你，很不适应你的教育方式，一看到你就紧张，所以就导致了她的免疫机能下降，不过敏也过敏了。通过我的解说引导，加上药物治疗，这位孩子的病好了，现在美国读研，是个很聪明的孩子。

伯伯，你知道她在美国的地址吗？李超问。

我说，我没有问过她妈妈。

张怡娜看了李超一眼说，她比你大多了，别惦着了。

我不是惦记着人，是想知道中医治疗的远期疗效，想知道以后会不会复发。李超委屈地说。这次李超不再沉默了。

我说，如果这是一个“傻”孩子，她不知道害怕，她妈妈爱怎么说就怎么说，她不往心里去，就不会得病。得心身性疾病的多是聪明人，“傻子”是很少得这类病的。所以，如果孩子很聪明又很敏感的话，你的教育一定要正面引导、启发鼓励为主。

老师这么说来，聪明的人容易得病是吗？张怡娜问。

我说，一个聪明的人，又有很好的身体和心理素质，就不容易得病，只要努力，就一定能够成才。如果人虽然聪明，可是身体素质和心理素质都比较差，这个聪明反而会害了自己，因为他会敏感异常，多思多虑，暗耗气血，健康就会很糟糕，这就是我理解的“聪明反被聪明误”。不如“傻”一些好，不要那么敏感，不要那么多愁善感，这就是我所理解的“难得糊涂”。“苦海无边回头是岸”，并不是吃不上饭，穿不暖衣服的痛苦，而是心灵之苦，你一心追求着钱财名利，声色犬马，当难以尽如人意的时候，你就会感到失落，感到痛苦，只要放下这一切，不追求这些身外之物了，就解脱了，就脱离了心灵的苦海。

（4）神经性皮炎、斑秃、牛皮癣、湿疹、白癜风、黄褐斑：大家会说这不都是皮肤病吗？可是这些病的发生、加重、复发等，都和精神因素有关，有句话叫“内科不治喘，外科不治癣”，说明皮肤病不好治。为什么不好治，因为体疾易治，心病难医，这些病和心理因素有关。一个得牛皮癣的病人，治了很多年没治好。听人说去洗温泉可以治好，于是他去温泉疗养院住了一个月，真好了。为什么呢？这是因为他没有工作压力、生活压力，心情放松了，病也就好了。但是没想到十多年之后，和他的妹妹争房产，心情极度郁闷，结果病又复发，而且比原来更厉害了。某高级工程师，左嘴角有一小块白癜风。有一年他申请晋升教授级高级工程师职称，没被通过，白癜风一下子就扩展到多半个脸上去了。隔了两年，他的晋升被批准了，白癜风又变小了。我问他，是怎么好的。他告诉我，什么药都没有用，只要保持心情愉快和情绪稳定，就减轻了，只要紧张、焦虑、郁闷，就复发或加重了。所以这些病，它的加重、发展、康复都和精神状态有关。

(5) 类风湿关节炎，许多肿瘤，某些糖尿病等的发生、加重都和精神情绪因素有关。许多肿瘤的病人，并不是肿瘤夺去了他们的生命，而是得知患肿瘤以后的焦虑、恐惧，把自己推上了死亡的边缘，这就是通常人们所说，吓死的。

(6) 性功能障碍，月经紊乱，某些不孕，痛经，难产，假孕，癔症：男性的性功能障碍，除了器质性病变以外，百分之百和心理因素、精神压力或精神状态有关。女性的月经紊乱，很多都和压力有关。北京某名牌大学，从外地考进来的女学生，第一个学期，甚至是第一个学年，80%都有不同程度的月经紊乱。为什么？因为他们都是全国各地的尖子生，考上大学，离开了父母，在都是尖子生的班里就不是尖子生了，没有了优越感，焦虑、紧张，不适应环境，结果月经就失调了。

某些不孕症和心理因素也有关。按世界卫生组织的说法，更年期是从 42 岁到 55 岁这段时间，更年期综合征也叫“围绝经期前后诸症”。某女士，42 岁，自诉，停经三个月，让我看看是不是到了更年期？问诊之后，感觉不是更年期，脉象倒像是妊娠，我说你可能怀孕了。她不相信，因为她结婚 8 年从来没有怀过孕，而且也没有怀孕的反应，于是我给她开化验单，化验结果显示，真的怀孕了。她高兴得当时腿都软了，就打电话要她老公来接她。为什么她腿软了？她是喜则气缓啊！过了半小时，她突然有妊娠反应了。你看，在她不知道怀孕的时候没有反应，一旦知道怀孕了，就有反应了。

为什么结婚 8 年没有怀过孕？她后来告诉我，她和她先生交朋友的时候，先生告诉她，他们家八代单传，要是嫁给他的话，一定要给他生个儿子，否则他们家就断子绝孙了。因为我非常爱他，所以我对他的这个话非常看重。和他在一起做爱的时候，心中常常默念，要生儿子，要生儿子，结果我就很紧张，不仅没有生出儿子，连个闺女都没生出来。随后就到处看不孕症，医院各项检查，都没有发现问题，就是怀不上。就这样过了四五年，有一个机会，要了人家一个女孩，这个女孩现在三岁多了。我说正因为你要了这个女孩，心理压力没有了，精神放松了，也就怀上了。

痛经也是这样，某中学生，痛经疼得上不了学。她妈妈告诉我，这孩子原来没有痛经的，后来看到班里的女生都痛经，很奇怪，问她妈妈，为什么她不痛？结果在下次来月经的时候，就开始疼了，后来越来越厉害了。这是怎么回事？她看着别人疼，她不疼，所以就奇怪，一关注，她就疼了。所以，我给这个孩子治疗痛经，是用疏肝解郁，安神定志的方法来治疗的。

假孕，有的农村妇女看到邻居怀孕了，很羡慕，于是自己的肚子也大了，月经也不再来了，到医院检查，医生告诉她没怀孕，可是她就是不相信，等邻居都生了，她的肚子就慢慢变小了。为什么没怀孕肚子会大？这是盼子心切，引发了肠胀气的缘故。

（7）儿童厌食、遗尿、夜惊：孩子食欲不好，家长骂孩子，越骂越紧张，就越吃不下，于是就形成了厌食症。

这些疾病，都是心理因素所导致的身体健康的失调，如果我们把住心理这一关，使我们自调机能很好地发挥作用，就会不得病或者少生病。

伯伯，这么多病，都和心理因素有关，这是我以前没有想到的，看来养生要养心，真是抓住了养生的关键和要害。李超很有感触地说。这么说来，心在生命和健康中，的确是起主导作用的，这在中医里有过论述吗？

我说，当然有，这就是心为君主之官。

心为君主之官

正因为心起着主宰人体生命活动的作用，起着管理全身健康的作用，所以《素问·灵兰秘典论》称其为“君主之官”。心就是一个国家的皇帝、总统。

伯伯，真有这样的说法呀，有没有副总统和各部部长？李超好奇地问。

《黄帝内经》确实有这样的比拟，肺为相辅之官，就是宰相、总理，辅佐皇帝处理日常事务。肝为将军之官，是军队统帅、国防部长，正因为是军人，所以容易发怒。脾为仓廪之官，可以看成是粮食部长或者后勤部长，为人体提供营养。肾为作强之官，可以看成是工程部长，可以打造人体一生的成长发育和打造下一代。

李超忍不住笑了。伯伯，中医天人相应的思想，体现在方方面面，就连脏腑功能的分工，也要模拟社会的分工，很有意思。

我说，虽然这个模拟不一定恰当，但在一定程度上说明了五脏的功能特点。我们还要注意的是，在《黄帝内经》里，实际上是把情感分属五脏所主的，肝在志为怒，心在志为喜，脾在志为思，肺在志为悲，肾在之为恐，但心是总管，是皇帝，是总统。

伯伯，心主血脉和心主神志，看来一个说的是主管血液循环的心脏，一个是主管精神神志的大脑，这两个之间有没有关系呢？李超问。

心主血脉，是指心推动血液在脉中运行，环流周身，发挥营养和滋润的作用。心主血脉与心主神志当然是有关系的，血是神志活动的重要物质基础，心神必须得到心血的濡养才能正常地工作。某减肥过度女生，营养不良，贫血，心血不足，结果出现了闭经，注意力不集中，情绪低落，精神抑郁，这叫减肥后抑郁症，后来用了补益心脾的归脾汤治疗了较长时间，才慢慢地恢复健康。

心主神志的功能对心主血脉也有影响，惊恐发作，也就是急性焦虑发作的病人，是心主神志功能的失常，在发作的时候，心率可能达到每分钟 120 次以上，有的竟能达到每分钟 160 次到 180 次，这当然就会影响到心主血脉的正常功能了。

伯伯在讲脾和肾的时候，都谈到了他们的生理联系，心有没有生理联系？李超问。我说，这就是我下面要谈的问题了。

心的生理联系

心在体合脉，其华在面。脉是血脉，就是血管，又称“血府”。脉连于心，分布全身，是血液运行的通道。其华在面，面部血脉丰富，容易观察，面部是心的功能状况在外部显露的部位。心气充沛，血脉充盈，面部红润光泽；心气心血不足，面色淡白；心血瘀阻，面色青紫。

心在窍为舌，也叫舌为心之苗。舌有感受味觉的功能，舌的运动和构音语言、搅拌食物、吞咽功能都有关系，心开窍于舌，体现在四个方面。一是手少阴心经的经别，也就是心经别出的一条经脉，入心、系舌本，就是舌根。二是舌和心都是肌性器官，自然状态下，外观类似，心主脉，舌体血脉丰富。三是舌的构音语言功能，和心主神志功能密切相关。四是舌可反映心的功能状态，如心血虚，舌淡白；心血瘀阻，舌有瘀斑；心火盛，舌尖红；心阴虚而火旺，口舌生疮。

心在液为汗，汗是津液所化，津液是血液的重要组成部分，汗血同源，血由心所主，所以称“汗为心之液”。出汗过多，就容易耗伤心气、心阳、心血。《黄帝内经》有“夺血者无汗，夺汗者无血”的话，意思是说，有过大出血病史的人，津液不足，千万不要再用发汗的方法来治疗；自汗、盗汗或者已经发过大汗的人，津液不足，也就不能再用放血的方法来治疗。

心在志为喜，喜是机体对外界良性刺激的情感反应，有益于心主血脉等生理功能，“喜则气和志达，营卫通利”。但是，惊喜、狂喜、暴喜，又可使心神涣散，对有心脏病的人，甚至可能导致不良后果，我们前面已经讲过几个这样的例子了。“心气有余则喜笑不休”、“心气不足则忧”，对这些情志情感反应失常的病人，中医还是从心论治。

老师，还有一个重要问题，您还没有讲，张怡娜突然问。

什么问题？养心的问题。您只讲了不良的心态，不良的情绪和情感对健康的影响，并没有讲如何养心调心的问题。

啊！不是你提醒，我就把这个问题给忘了。

养心的方法

解铃还需系铃人，心病还需心来医。浇花要浇根，养生要养心，养生不养心，等于白费神。我认为，养心首先是修德，也叫修心。《素问·上古天真论》说："恬淡虚无，真气从之；精神内守，病安从来……无思想之患，以恬愉为务，以自得为功，形体不敝，精神不散。"这段话的意思是说，保持娴静、淡泊、愉悦的心态，不追求身外的钱财名利、声色犬马，人体的真气就能发挥良好的作用，形体就不会疲惫，精神就不会散乱，疾病就不会产生。

孔子也说过，"大德……必得其寿"、"仁者寿"。

孙思邈，我们今天称之为"药王"，在他所写的《千金要方》里有这么一段话，"性既自善，内外百病皆不悉生，祸乱灾害亦无由作，此养生之大经也。"孙思邈认为养生最重要的就是要善良。人要善良，要积德，不仅要在行为上积德，还要积口德，不挑拨是非，不出口伤人、害人。善良是养生的大原则。

提高道德修养，要多读书，多学习，只有自己站得高、看得宽、看得远了，才能够胸怀博大，才会"大肚能容容天下难容之事，慈颜常笑笑天下可笑之人"，才不会去计较那些微不足道的事情。心中无挂碍，自然不会生恐惧。

其次要学习一些心理平衡的调节方法或者释放压力的方法。任何人的生活和工作，都不可能是一帆风顺的，遇到困难和挫折，难免会有心理失衡，心情郁闷。我举一些心理平衡的调节方法，供你们参考：

一是宣泄法：喊山、唱歌、倾诉、大哭一场，都属于宣泄法。有的大学专门设置了宣泄室，在宣泄室里，同学或者可以棒打假人，或者可以猛揍拳击袋，以达到宣泄压力的目的。

二是转移法：在某一方面遇到挫折，不要把自己陷在这个坑里爬不起来。要把注意力转移到另一个方面，就可能得到解脱。一位在事业上成绩卓著的科学家，有一次开会，遇到了他，当时他快 80 岁了，我问他事业成功的因素，是由于个人的聪明才智？还是由于社会给予的特殊机遇？他直言不讳地对我说，都不是。他说在大学读书的时候，曾经追一个漂亮的女孩，没想到这个女孩冷冷地说他是“癞蛤蟆想吃天鹅肉”，使他大伤自尊，郁闷了几天几夜，整个身心几乎崩溃，但他最终振作了起来，从此以后，他转移了方向，决心不再追求任何女孩，在自己的专业上，踏踏实实，一步一个脚印，终于走到了今天。他幽默地对我说，癞蛤蟆终于长上了翅膀。这就是转移法。

伯伯，这个科学家后来结婚了没有，那个他追求的漂亮女孩现在怎么样？李超好像对这两个人的现状，比对我讲的转移法本身更感兴趣。

我说，这个科学家后来还是结婚了，据他说，他事业有成以后，单位的一位女同事执著地爱上了他，死缠烂打不放手，于是就结婚了。那个漂亮的女孩，先后嫁过两个丈夫，不幸的是，在 50 多岁的时候，得了子宫颈癌，已经去世多年了。

我当时问那个科学家，你对那个刺激过你的女孩，现在是什么感情？他说，当初我恨她，后来我感激她。因为我是一个很普通的人，并没有超长的智力。如果她当初接纳了我的爱情，我们走到了一起，我很可能就是一个把大量时间用来伺候太太的模范丈夫。如果不是她把我逼到绝路上，我不可能在事业上有今天，所以我非常感谢她对我的激励，当然这种激励，在当年几乎把我一棒子打死。

李超听完了，若有所思，我猜想，他可能又想起了他被女孩甩掉的经历。

张怡娜轻轻地瞟了李超一眼，没有说话。

我继续讲，三是心理疏导法，也就是心理咨询法。当你的思维陷入困境，不能自拔的时候，可以找一个你信赖的师长或者心理师，请他们解说引导，或许就可能脱离困境，摆脱心理的困惑和纠结。作为一个合格的心理咨询师，不仅要在心理学、医学、社会学方面，有很丰富的专业知识，还要有敏锐的洞察力，正确的疏导方法。

四是以情胜情法，《黄帝内经》说，恐胜喜，喜胜悲，悲胜怒，怒胜思，思胜恐。这是根据五行、五脏、五志相关，以及五行相克的理论来推理的。还记得我在讲脾的时候，提到的那个得相思病的小女孩吗？

记得！记得！李超和张怡娜异口同声地说。

她总是思念某歌星，所思不得，于是抑制了她的消化系统的功能，茶饭不思、睡眠失调，逐渐消瘦。当她知道这个歌星已经结婚，这个女孩由爱到恨，由恨到怒，然后就不再思念他了，这就是“怒胜思”。古代鄱阳湖那个地方有个鄱阳王，外出打仗的时候，战死了，他的老婆也就是他的王妃，非常思念他，茶饭不思，日渐消瘦，看了很多医生都没好。这位王妃的哥哥，知道妹妹是思念鄱阳王而得的病，就请人画了一幅画，然后带去见妹妹。这王妃打开一看，画上画着鄱阳王赤身裸体和别的女人寻欢作乐，于是勃然大怒，说了声“老家伙，你早就该死”，于是下地就可以喝水、吃饭了，病也慢慢就好了。这也是“怒胜思”。

听到这里，李超和张怡娜同时笑出了声。

范进中举，大家都知道，他从 20 岁开始参加科举考试，一直到接近 50 岁才考中。当皇榜发到他家的时候，范进暴喜伤心，心神失守，躁狂疯癫。村里有明事理的人，要范进的岳父去吓唬他，因为范进平素最怕他的岳父。果真，当这个屠夫出身的岳父前去打他一个嘴巴之后，范进顿时神志就清醒了，这叫“恐胜喜”。为什么？因为恐为肾之志，在五行中属水；喜是心之志，在五行中属火，水克火，所以恐能胜喜。

某农村的夏夜，一个刚刚13岁的男孩，因为父亲病了，不能到西瓜地里看守瓜田，他自己在地里守夜，有人化装成无常鬼的样子，去吓这个男孩，这个男孩开始非常害怕，突然想起，听老人们讲故事说，鬼走路的时候是没有声音的，可是这个“鬼”走路的时候有声音，他通过思考，知道这肯定不是鬼，是人，是人就不害怕，那肯定是故意来吓唬他的。于是他拿了一把切西瓜的刀，举起来就做出往这个“鬼”头上砍的样子，还说我要砍死你这个鬼！吓得那个“鬼”马上就原形毕露了。这叫“思胜恐”，通过理智的思考，就不再盲目地恐惧了。

五是改变观念法，换一个角度看问题，就可能柳暗花明，峰回路转。

有位老婆婆，大女儿是卖鞋的，小女儿是卖伞的，她晴天担忧小女儿的伞卖不出去，雨天担忧大女儿的鞋卖不出去，于是晴天也哭，雨天也哭，导致了一身的慢性病。后来有人告诉她，婆婆，你晴天的时候想着大女儿的鞋店生意兴隆，为大女儿笑。雨天的时候想着小女儿的伞店生意兴隆，为小女儿笑。这位老婆婆想，可也是呀，我为什么不这样做呢？从此以后，晴天也笑，雨天也笑，一身毛病全好了。

这就是改变观念，换一个角度看问题，于是立刻峰回路转，柳暗花明。看问题不能总是钻牛角尖，总是往负面去想，那就会越想越难受。你能不能试着改变一下这种思维方式？遇到问题，往好的方面想一想，遇到困难，你就想，考验我能力的机会来了！那种跃跃欲试的心情和畏首畏尾的心情，对健康的影响绝对是不一样的。

六是日常生活工作状态，我主张日常生活工作要有四个状态，这就是专注的状态、愉悦的状态、放松的状态、理智的状态，用智慧去工作，而不是用情绪去工作。

七是经常做到四快乐，助人为乐、知足常乐、自得其乐、没乐找乐。

当然，除了这些，历代的养生家，都有专门的养生养心技术，如儒家的坐忘、道家的炼丹、佛家的参禅、武术家的练气等等，不过无一不是从养心调心入手。我就不在这里一一介绍了。

伯伯，做到这些，我们的自调机能就得到了解放，我们的健康就高枕无忧了吗？李超问。

我说，并不是这样，就像你骑一匹马，一开始，它跑得很快，而跑到了一段路之后，它累了，或者饿了，或者偷懒了，于是就慢了，甚至不跑了，这时候我们就要用鞭子抽它，给它一个刺激和鞭策，让它继续跑起来。我们人体也是这样，压力大的时候，或者中老年的时候，自我调节机能疲劳了，调节能力下降了，于是亚健康状态以及各种慢性疾病就多起来了，这个时候就要采取各种物理手段，来鞭策我们的自调机能。原则是运用各种刺激手段，通过改善肌肤血液循环和促进经络经气的运行，达到激发、促进、推动人体自动调节机能的效果，进而起到调节身心，保护健康的作用。

伯伯，什么是亚健康？什么是经络？都有什么刺激方法，刺激哪里？李超问。

这些我以后给你讲吧，这次主要讲的是心以及和心相关的养生问题。

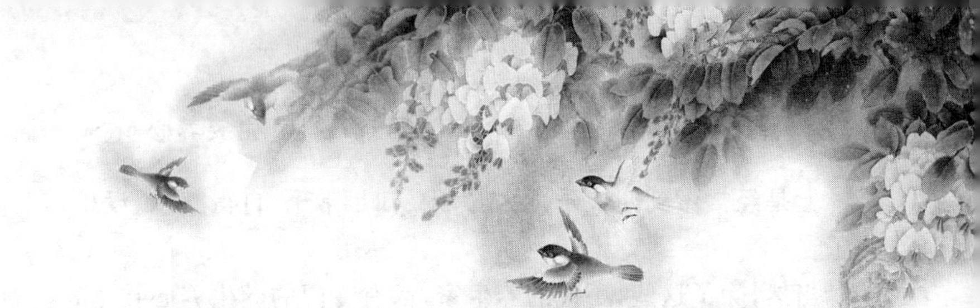

第十一章　肺主呼吸和调息

由于李超很快要回美国，以后虽然可以用互联网继续和我交流，但显然不如当面交流方便，所以我也就抓紧时间和他讨论中医和养生的一些问题，现在要谈的是肺，以及肺和养生的关系。

肺为娇脏

中医的基本观点之一是，人是天地大自然的子女，所以就有了天人相应的观点，进一步认为，大自然是大宇宙，人就是小宇宙。于是就把人体的膈肌比拟成大地的地表层，把膈肌之上比拟为大气层，把膈肌之下比拟成土壤层。我的理解是，在膈肌之上有两个器官，一是心，它像在大气层中燃烧的火把，火把的不断燃烧，给周围以光和热，心脏的不断跳动，给全身以营养和热能。火把熄灭了，周围黑暗了，心脏不跳了，生命结束了，人体冰凉了。把肺比拟成植物的叶子，植物的叶子在大气中有呼吸作用和光合作用，而人的肺，已经没有了光合作用，但有呼吸作用，所以肺就和自然界植物的叶子是同胞兄弟。植物的叶子，尽可能地繁茂展放，以扩大和空气接触的面积，以便从空气中吸取更多的阳光雨露，并和大自然交换气体。人的肺，左两叶、右三叶，肺泡总数约为 7.5 亿个，将全部肺泡壁展平铺开总面积超过人体体表面积的 50 倍，可达 100 平方米，也是尽可能地扩大和空气的接触面积，以吸收更多的氧气，在中医叫清气，以排出更多的二氧化碳，在中医叫浊气。植物的叶子，比较娇嫩，天气寒冷会冻伤、天气炎热会枯萎，天气干燥会干缩，天气过度潮湿会变霉。人的肺同样也不耐寒热燥湿，因此就把肺称作“娇脏”，容易受到外来邪气的侵袭。所以天气太冷要戴口罩，到热蒸房或者桑拿间，最好时间不要太长，温度不要太高，如果桑拿间温度过高，要用湿毛巾捂住口鼻，不要让热空气灼伤肺黏膜。

伯伯，原来肺是人的叶子呀，李超说。

我只是打一个比喻，没有说肺是人的叶子。

那膈肌以下的土里都有什么东西呀，李超接着问。

我说首先是胃肠和脾吧，占了整个腹部的最大空间，土壤是化生万物的，有了广博的土壤，才化育了万紫千红的生命世界。脾胃大小肠就像是广博的土壤一样，化生水谷精微来营养全身。肾在膈肌之下，腹膜之后，像是深深地埋在土里，还没有发芽的种子，所以要贮藏丰富的营养，也就是精气，这就叫肾藏精。关于脾胃和肾，一是后天之本，一是先天之本，我们以前都讲过了。膈肌之下还有一个重要的脏器，那就是肝，肝门由粗大的血管和腹腔的大血管相连接，就像一个已经生根的种子，根已经深深地扎到了土里，肝本身分了三叶，就像是一个大豆种子，已经裂开两半，中间的芽已经萌发，就要破土而出，于是位于右胁膈肌之下的肝，把膈肌拱得隆起很多，它要破土而出，所以先要把土拱起来，于是就使我们右侧的肺变得又宽又短。

伯伯，真是这样哎！可是为什么会是这样？李超既感叹又不解地问。

我只能说，这就是大自然的造化，鬼斧神工，这就是神造，我说的神就是大自然。

老师，我怎么没有在书上看到这样的比拟，张怡娜开口问。

这是我的思考和理解，你要是觉得有助于你对中医的理解，你就接受；你要是觉得牵强附会，生搬硬套，你就当是听笑话。有时候我自己对自己的解释也感到可笑，可是人体主要脏腑的位置和形态就是这样长的呀。肺像不像叶子，心像不像燃烧的火把，肾像不像一颗饱满的大豆还没有发芽，肝像不像生了根发了芽，即将破土而出种子？

我们现在是讲肺，还是回到主题上来吧。肺的主要生理功能是什么呢？

肺主气　司呼吸

肺的主要生理功能：一是主气司呼吸。它不仅主管呼吸之气，还主管一身之气。

伯伯，主管呼吸之气，我能理解，李超说，这是人人都知道的，就是通过肺的呼和吸，使人体和自然界交换气体，呼出二氧化碳，吸入氧气。主一身之气是什么意思？

我说，气是构成人体的基本物质，气也是维持人体生命活动的基本物质。我们人体的气，来源有三个，一是来自于先天，从父母那里接受而来，藏之于肾，可以叫先天之气。二是来源于脾胃，由脾胃所吸收的水谷精气所化生，这叫后天之气。三是来源于肺所吸收的自然界的清气。这三种不同来源的气，共同构成人体的气。如果肾气不足、脾胃虚弱、肺的呼吸功能低下，都可以造成气的来源不足，都可能造成气虚。

具体来说，肺把自然界的清气吸入胸中，和脾运化输送来的水谷精气相结合，生成宗气。宗气的宗，就是本来的本的意思，《广雅·释诂》说："宗，本也。"宗气就是本气，它是布散全身，为五脏六腑提供能量的精微物质。运行到心就是心气，运行到肺，就是肺气，运行到脾，就是脾气，运行到肝，就是肝气，运行到肾，就是肾气。进入血脉就是营气，在血脉之外就是卫气。运行到经脉，就是经脉之气。可见肺为一身之气的源泉之一，呼吸之气与水谷精气结合而成的就是本气、宗气。所以《素问·六节藏象论》说："肺者，气之本。"从这个角度来说，肺是不是主一身之气？你看那些有呼吸系统疾病的人，比如哮喘的人，肺气肿的人，肺间质纤维化、肺功能不全的人，都会有全身气虚的表现。

明白了，原来是这样，肺吸入的清气是构成人体气的一部分，所以说肺主一身之气，李超说。

我认为，这只是肺主一身之气的一个方面，肺主一身之气还有一个重要的作用，就是肺的呼吸运动，对调节控制全身气的运动，促进气血的循环有重要作用。

老师，这是什么意思，我们在中医基础里没有讲过这个问题呀？张怡娜说。

中医基础是没有重点讲过。但是《黄帝内经》讲得很清楚。气为人体各脏腑生理活动提供基本动力。肺主呼吸和我们下面要讲的通调水道的功能，是靠肺气来推动的。心主血液循环，是靠心气来推动的。脾主水谷精微和水液的运化，是靠脾气来推动的。肾主水液代谢、生长发育和生殖，是靠肾气来推动的。但是我们应当注意到，气是不断运动的，全身气的运动，是从肺开始的。从人出生后的第一声哭啼，打开了肺的呼吸，从此开始，人体的气在体内的运行就受着肺的呼吸运动的调节和控制。我们刚刚说过，这个气在胸中的时候，叫宗气。出胸以后，行于脉中的叫营气，行于脉外的叫卫气，营卫之气的运行速度和强度，仍然要受到肺的呼吸运动的调节和控制。《灵枢·五十营》就说过："人一呼，脉再动，气行三寸；一吸，脉亦再动，气行三寸。呼吸定息，气行六寸。"这个话，今天的人不大好懂，也不大好理解，因为没有找到测量和实证的方法，当然就不被重视，甚至认为是无稽之谈。我认为这是肺的呼吸运动可以调控全身气的运动强度和速度的原始说法，不必去计较具体数值是不是正确。

我们内脏的活动，能够受意念直接控制的，在五脏之中只有肺。在一般的人，胃肠的蠕动、心率的快慢、肝肾的代谢，都不能用意念控制，只有肺的呼吸节律、力度和深浅，既是自动的，也可以是受意念控制的，意念能够通过对肋间肌、腹肌等运动的控制，来控制呼吸的深浅、节律的快慢和强度的大小。于是养生家就用“调息”的方法，也就是通过调节控制肺的呼吸的方法，来影响全身气的运动，进行养生锻炼。由于这个功夫是通过调节控制呼吸之气入手的，于是就把它叫“气功”，也就是练气的功夫。当然气功这个词后来的含义就宽泛多了，包括了所有的通过调心和调整控制呼吸的功夫都叫气功。清代医生喻嘉言《医门法律》说：“肺气清肃，则周身之气莫不服从而顺行。”讲的也是肺的呼吸运动，可以调控周身之气运动的意思。

伯伯，我来中国的目的之一，就是学学中国的养生气功，你能不能仔细讲讲怎么调息？它有什么养生作用，李超提出了明确的要求。

腹式呼吸——养生的功夫

调息的方法很多，但以训练腹式呼吸应用最多。腹式呼吸，有顺腹式呼吸和逆腹式呼吸两种。我主要谈顺腹式呼吸。顺腹式呼吸是指吸气的时候，稍用力向下压膈肌，进一步向下挤压腹部器官，腹部自然隆起，由于膈肌的下降，胸腔纵径扩大，气进入肺中。呼气的时候，腹肌自然回缩，使腹部凹入，膈肌放松，腹腔器官上提，胸腔纵径缩短，使肺中的气排出体外。这种呼吸方法，也叫“自然腹式呼吸法”。

为什么可以叫自然腹式呼吸法？因为一般男性的自然呼吸都是胸腹联合式呼吸，在呼吸的时候，腹部肌肉和肋间肌同时运动。当仰卧并枕有较高的枕头的时候，自然就会转成顺腹式呼吸。这是因为仰卧的时候，尤其是枕头较高的时候，吸气时使腹腔膨出所用的力量，比扩展胸腔所用的力量要小，出于省力的原因，自然就形成了腹式呼吸。只不过在锻炼顺腹式呼吸法的时候，要有意识地加强腹部肌肉的运动，加强膈肌的运动幅度，减少肋间肌的运动。所以就把顺腹式呼吸叫自然腹式呼吸法。

老师，女性的自然呼吸和男性不一样吗？张怡娜问。

女性由于胸部的生理结构与男性有差别，自然呼吸主要是胸式呼吸，即使仰卧高枕，也还是以胸式呼吸为主，所以在学习练习顺腹式呼吸的时候，要费更大的力气。

伯伯，这样的呼吸有什么作用呢？李超问。

如果能够长久坚持练习，一方面是通过腹肌和膈肌的运动，对腹部脏器进行了自我温柔的挤压和按摩，可以加强胃肠道以及腹部所有器官的血液循环，明显会感到食欲增进，营养吸收良好，体力增加，精力充沛。另一方面通过膈肌的大幅度运动，对心肺疾病，比如咳喘、肺气肿、肺活量小，心功能较差的人，可以改善心肺血液循环，加强心肺功能。还有就是这种呼吸法，推动全身气的运动的力量大，随着呼气，全身之气外展上升，随着吸气，全身之气内收下降。气机畅达了，血液循环改善了，直接表现的效果就是，原来手脚发凉的，现在手脚变暖了；原来心烦急躁的，现在心情平静了；原来焦虑失眠的，现在放松睡觉安稳了。所以这是一种良好的养生锻炼方法。显然这也是肺主一身之气的一个方面，就是呼吸运动可以促进全身气血的循环。

伯伯，顺腹式呼吸和自然的胸腹联合式呼吸有什么不同？李超问。

顺腹式呼吸与自然胸腹联合式呼吸的呼吸支点都在腹部，但在感觉上有差别。首先是力度感不同，顺腹式呼吸所有的力量都集中凝聚在腹部，而自然胸腹联合式呼吸的力量，是比较分散的，由胸腹共同分担。进行顺腹式呼吸锻炼的时候，吸气后稍稍憋气，小肚子的肌肉可以有绷紧的硬邦邦的感觉，力度大。自然胸腹联合式呼吸虽然气息也能深入到腹部，但由于胸腔的气息分散了一部分力量，腹部的肌肉基本不绷紧，力度小。其次是呼吸支点的大小感觉不同，顺腹式呼吸的呼吸支点可以凝聚为比较小的范围，大约有鸭蛋或拳头大小，局部有比较瓷实的感觉；自然胸腹联合式呼吸的呼吸支点在胸腹之间，弥散成一片，边界范围不清，感觉比较虚软。还有就是气息通行感觉不同，顺腹式呼吸的气息直接进入腹腔，吸入的气息虽然也经过胸部，但并不在胸腔停留，只把胸腔作为气息出入的通道，好像是鼻腔的往下延伸。当然从生理学上讲，这是把气贮存在肺叶的下部，并向下挤压膈肌，腹腔的脏器受到挤压而向外运动，外观上表现为腹部膨出隆起。由于空气实际上还是在肺内贮存，顺腹式呼吸的时候，胸腔下部实际上还是有轻微膨出的，只不过膨出的幅度要小于自然胸腹联合式呼吸，从外观上看，胸腔活动度不大明显罢了。而自然胸腹联合式呼吸，气息在胸部和腹部都驻留，可见两种呼吸气息通行的感觉是不一样的。

我要说明的是，由于顺腹式呼吸的气息没有利用胸腔的空间，因此它容纳的空气量并不大，不但小于自然胸腹联合式呼吸，甚至也小于自然胸式呼吸。

伯伯，既然顺腹式呼吸吸入的空气量不大，为什么还要做这样的训练呢？李超大惑不解。

这确实是一个需要了解的问题。一是如前所说，这样的呼吸运动，可以加强对内脏的按摩，改善内脏和整体的气血循环。比一般呼吸推动全身营卫之气运动的力度大。还有一个好处是，顺腹式呼吸的气息，虽然吸入的空气量不大，但是产生的力量大，能够被强有力地使用。比如，声乐演唱中的美声唱法，不允许用麦克风，要想使声音洪亮，有穿透力，布满整个音乐厅或剧场，就必须要借用顺腹式呼吸，把呼吸支点放在下腹部并沉住，这样唱起来才使得上劲儿，才有底气，这就是人们所说的丹田之气，吹奏乐器也是这样的道理。如果在演唱的时候，把气放在胸部，肯定就会觉得使不上劲儿，唱起来的感觉，只是喉部声嘶力竭，声音单薄，缺少泛音，没有穿透力。另外，如果用胸腹联合式呼吸唱歌和吹奏乐器，虽然可以唱出长音和吹出长音，因为气息量大，但在唱出和吹出的力度上不如顺腹式呼吸，因此音量上会差很多。所以顺腹式呼吸虽然吸入的空气量少，但蕴含的爆发力和冲击力比自然胸腹联合式呼吸要大很多。

伯伯，我又不明白了，调息不就是为了多吸氧气吗？为啥要训练一个吸入空气少的呼吸方法呢？

我说，这可能是人们的一个误区，很多养生家的观点是，调息不一定是要多吸氧气，对于养生练气来说，主要是进行低氧耗的训练，练习脏器的耐缺氧能力，但要提高气血循环的流畅度。在低氧耗的状态下，人体的基础代谢率降低，这样就有利于长寿。有人把人生比作一支蜡烛，蜡烛原来的长短都一样，蜡烛火焰着得旺的，燃烧的时间就会短，火焰着得小的，燃烧的时间就会长。而进行低氧耗的静功调息训练，可以降低代谢，减少氧耗，就可以达到长寿的效果。有人提倡学习龟息，像乌龟一样慢而静地呼吸。在练习顺腹式呼吸的时候，气息一定要注意做到细、静、匀、长四个字，气息出入要细而不要粗，静无声息而不要像风箱一样地呼呼喘息，呼吸节奏均匀而不要时慢时快，呼吸深而长，不要浅而短，也就是不喘、不促、不要换气过度。如果换气过度，血氧含量过高，反而会造成头晕。腹肌的运动也要自然一些，意念到了就可以了，千万不要过度用力，如果训练完以后，感到肚子痛、腰痛，那就是用力过度了，那就是不对了。声乐练习和乐器吹奏练习的时候，都要练习腹式呼吸运动，如果唱完了，吹完了，感到肚子痛，腰痛，那就是用力不当了，过力了。

伯伯，还有一个问题是用鼻子呼吸呢，还是用嘴呼吸？李超问。

我说，你问的问题都是关键问题，这也是必须知道的。可以鼻吸口呼，也可以鼻吸鼻呼，吸气一定要用鼻，不能用口。因为在吸气的深度上，鼻吸要强于口吸，气息大，感觉可以直接进入腹腔。这样还可以充分利用鼻腔湿润空气、温暖空气、过滤空气的作用，使肺这个娇嫩的脏器得到保护。作为养生功夫来练顺腹式呼吸，呼气用口、用鼻子都可以。但是如果你从事的是唱歌、吹奏乐器等特殊工作，需要利用较为强烈的呼出气流，在平常练习的时候，尽可能用鼻吸口呼。因为用口呼出气息的力度大，还可以利用口腔的运动，来控制调节呼出气流的强度，以便适应不同的歌曲演唱和乐器演奏的需要。

伯伯，还有一个问题，练习顺腹式呼吸，身体的姿势是什么？

站姿、坐姿、卧姿，也就是躺着，都是可以的。站姿和坐姿都应当挺直腰板，但胸部不要过挺，稍稍内含，这叫含胸拔背，因为顺腹式呼吸并不需要使胸腔扩张，只需要保持胸部的气息出入通畅就可以了。为了使吸入的气息能够通过胸腔直入腹腔，使胸腹中央保持正直，是很重要的，所以要含胸拔背。卧式最好是仰卧，成年男子在仰卧时可以出现自然的顺腹式呼吸。女性由于胸部的生理结构与男性不同，仰卧时的自然呼吸还是胸式呼吸为主，所以在最初训练的时候，要下些功夫。采用仰卧的姿势进行顺腹式呼吸锻炼，双腿要自然伸直，微微并拢，两脚后跟轻轻接触，双脚尖自然向两边分开。当然根据自己的习惯，两腿稍稍分开几厘米左右也是可以的。双臂安放于身体两侧，自然伸展，双手掌轻轻贴住大腿或掌心向下平放床上，要点是全身放松，舒泰自然。鼻吸气时胸腔不动，膈肌缓缓下降，压迫腹部膨出鼓起，感觉是吸入的气息直接入腹部，这是顺腹式呼吸的练习关键。但在实际的操作中，胸腔完全不动是不可能的，尤其是胸腔的下部，总会有些膨出，而且在感觉上胸腔和腹腔也并没有严格的界限。只不过腹部的膨出隆起是主要的，胸腔下部的膨出隆起是附随的。吸足气后，在呼出之前要有少许停顿，轻轻感受一下腹部充气、气沉的力量，也就是闭息，这就是所谓的“气沉丹田”。但停顿的时间不要过长，要保持比自然呼吸稍慢的节奏。吸入气息量应当以感到腹部力量充实为好，不要使腹部过度膨隆，避免导致膈肌和腹肌的疲劳疼痛。呼气可以用口或鼻，在一般顺腹式呼吸训练的时候，随着腹部肌肉和膈肌的放松，气息自然地排出体外，不要用强力呼气。当然在唱歌、吹奏乐器或者需要大声喊叫的时候，呼气是在有控制情况下的用力，就另当别论了。

伯伯，每天都需要练习吗？每次练习多长时间？

每次练习的时间可以在 20 分钟左右，一天可以练习一次、两次或更多。如果你是专业的歌唱演员或者吹奏乐器的演奏员，老师就会把顺腹式呼吸的练习和声乐练习或者演奏练习结合起来，锻炼的时间就不限制了。

这个养生方法是终生受益的方法，希望养成一个良好的习惯，只要一静下来，就有意识地进行顺腹式呼吸。许多著名的歌唱家和吹奏乐的演奏家，身体好，气血循环好，长寿，显然和他们长期的顺腹式呼吸训练相关。

不过我还想提醒你们，长期进行顺腹式呼吸训练，使人脏腑功能协调，气血循环通畅，精力充沛，情绪安定，疲劳恢复快，对健康确实很有好处。还有一个特点是，训练长久之后，人体气的运动很是整齐或者说是同步，只要有一两个呼吸，立即就会感到全身的毛细血管随着呼吸运动而在同步地舒张和收缩，呼气的时候全身毛细血管扩张，气外展上升，吸气的时候，全身毛细血管收缩，气内收下降。这也就是我前面说的肺主一身之气，也包括呼吸运动可以调节控制全身气的运动的一个依据。如果你又结合了太极拳或者其他养生拳的锻炼，在练拳的时候配合呼吸，练到一定程度，你就会感到，动一手指，全身的气都在动，真可以说是牵一发而动全局，这种感觉是十分奇妙的。我在这里要特别提醒你们的是，一旦练到了一呼一吸，就感到全身毛细血管在同步扩张和收缩，动一手指而全身气都动的境界，你的情绪一定要保持稳定，如果情绪不稳定，比如怒喜思悲恐五志过激，不良情绪活动过于激烈，对你的伤害远比一般没有练过这种功夫的人要大得多得多。

伯伯，为什么会是这样？

因为你的气的运动是同步的，如果你发怒，怒则气上，没练过功的人可能是局部或者是部分的气上逆，比如肝气上逆，胃气上逆，而练功有素的人可能就是整体的气上逆，全身之气都上逆，这当然受的伤害就要大多了。

多年前我就曾经遇到一位练功有素的中年人，因为经济问题，盛怒之下，发生了脑出血，急诊送到医院，刚刚做完脑 CT 检查，很快呼吸心跳就停止了。这个人并没有明确的高血压动脉硬化症的病史，发病后做脑 CT 也没有发现脑血管畸形，就是因为练功有素，气的运动太同步了，一怒之下，全身之气上逆，血压暴升，才导致了不良后果。这真是成也萧何，败也萧何，水能载舟，亦能覆舟。

伯伯，萧何是谁？

下去问怡娜姐姐。所以练顺腹式呼吸，也包括逆腹式呼吸一类的养生功夫，一定要和修心养性相结合，一定要提高精神境界，做到每临大事有静气，做到任凭风浪起，稳坐钓鱼船，做到恬淡虚无，精神内守。这就和我们前面讲的养心联系起来了，也就是养生先养心，养生必须养心。如果做不到这些，还是不要练这些调息养气的功夫为好。所以控制情绪的能力比较差的人，有精神躁狂抑郁症、精神分裂症样障碍、精神分裂症、癔症等病史的人，最好不要练腹式呼吸法和其他从调息入手的功夫。

伯伯，我的情绪常常不够稳定，我看还是先不要练了吧，李超担忧地说。

我说，其实也没有那么可怕，你只要在顺腹式呼吸的过程中，同时注意保持情绪稳定就行了。

我接着给李超和张怡娜讲了另外的一个简易的体呼吸法。我说，在门诊我经常会遇到一些手脚发凉，心烦气躁，失眠多梦的人，到医院检查，又查不出什么疾病，这就属于我们通常所说的亚健康状态，大多是由于工作生活压力大，焦虑紧张所造成的。为什么手脚发凉，那是因为肝气郁结，阳气被郁而不能外达所造成。为什么会心烦急躁，失眠多梦，是由于肝郁化火，郁火扰心，心神不宁所造成。

伯伯，什么叫肝气郁结、肝郁化火？李超问。

我讲完肺就讲肝，到时候再做解释。我说的体呼吸法，或者可以改善这些亚健康的状况。体呼吸法在睡前做，姿势和上面所说的顺腹式呼吸法的仰卧姿势相同，但要做好一切睡前的准备，盖好被子。当然不习惯仰卧的人，也可以侧卧，好打呼噜的人，也要侧卧，注意体位一定要自然舒适。也是在吸气的时候腹部微微隆起，呼气的时候腹部自然回缩，但要鼻吸鼻呼。和我前面讲的顺腹式呼吸不同的是，在吸气的时候，意念想着自然界的清气通过全身的汗孔进入体内，汇聚于少腹部，就是小肚子，也就是通常人们说的丹田部位。呼气的时候，想着身体内的疲劳之气、浊气由体内通过全身的汗孔排出体外，简单说就是呼气的时候，想着周身之气趋向外散，吸气的时候，想着周身之气趋向内收。要特别注意的是，呼吸要随其自然，不急不促，全身放松，意念要轻，轻轻有个关照就可以，过不了多久，就会感到你被一个暖暖的热气团包围着，这个热气团会随着你的呼吸一开一合，这个开的感觉是全身毛细血管扩张所致，这个合的感觉，是全身毛细血管收缩所致。你的意念就轻轻守着这个热气团的开合就可以了。

一定要注意，意念不要强烈，要做到守而不守，不守而守，似守非守，意绵绵，若有若无，若存若亡，于是手脚渐渐变暖，心情渐渐宁静，不知不觉间，就睡着了。在这样状态下的入睡，常常是很安稳的，睡得沉，睡得香。这个方法，当然也可以在平时做，平时做的时候盘坐或卧式都可以，就是不要睡着就可以了。这也是通过调节控制呼吸，来调节全身气的运动的方法。

这个方法有没有效果，今天晚上你们就试试看，当然很多人开始训练的时候，并不可能一下子进入最好的状态，找不到那个热气团包裹自己的感觉，只要持之以恒训练，就可以找到，就可以见到成效。

千万要注意，我们的目的，只是为了以一念代万念，使我们胡思乱想、难以宁静的大脑尽快宁静下来，使我们尽快放松下来，尽快安稳地入睡，任何强烈的意念和思绪，任何希望达到其他所谓高功夫的想法，都是不可以追求的，如果追求，就容易出偏差。

随后李超又问到了逆腹式呼吸的问题。我说逆腹式呼吸是道家和武术家专门训练的一种以意领气的呼吸方法，不是说说就能学会的，需要有专门的老师指导，基本是吸气时有意识地收缩腹肌，使腹部凹进，靠肋间肌肉的运动使胸腔的横径变大，胸腔扩大，空气进入肺中。呼气时腹部肌肉放松，腹部自然凸出，肋间肌放松，胸腔横径变小，胸腔缩小，呼出气体。练得好，增强气力的效果好。练不好，比顺腹式呼吸更容易出现偏差，我自己也掌握不好，于是就没有再详细向李超和张怡娜介绍。

肺还有哪些功能呢？这就是主宣发和肃降，朝百脉，主制节。

肺的宣发和肃降

宣发是肺气的外宣展发运动，肃降的“肃”字，和收缩的“缩”字，音近义通，肃降就是缩降，就是肺气的内收和下降。

老师，我们的《中医基础讲义》上说，“肃”是肃清的意思，是指肺有排出吸入灰尘、异物等功能，张怡娜插话说。

我说在现代汉语中，“肃”字确实有肃清、清除的意思，但是在古代相关秋季气的运动，用到“肃”字的时候，都不是这个意思。《诗经·七月》里有“九月肃霜”的话。

什么是《诗经》？李超问。

《诗经》是比《黄帝内经》还要早的中国第一部诗歌总集，收入自西周初年至春秋中叶，也就是大约三千年前到两千五百年前，这五百多年间的诗歌 311 篇，原来就叫《诗》，或取诗歌的整数叫《诗三百》。到了两千多年前西汉的时候，被尊为儒家经典，开始叫《诗经》，这个名字一直沿用到今天。《诗经》里“九月肃霜”这句话，东汉的郑玄（127—200 年），也就是一千八百多年前的郑玄，注这句话的时候说：“肃，缩也，霜降而收缩万物。”唐代的孔颖达（574—648 年）进一步补充说：“九月之时，收缩万物者，是露为霜也。”《礼记》也是儒家的经典之一，《礼记·月令》有“孟秋之月，天地始肃”，这个肃字，也是萎缩、收缩的意思。我在两千五百年前至两千年前的文献中，这正是《黄帝内经》的一篇篇文章出现的时段，没有找到“肃”是清肃的解释。而且肺气的宣发和肃降是相对仗的两个词，宣发讲的是气的运动趋向，肃降讲的也应当是气的运动趋向，怎么能跑出一个和气的运动趋向没有关系的清除异物、排出异物的意思呢？

老师，这样看来，中医基础所说的话有问题呀，张怡娜说。

我不敢说有问题，我看的书太少，只是一家之言，你觉得中医基础的话有根据，你就同意他的看法，你觉得我的话有道理，你就同意我的看法，你觉得我们都没有道理，你可以找出新的解释，只要能以理服人，有根有据就行。

学术是可以讨论的，我特别感谢那些有理有据的不同见解的商榷。这些商榷，使你长见识、开眼界、增智慧、知不足，使你的认识更接近事物的本来面貌。

肺主宣发，是肺可以把体内的浊气通过呼气排出体外，还可以通过气的宣发运动，把津液向体表输布，来润泽肌肤和体表，又把通过代谢之后的津液化成水液，这些水液携带有代谢废物，一部分以出汗的方式从汗孔排出体外，一部分以呼气的方式从口鼻排出体外。肃降就是缩降，就是收降，是气的内收和下降运动。

伯伯，我知道肺的肃降会有什么作用，李超说。

我说，你说说看。

就是把大自然的氧气收入体内，还把一部分津液或者水液向下输布到肾，通过肾的气化作用，一部分变成尿排出体外，一部分变成津液再利用。正因为肺的宣发肃降功能对水的代谢有重要作用，所以又说，水在上面的源头是肺。

我说，行呀，李超，长本事了，可以推理了。不过“水在上面的源头是肺”这句话，不是中文的语言习惯，中文直接是说：“肺为水之上源。”

伯伯，这不是我推理出来的，也不是长本事了，是我先前看了怡娜姐姐给我的英文的中医基础，这段话我看懂了。我刚才把这段话翻译成中文，并不知道中文原来是怎么说的。

这已经很不错了，我表扬李超说。

可是伯伯，我有两个问题，一个是肺在五行和金相配，金气是内收的，肺为什么既可以收降，又可以宣发？第二个问题是，肺的宣发肃降功能对呼吸有影响，我可以理解，对水液代谢发生影响，是怎么知道的？是不是真的对水液代谢有影响？

我回答说，以前说过，五行原本是比较简单的一年四季气的运动变化规律，确切地说就是，春季阳气展放，夏季阳气上升，秋季阳气内收，冬季阳气潜降，长夏阳气的升降出入运动相对平衡，于是使植物有了生长化收藏的生命节律，动物有了生长壮老已的生命过程。但五行和阴阳一样，也是无限可分的，五行中又有五行，当它化育了生命之后，生命却是极其复杂，任何局部器官都受五行的影响，因此人体每一个脏器的气的运动，都会有升降出入的变化，每个脏器都有五行。

这我就理解了，其实肺本身就具有升降出入的运动，而不是单一的气的内收运动，李超说。

你说对了，正是这样，只不过肺在升降出入之余，尤其显示了把自然界的清气收入体内的重要作用，所以就和主收的金气划为一类了。至于肺的宣发肃降功能对水液代谢的影响，既可以从理论上推导出来，也可以从临床治疗上观察出来。从理论上来说，气属阳，水液津液属阴，水液津液的运行必须依靠气的推动，气行水津才行，气滞水津必停，所以肺气在宣发肃降的过程中，必然会推动水液和津液的运行。从临床观察来看，比如人体感受了外来的寒邪，寒邪最容易伤损人体的阳气，体表阳气被伤，于是就出现了怕冷。寒邪是主收引的，使体表的毛窍收缩闭塞，于是表现了皮肤干燥无汗，说明津液不能布达到体表，毛窍闭塞，体内阳气不能得到宣发，阳气是含有热量的细微物质，阳气郁积到一定程度就出现了发热。怕冷、发热、无汗、皮肤干热，是表气被寒邪所闭，必然就会影响肺的宣发功能，肺气不能宣发，也就不能肃降，于是肺气上逆，就会引发喘或咳。这一切都是临床观察到的现象。治疗的方法是用辛温的药物发汗散寒，汗出了，津液得到布达了，肺气也就宣发了，能宣发，就能肃降，于是咳喘也就平息了。

还有就是对于水肿尿少的病人，或者是癃闭，也就是尿潴留的病人，如果单纯地用利尿药物效果不好，这个病人还有肺气不能宣降的咳喘、胸闷的话，这时候加用宣肺降肺的药物，效果就会好。这种方法也叫"提壶揭盖"法。

伯伯，提壶揭盖是什么意思？李超问。

我端起茶几上泡茶用的小紫砂壶，这两个学生平时不这么习惯喝茶水，一早沏的一壶铁观音，只有我自己喝了三泡，剩的一点水也放凉了。这个紫砂壶密封很好，我一手端起小壶，用拇指偷偷按住壶盖上的小气孔，往茶盅里倒水，只倒出一两滴，就倒不出来了。

李超看见了，立即打开电热水壶的开关说，伯伯，茶壶里没水了，等一下水热了，再沏吧。

我说你看好了，看看壶里有没有水。我把按住小孔的拇指轻轻一松，壶内的水倾泻而出。

李超大叫，我明白了，这就是提壶揭盖！

我说，肺在五脏中，位置是最高的，像不像一个盖子，盖在五脏的最上面？

张怡娜说，怪不得《黄帝内经》把肺叫"华盖"呢。

肺气壅滞了，宣发肃降的功能失调了，就像水壶盖子上的气孔被堵塞住了一样，气机闭塞，下面的水也就流不出来了，就可以出现尿少、水肿、癃闭。这个时候用宣肺降肺的方法，气机通畅了，三焦水道也就畅利了，小便也就通利了，把这种治法比喻为提壶揭盖法，是不是很形象。

李超瞪着明亮的眼睛问，伯伯，有这么神奇的效果吗？

那是我刚上大学一年级第一学期的冬天，那个时候学校和附属医院就在同一个大院，学生经常在晚上或课间到医院见习或者参观，医生们也都允许。一天晚上，我到附属医院急诊室，只能算是参观吧，看到郊区送来一个哮喘发作的病人，中年农民，男性。他早晨到地里干农活，突然哮喘发作，服用止咳平喘糖浆一类的成药，不见缓解，从早晨一直喘到傍晚，喘息不能平卧。最痛苦的是，整整一天解不出小便，膀胱充盈饱满，整个小肚子胀满疼痛，于是家属送来医院急诊。急诊科的医生看过病人后，下了两个医嘱，一是静脉推氨茶碱用来止喘，二是下导尿管，导出憋在膀胱里的尿，在病人家属去收费处缴费取药，护士去另外一个房间准备导尿器械的时候。针灸科的一位姓刘的大夫来到了观察室，他不是值班大夫，没有穿白大衣，可能和我一样，是来闲逛和参观的，他看了病人的情况，随意从桌子上撕下半张处方纸，捻成纸捻，用纸捻捅病人的鼻腔，捅了几下之后，病人突然连续打了三个喷嚏。没想到，这三个喷嚏使腹压突然增加，憋了一天的尿，一下子全都尿出来了。

那个时候的冬天比现在要冷，病人穿着厚厚的棉裤，不仅把棉裤尿湿了，还把观察室的床都尿湿了，病人十分狼狈和惊慌。这时候取导尿设备的护士来到了观察室，要给病人下尿管导尿，看到病人尿了一床，生气地喊道：你能自己尿呀！干吗还要导尿？你为什么不到厕所撒尿，都给我们撒到了床上呀！

病人委屈地指着那位没有穿白大衣的医生，他！他！急得说不出话来。那位针灸医生哈哈一笑，转头扬长而去。护士问我是怎么回事，我把刚才看到的情况一说，护士也忍不住笑了。

家属取药回来了，护士准备配药输液。病人说，大夫不用输液了，我不喘了。这个时候我们才注意到，不知道从什么时候起病人已经不喘了。护士把急诊科值班的医生叫来，如此这般一说，急诊医生也笑了，说，那就不要输液打针了，赶快换换裤子回家吧。

过了几天，我在校园里遇到了那个针灸科的刘大夫，我问他，老师那天晚上，您治疗那个哮喘发作又伴有小便癃闭的病人，用的那叫什么方法？他说那叫开窍通关法。病人哮喘发作，是肺气不能宣发肃降而上逆的表现，肺气上逆，不能下降，腹压不能增加，加上病人哮喘发作后，心情紧张，膀胱括约肌痉挛而打不开，于是就出现了小便癃闭。开窍通关法使这个哮喘病人，一打喷嚏，鼻窍开了，肺气能宣发了，也就能肃降了，喘就有可能平息。肺气一降，膈肌下降，腹压增加，紧张情绪缓解，也就尿出来了。不过这个病人这一系列过程都是突然发生的，他自己猝不及防地尿了一床。刘老师说，我也没有想到会是这样突然之间解决问题。我说，这算不算是提壶揭盖法呢？他说算是提壶揭盖法的一种吧。

刘老师接着告诉我，清代名医张志聪治疗一个水肿伴有小便不利、尿少的病人，原来已经找过不少医生看过，用的都是利小便的方药，比如八正散、五苓散一类，越治小便越少，水肿也越重。张志聪用防风、苏叶、杏仁各等份，这三个药都有宣肺发散的作用，水煮后温服，病人服药后出了汗，随后小便就通利了，水肿就消退了。

后来我在临床上经常遇到利用宣肺法就可以达到利尿效果的病例，甚至还曾经达到通大便的效果。实践证明，肺为水之上源的说法，是可以指导临床治疗的。换句话来说，肺的宣发肃降功能，对水液代谢是有影响的。正因为肺气的宣发肃降，具有调节和控制水液代谢的作用，所以《黄帝内经》说，肺有“通调水道”的功能，把肺说成是“水之上源”。

伯伯，我懂了，看来中医和西医的认识真的是不一样，在解剖学里，没有提到过肺和水液代谢的关系，李超说。

在《黄帝内经》里还提到肺“朝百脉，主制节”的问题。关于肺朝百脉，还要通过心主血脉这一桥梁，全身的脉管都汇聚于肺，肺又通过百脉把气布散到全身。肺的呼吸运动，有利于推动气血循环，肺气参与宗气的合成，有贯心脉，“辅心行血”的功能。所以心肺的疾病常常相互影响。主制节是主管控制和调节，肺控制和调节呼吸的节奏和深浅、水液的宣发和下达，营卫之气的宣发和布散，可见肺主治节，也就是对上面谈到的肺的主要生理功能的概括和总结。

肺的生理联系

关于肺的生理联系，不用我说，李超你看看书也能理解。一是在体合皮，其华在毛。肺虽然是在体内的一个内脏，但是肺泡内膜通过气道也就是呼吸道直接和外界的空气相接触，这和皮肤直接和外界空气接触是一样的。肺泡有和大自然交换气体的功能，皮肤也有呼吸功能。某些低等动物，如两栖类动物，皮肤的呼吸功能是不可缺少的。新生儿的皮肤，仍具有一定的呼吸功能，只不过随着年龄的增长，这个功能逐渐减退。即使是成年人，有的皮肤表面仍然有呼吸功能。国外某化妆品工厂，狂欢节人们用指甲油在一个小伙子的身体上作画，没想到还没有画完，这个小伙子就呼吸急促，胸闷缺氧，在送往医院的途中呼吸衰竭而死。医院诊断认为是，指甲油阻隔了大片皮肤的呼吸，导致了小伙子的窒息缺氧死亡。另一例类似的案例，是用油漆在人体上作画，导致窒息死亡。因此肺在体合皮的说法，应当和呼吸功能有关。皮肤坚实紧致润泽的人，提示肺泡的功能良好。肺结核的重症病人，出现肌肤甲错，就可想而知肺泡的内膜一定会有病变。

其华在毛，这里的毛是指汗毛，皮毛依靠肺布散的精气、津液、卫气来滋养和温煦，所以汗毛的荣枯、皮肤汗孔的开合，都和肺的宣发功能密切相关，看汗毛的荣枯就可以知道肺气的盛衰。

二是在窍为鼻，在液为涕。“肺气通于鼻，肺和，则鼻能知香臭矣。”肺主呼吸，鼻为呼吸道的起始端，是空气出入的门户，只有肺气调和，呼吸畅利，鼻子才能发挥正常的通气和嗅觉功能。涕是鼻腔的分泌物，正常生理状态下，鼻腔不断地分泌少量的涕，润泽鼻黏膜，湿润空气，吸附灰尘和异物，保护肺黏膜。临床上，肺的某些疾病，常常会反映在鼻子和涕液的分泌上。风寒袭肺，鼻流清涕。肺有湿热，鼻流浊涕。毒热在肺，鼻孔生疮。肺阴亏损，鼻腔干涩。而且这些都会影响到鼻的嗅觉功能。从而根据鼻腔的异常变化可以推测肺的病变。

三是肺在志为悲忧。我们在讲心的时候已经讲过，悲伤和忧伤过度，会伤耗肺气，在这里就不多重复了。

关于肺的生理功能和它与养生的关系，我们就谈到这里。李超你既然可以看懂英文讲义了，就可以继续看，讲义中还有我没有讲到的东西和实例，都可以帮助你对中医的理解。我给你介绍中医，并不是像在大学上课一样，全面系统完整地讲解中医学的知识，而是讲一些要点，为你进一步自学能看懂书，打一个基础。所以读者朋友也一样，要想全面了解相关知识和内容，一定要再去看书学习。

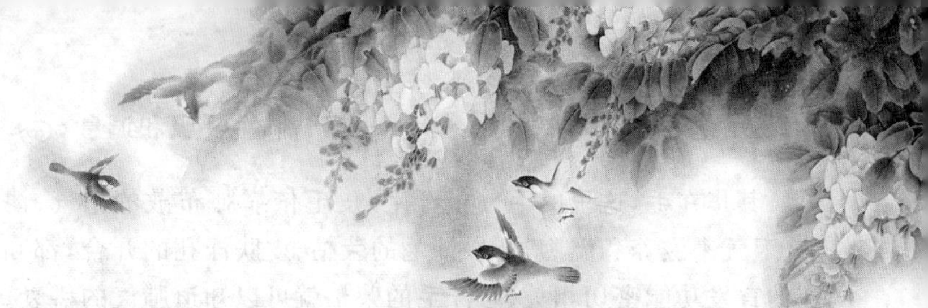

第十二章　肝主疏泄和养生

我和李超、张怡娜在上午讨论了肺，午饭后聊着聊着，就进入了正题。我说五脏中，我们已经讨论了脾、肾、心、肺，也讨论了它们和养生的关系，我们现在谈谈五脏中的最后一个“肝”，以及肝和养生的关系。

一千八百年前，东汉刘熙的《释名》说：“肝，干也，于五行属木，故其体状有枝干也，凡物以木为干也。”这句话的意思是说，肝为什么要读为 gan，就是因为它在五行的归属中，是属木的，所以肝的形状是分有枝干的，也许刘熙说的有枝干，就是我们今天所说的分叶。很多工具都是以木材作为杆儿的，所以就读 gan 了。我对刘熙先生的这个解释，不是很满意，他把五行和五材混在一起了。但这个器官为什么读 gan，除了他，别人还没有做过更好的解释。

伯伯，刘熙不是医生，他也知道肝在五行属木呀？李超问。

其实在中国古代，中医的知识和中国的传统文化是交融渗透，相互融合的，中国文化讲中庸，就是处理事情不偏不倚，不左不右，不卑不亢，平衡和谐，中医讲治病，就是使人体阴平阳秘，脏腑和调，气血平衡，这是思维方法的一致。中文中的很多词汇也同时是中医的词汇，我们现在讲肝胆，中文中的肝胆相照、赤胆忠心、胆大包天、披肝沥胆、心肝宝贝，你能说这和中医术语没有关系吗？刘熙尽管不是专业医生，但五行的常识肯定是有的。所以古代就有“秀才学医，笼里抓鸡”，“不成良相，就成良医”的话，意思是说，有了中国传统文化基础和有了中国文化思维方法的人，学中医是一件很容易的事情。

我刚上大学的时候，听不懂中医课，说明我那个时候中国传统文化的底子和中国文化思维方法的底子太薄，因为我们的中小学教育主要进行的是现代科技教育，在中国传统文化教育方面，尤其是中国文化的思维方式教育方面，还需要努力。

伯伯，我刚到北京的时候，对中医一点都不了解，其实也是对中国传统文化一点都不了解，所以你一直说我不是中国人，我当时很不理解，也不高兴，现在我理解你说话的意思了，评价一个人是不是中国人，应当有两个衡量标准，一个是血统上的，一个是文化上的，如果我血统上是中国人，而在思维方法和文化上一点都不具备中华民族的特点，那我真的就不配中国人这个称号了。

李超，不简单，大有进步呀！张怡娜真诚地表扬李超，接着又问李超，你不再问东汉是什么，刘熙是谁了？《释名》是什么东西了？

李超的脸微微有些发红，伯伯已经讲过多少次了，如果我再问，我真的就是白……白痴了。

肝　主　疏　泄

我说，肝的主要生理功能之一，就是主疏泄，疏是疏通的意思，泄是宣泄的意思。肝主疏泄，是中医对肝性条达、展发生理状态的高度概括。

伯伯，我明白了，肝气的运动，类似一个已经生根，已经发芽的种子，根还要继续往下扎，芽一定要继续往上长，所以它的气运动趋向是向四周展放的，也就是升降出入运动中的“出”。五行中的木气，运动趋向也是展放的，所以肝就和木气相应，和木气相通。在五行的分类上，肝就和木分在了一类。李超一口气谈了肝属木的理由。

李超，可以呀！真的长本事了，快成中国人了，张怡娜笑着对李超说。

我说，肝主疏泄不仅仅是肝本身的气的运动特征，而且也直接关系到人体全身之气的展放，全身气机升降出入的条达和舒畅。正像春天木气的展放不仅影响到春季植物的生根发芽，也影响到植物一年的生长发育一样。

不过肝主疏泄的话，并不见于《黄帝内经》。《素问·五常政大论》是这样说的："发生之纪，是谓启陈，土疏泄，苍气达，阳和布化，阴气乃随，生气淳化，万物以荣。"这句话的意思是，在生根发芽的季节，自然界气的运动是展发布陈的，土气得到疏通宣畅，是由于木气畅达舒展的缘故，阳气温和地敷布，阴气也随着滋长，生生之气纯正平和，于是万物因此而萌发繁茂。这里是说木气的畅达舒展，才使土气得到疏通宣畅。虽然没有直接说肝主疏泄，但是实际上讲到了，土气能够疏通，是依靠了春季木气的展发条达之气的推动来实现的。应当说这就是肝主疏泄的起始。

"肝主疏泄"的直接说法，第一次出现在七八百年前，金元四大家之一朱震亨(1281—1358年)所著的《格致余论·阳有余阴不足论》，因朱的家乡有条美丽的小溪叫丹溪，所以人称朱丹溪。他说："主闭藏者肾也，司疏泄者肝也，二脏皆有相火，而其系上属于心，心，君火也，物所感则易动，心动则相火亦动，动则精自走，相火翕然而起，虽不交会，亦暗流而疏泄矣。所以圣贤只是教人收心养心，其旨深矣。"这里原本的意思是说，主闭藏精气的是肾，主疏通宣泄(精气)的是肝。肾肝两脏都有相火，也就是阳气，而且这两个脏器向上都和心相连系。心的阳气叫君火，心又是可以感受外物的，如果被外来的事物所感触(这里指和性有关的事物)，就容易心动神摇。心动神摇，就会引发肝肾相火妄动，于是就使阴精自行走泄，当相火忽然发动的时候，虽然并没有男女间的交合，阴精也会暗自外流而宣泄消耗。所以，善于养生的人，总是教人要收摄心神、调养心性，其中所蕴含的道理是十分深远的。朱震亨在这里原本是讲人们阴精为什么容易耗伤的道理，其中明确提到“司疏泄者肝也”，就是说，肝是主管疏泄的。

在四五百年前，明代的薛己（1487—1559 年）在《内科摘要·卷下》中直接说出了“肝主疏泄”这四个字。从此中医学界就普遍把肝主疏泄看成是肝的主要功能之一了。

人活着全凭一口气，但这个气一定是升降出入，通达运行，流畅无阻的。“肝主疏泄”就是肝主管一身之气的展发宣泄，这对人体的作用是多方面的。

最直接影响的是脾胃消化系统，肝主疏泄，是促进脾胃正常消化和升清降浊的重要条件，这可以从两个方面来看。

一是胆汁的分泌储存和排泄问题，《灵枢·本输》称胆为“中精之府”，内藏精汁，精汁就是胆汁。胆为六腑之一，也是奇恒之腑，这一点我们在讲脾胃谈到中医脏腑分类的时候，曾经说过。胆附于肝，胆的经脉络肝属胆，肝的经脉络胆属肝，所以肝胆相表里。胆汁是肝的余气所化生的，也就是胆汁在肝内化生，储藏于胆囊，饭后注入十二指肠，起消化饮食的作用。胆汁的分泌、贮藏和排泄，和肝的疏泄功能密不可分，肝胆脏器有实质性病变，比如急慢性肝炎、胆囊炎、胆道结石等病人，胆汁的分泌贮藏、排泄异常，必然会出现胃气不降的嗳气、恶心、呕吐，脾气不升的腹胀、便溏、腹泻。所以肝主疏泄的功能直接影响脾胃对水谷的受纳、消化和营养的吸收。

二是肝的疏泄功能，可以调畅气机，调节情绪，气机畅达，情绪稳定，脾胃的升降功能才能正常发挥，人的食欲才能旺盛，消化机能才能良好。肝气不舒的人，在胸胁胀痛，急躁易怒，抑郁焦虑这些肝气郁结的症状基础上，如果肝气犯胃，就会出现食欲不振、胃胀、嗳气、恶心、呕吐，如果肝气犯脾，就会出现腹胀、腹痛、便溏、腹泻。有的人一生气就拉肚子，这就是肝气犯脾。

几年前，有一天和外地来的几个初中同学聚会，快半个世纪没有见面了，大家聊起小时候的趣事，都十分高兴，食欲也都很旺盛，刚吃了几分钟，其中一个同学接了一个电话，随后他脸色也变了，也不再说话了，后来上的菜也不动筷子了，只是偶尔喝一小口水。饭后我偷偷问他，你吃饭的时候接了一个什么电话？他说，真不好意思，是单位人事部门打来的，告诉我今年的职称晋升，由于名额的限制，没有晋升上。我很理解，这对于一个即将退休的干了一辈子本职工作的人来说，实在是一个重大打击。他本来和老同学相聚，十分高兴，食欲也很好，这个时候肝还在很好地疏泄，食欲也就随着旺盛，就是接了这样一个电话，听了这样一个很受打击的坏消息，肝气立即就不舒畅了，立竿见影，脾胃之气立马就不和了，当即就没有食欲，吃不下东西了。这就是肝主疏泄对脾胃功能的影响。

伯伯，我理解，因为我也遇到过类似情况，李超说，我的初恋女朋友和我分手的时候，我一点食欲都没有，三天三夜没有吃饭，吃不下饭，就是喝一点点水，也几乎没有睡觉，睡不着，那个时候，我觉得我已经完全崩溃了，就要死了。当时我还和爷爷住在丹佛。爷爷说，难道你来到这个世界上，就是为这个女孩子活着的吗。我想也是呀，没有她我就真的要死了么，慢慢才好了起来。

张怡娜问，是你的女朋友把你甩了，还是你把人家甩了？

李超不好意思了，吞吞吐吐地说，姐姐，你别这么问我，如果是我把她甩了，我还能郁闷、吃不下饭吗？啊！原来情绪问题和肝的疏泄有这么大的关系呀！是肝的疏泄失调，影响了脾胃的消化功能，才没有食欲，吃不下饭呀！李超似乎恍然大悟。所以伯伯前面讲到那个老科学家，上大学的时候，被他所追的漂亮姑娘拒绝后，出现了无比沮丧的情绪，我很理解。

我说，对呀！这就涉及肝主疏泄的功能对人体影响的第二个方面，就是调畅精神情志。人的情感情绪活动是以气血为物质基础的，因为情感情绪活动要消耗能量，而为情感情绪活动提供能量来源的，就是气血。从现代生理学的角度来看，人体血液循环总量的20%要通过大脑，也可以换一个角度说，人的情感情绪活动和学习理解记忆等功能，要消耗掉人体总能量的20%。气血能够畅通地运行，应当说和心主血脉的功能有关系、和脾胃化生气血的功能有关系，和脾统血的功能有关系，其实和肝气的疏泄条达更有关系。肝气舒畅，气机条达，血液循环流畅，人的精神情绪能够很好地得到能量供给，心情自然愉快开朗。肝失疏泄，气机郁遏，血运不畅，精神失养，就会情绪低落，郁郁寡欢，兴趣减少，胸闷胁胀，对于这样的情况，治疗上就应当疏肝解郁，养血畅气。

伯伯，这么说来，对于情绪低落，精神抑郁的人，在治疗上就要疏肝了？可是你在讲心的时候说，说心主神志，养生要养心，现在又说肝主疏泄，肝的疏泄失调，就会出现情绪低落，肝主疏泄和心主神志，是什么关系呢？李超疑惑不解地问。

我说，五脏都和精神情绪有关，我们以前在讲心的时候，提到了怒则气上，怒伤肝；喜则气缓，喜伤心；悲则气消，悲伤肺。在讲脾的时候，提到思则气结，思伤脾；在讲肾的时候，提到恐则气下，恐伤肾。这都是讲不良情绪，直接对脏器功能的影响。在《黄帝内经》里还提到不同脏腑功能的失调，会产生不同的不良情绪，如肝气旺，急躁易怒；痰火扰心，嬉笑不休；肺气虚，悲伤忧虑；脾病多思虑；肾虚多恐惧。可见不良情绪是分属五脏所主管的，但总的说来是由心来统领，由心来主管。《黄帝内经》还说到肝藏魂、心藏神、脾藏意、肺藏魄、肾藏志。我的理解，魂是指专注能力，说这个孩子怎么像是没魂，就是注意力不集中，没有专注能力，是由肝来主管的。意是指主见和定力，通常说这个人没主意，没有主见，别人说东就跟着往东，说西就跟着往西，是由脾来主管的。魄是指勇气，气魄，是由肺来主管的。志是指志向和理想，是由肾来主管的。这些讲的都是心理素质，心理能力。总的都由心藏神统一管理。所以对于精神情志性疾病的治疗，要根据具体情况，进行有针对性的多脏器调理。我们现在讲的是肝，对情绪低落、精神抑郁的人，确实需要疏肝。有一个很著名的方子叫逍遥散，是一个疏肝解郁的基本方，方中用柴胡、生姜、薄荷这些辛味的具有疏散作用的药来帮助肝气的展发疏泄，用当归和芍药来养肝血，用白术和茯苓健脾补气、益心宁神，目的原本是为了舒肝气，但是方子里用到补气血、健脾胃、养心神的药。李超，你说说为什么一个疏肝的方子，要配养血、补气、宁心的药。

李超思考了一下说，肝的疏泄需要消耗能量，气血是提供能量的，所以要补气补血，这是保证后勤供应，心是精神情绪的最高领导，所以要宁心。

我高兴地说，很正确。这就提示，中医对任何问题，都是从整体调节入手，全面照顾的。

老师，现在市场上没有逍遥丸，有加味逍遥丸，是加了什么药，为什么要加，张怡娜问。

我说是加了丹皮和栀子，这两个药是清郁热的，因为肝气郁结以后，一般都会有气郁化火的现象存在，气是含有热能的，携带有热量的细微物质，现在肝气郁结以后，气血不能向四周舒达，人就表现了手脚发凉。气郁积在体内，郁积的局部热量太高，这就叫气郁化火，火性是上炎的，郁火上炎，必然上扰心神，这就出现了心烦不安，焦虑紧张等异常情绪，所以要加丹皮、栀子来清郁火，这就是加味逍遥丸比单纯的逍遥丸用的机会多的原因，既然用的机会多，干脆就把它做成成药。

张怡娜接着说，可是我在实习的时候遇到的一个女病人，心烦急躁，两胁胀痛，失眠多梦，食欲不振，月经紊乱，明明是肝气郁结，郁火扰心，带我们实习的老师用加味逍遥丸，她服了很长时间，每次见到医生都哭，总说效果不好，这是怎么回事？

你知道她是什么原因造成的肝气郁结吗？

是因为她丈夫赌博成性，不思悔改，张怡娜答道。

这就是了，药逍遥，而人不逍遥，何逍遥之有？就是说，你用的药虽然叫逍遥丸，有疏肝解郁的作用，可是病人自己的实际问题没有解决，心理问题没有解决，她也逍遥不起来。所以这类疾病，在用药物治疗的同时，一定要和心理疏导、心理干预结合起来，这就又涉及养心修性的问题了。

伯伯，肝的疏泄功能涉及全身气机的通畅，除了影响脾胃，还会影响到其他器官和全身的代谢吗？李超问。

我说，这个问题问得有水平，每一个器官都有气的升降出入运动，而这些升降出入运动，都需要肝气的条达疏泄展发功能来促进和推动，因此肝的疏泄功能，会对全身器官的功能和全身气血津液的代谢都产生影响。

先谈谈对血液循环和水液代谢的影响。在血液循环方面，气为血之帅，气能行血、气能摄血、气能生血。气行则血行，气滞则血瘀。肝气条达，气机调畅，则血行流畅。肝失疏泄，气滞不畅，则血瘀不行。气机逆乱，血不循经，还可能导致血行紊乱而出血。

小说《三国演义》讲了这样一个故事，东吴的都督周瑜气量狭小，被诸葛亮气得吐血而死，那就是暴怒以后，怒则气上，血随气涌，导致的吐血，当然这也和肝不藏血有关。

这时我看到李超的嘴巴张了几下，可是并没有把话说出口，估计他是想问三国是什么时候，东吴是哪里，周瑜、诸葛亮是谁，什么叫肝不藏血。我估计李超已经意识到时间有限，不敢再节外生枝了，所以最终没有开口提问。

因为肝藏血的问题我下面会专门讲到，所以我也就没有在这里多做解释。我们以前还讲过盛怒之下，气机上逆，血随气涌，血压暴升，导致脑出血的病例。也讲过女性在月经期，郁怒之后，月经突然中断，进而出现两胁胀痛，头痛，眼胀的例子。这都是肝失疏泄，导致血液循环障碍的表现。

在水液代谢方面，气可以行水、气可以化津，水液和津液的运行、化生和代谢，要依靠气的推动作用和气化作用来完成。如果肝失疏泄，气机郁滞，水道不利，就可以导致水液的气化、输布和代谢障碍，或者水液停留体内，聚而为痰，为饮，为水肿。这里所说的痰是指淤滞在脏腑组织之内的浓缩的水液，这种病理产物如果和气交结阻滞在不同的地方，就会出现不同的症状，比如阻结在咽喉，病人就可能感觉到好像有一个东西堵在咽喉部，吐之不出，咽之不下，到医院检查，并没有异物。高兴的时候，异物感消失；不高兴的时候，异物感加重，立竿见影，中医称作“梅核气”，西医过去有称作癔症球的，治疗要疏肝行气化痰。痰气郁阻胸腹，就会出现胸闷心烦、脘腹胀满、急躁易怒、抑郁焦虑，治疗就要疏肝解郁，化痰宁神。

这时张怡娜突然插话说，老师您治疗精神抑郁症的时候，用小柴胡汤或者四逆散疏肝，用温胆汤化痰，原来是这个意思呀？

对呀，就是这个意思，气郁就会导致痰阻，痰阻就会使气机更加郁结，痰气阻结，就会出现心烦郁闷，焦虑紧张，所以治疗郁证，精神抑郁症属于中医郁证的范围，治疗郁证的时候，不是单纯的疏肝解郁，还要化痰浊，促进气化。

老师，我跟着您在门诊看病的时候，为什么您有时候一看舌象就知道病人有肝气不舒，焦虑紧张呢？张怡娜进一步问。

我说，气郁必然会导致人体整个代谢壅滞，这样痰浊就会内生内阻，舌苔就会厚腻，所以你从舌象就可以知道病人有没有气郁痰阻的内环境紊乱，于是就可以推导出病人有没有心烦郁闷焦虑紧张的状况。

张怡娜点点头，表示明白了。

对于水肿的病人，自然要用利水药，但一定要配合行气药、疏肝药或者开提肺气的药，才有好的疗效。

肝主疏泄对其他所有脏器的功能也都有影响。肝和脾胃我们已经专门谈过了，这里谈谈肝和心的关系，一个小伙子在一天半夜，突然心跳剧烈，伴有胸闷憋气，极度恐惧，大有濒临死亡的感觉，他的太太立即拨叫 120 急救电话，10 分钟后急救中心的救护车赶来，测试心率，每分钟 160 次，血压也偏高。医生立即给氧，舌下含硝酸甘油，做心电图。随后把他抬到救护车上，风驰电掣般地送到了急救中心，可是当医生刚刚把他抬到急救中心的病床上，他自己却坐起来了，心慌心跳缓解了，再做心电图，一切正常。从此以后类似的发作有过多次，以致白天也有发作的时候。每次都要打 120 电话急救，每次到了急救中心不多久就缓解了。以后这个小伙子吓得不敢出远门，如果外出，先查一下地图，看看要经过的路段，有没有医院，如果有医院，而且在 10 分钟内，能够到达医院，才敢走这条路。担心一旦突然发病，距离医院太远，来不及抢救，会死掉。医院的心内科医生诊断为阵发性室上性心动过速，建议做射频消融手术，而且告诉他，即使做了，也不能保证不再发作。这个小伙子由家人陪同来找我看病，我看到病人白厚而腻的舌苔布满了舌面，脉象紧如琴弦，知道他是肝气郁结，气郁化火，郁火扰心，引发惊恐发作，也就是焦虑急性发作，进而导致了心动过速，于是用疏肝解郁化浊宁心的方法，治疗三周，就没有再发作，继续服药一个月，以巩固疗效。随访观察一年没有复发。

为什么心病可以从肝治，肝属木，心属火，木气不能舒达，就不能很好地生火，于是就可能导致心阳不足，就可能在夜间阴气最盛的时候，突发心慌心跳。频繁发作之后，病人更加紧张，于是到了白天也有发作。

还有不少心脏有器质性病变的人，比如冠心病，风湿性心脏病，常常在肝气不舒，肝气上逆的情况下病情加重，在治疗上，都要疏肝解郁，加强肝的疏泄功能。某风湿性心脏瓣膜病的病人，换了人工心脏瓣膜，手术很成功，心功能已经恢复，可以正常工作和生活，结果由于一次大的生气，导致了急性左心衰竭和严重的心律失常，就这样断送了自己的性命。

再谈谈肝和肺的关系，肝属木，肺属金，金克木，在通常情况下，肺的肃降功能，制约肝气的展发疏泄，使肝气不要展发太过。而肝气的疏泄条达，有助于肺气的正常宣发和肃降。如果肝失疏泄，气机郁滞，肺气就可能宣发肃降失调，出现喘息、胸满等症。或者肝气郁结，气郁化火，郁火反克肺金，使肺气不能肃降而出现咳喘。还记得我在讲五行的时候，提到过一个御医治疗一个皇帝的妃子咳嗽的例子吗？先用一般的治疗方药。没有效果，最后用了清肝平肝的方法而取得疗效，这个病证，就叫木火刑金，也叫肝火犯肺，肝火反克肺金，以下犯上，这就叫相侮，木旺侮金。我还遇到一个患有过敏性哮喘的十多岁的女孩……

伯伯，是不是你在讲心的时候，提到心身性疾病，有一个见到她妈妈就紧张，就容易哮喘发作的那个女孩儿？李超问。

是的，李超，看来我讲的东西，你记住了不少。

不料张怡娜却说，那是李超还惦记着回美国找那个现在美国留学的女孩呢。

怡娜姐姐冤枉人，我也不知道她的地址，怎么找。因为我小时候在爷爷家长大，和父亲很生疏，以后到了父亲身边，父亲是一个很严厉的人，所以我见到他就特别害怕和紧张，虽然我没有出现喘，但是见到父亲就胸闷、心跳、手心出汗是有的，和你以前讲的那个女孩见到她妈妈的感觉一样，所以我的印象特别深刻。伯伯，肝的疏泄和心肺的关系密切，我懂了。肝的疏泄和肾有没有关系呢？

当然有关系，肾藏精，肝藏血，精血互生，这也叫肝肾同源。我当时没有说“乙癸同源”的话，如果说乙癸同源，就又要解释半天，耽误时间了。

伯伯，你没有讲肝藏血呀，李超说。

我前面提过一句，但并没有展开讲，下面就会专门讲到。肾属水，肝属木，水可以生木，所以肝的疏泄功能，要靠肝血和肾精的滋养。这就像种子的生根发芽，树木的长根展叶，都一定要有水分和养分一样。同样肝气疏泄不畅，也会影响肾与膀胱的气化功能和生殖机能。比如影响到肾和膀胱的气化功能，气化不利就可能出现小便不畅、小便频数，甚至尿闭。《素问·大奇论》就说过："肝壅……不得小便。"我曾治疗某妇女小便频数，只要紧张，就尿频，尤其是夜尿频繁，化验尿液，并没有异常，过去治疗都用补肾助阳的方法，没有效果，我用了柴胡加龙骨牡蛎汤加减，疏肝气，镇心胆，竟然奇迹般地痊愈，可见肝的疏泄功能对肾主水液代谢的功能是有影响的。

对肾主生殖的功能方面，影响更大。肝的经脉，抵少腹，络阴器，阴器就是生殖器官，男子的排精，女子月经、排卵和受孕，与肝主疏泄的功能都有十分密切的关系。男子精液的正常排泄，是肝肾两脏共同作用的结果，我们前面引用过朱丹溪《格致余论》所说的话："主闭藏者肾也，司疏泄者肝也。"肝的疏泄作用与肾的闭藏作用相反相成，协调平衡，这才使精液该藏的时候藏而不泄，该排的时候泄而不藏，排泄有度，保证了男子性功能和生殖功能的正常。肾不藏精，就会出现梦遗、滑精、早泄、精子质量下降。肝失疏泄，就可能出现或者阳痿不举、或者久不射精。就男性性功能障碍来看，属于器质性病变的不足10%，而属于肝气郁遏、情志不畅、精神压力的占了绝大多数，所以治疗这类障碍，没有不配合疏肝解郁药物的。

女性的排卵、月经、受孕、生产、哺乳等特殊的生理活动，和很多脏腑及经脉都有关系，比如和肾就有关系，我们以前已经讲过，但和肝的关系也很密切。女性的性成熟、月经、排卵、受孕，都需要在冲脉和任脉两条经脉气血充盈而且气血流畅的前提下才能实现，而冲脉、任脉和肝经直接相通，也可以说就是隶属于肝经，所以只有肝血充盈，肝气疏泄，才可以使冲任二脉的气血充盈而流畅，才可以使女性生殖系统的各项生理活动正常而有序。于是在中医学的历史上就有了"女子以肝为先天之本"的说法。

如果肝气疏泄失司，气血逆乱，冲任失调，就可能出现行经先后不定期，经量或多或少。如果肝气郁结，血行瘀滞，冲任失畅，就可能出现经色暗红、经行不畅，甚至痛经、闭经。如果肝失疏泄，气滞肝经，因为肝经过少腹，络阴器，布胸胁，过乳房，连目系，上巅顶，就可能出现经前、经期两胁和乳房胀痛、眼睛涩痛，头痛等等症状。所以治疗妇科疾病，没有不疏肝解郁的。

伯伯，我还有一个很重要的问题，怡娜姐姐给我的这本英文《中医基础》说，肝是主 shēng 的。我问，翻成中文，是哪个 shēng 字？李超的食指朝上指着天花板向上一举，做了一个上升的手势说，我不知道中文字怎么写。

张怡娜对李超说，你把书拿来我看看。

李超从书包里拿出了那本书并翻到了肝主 shēng 的那一页，给张怡娜看。

张怡娜说，老师，英文用的是上升的升字。

我说，如果用生根发芽的生就对了，因为肝的疏泄功能是使气展发、展放，展开的，使气向四周运动，这才使植物有了生根发芽的生长状态。不是往上升的，火气才是上升的。当然如果肝气郁结以后化火了，郁火就会上升，郁火就会上炎，而出现心烦易怒等表现。

这样我就明白了，李超说，正因为肝气的运动特征是使气向四面八方运动，所以在上面的心肺有病，可以疏肝，在下面的肾和子宫有病，还可以疏肝，这本英文《中医基础》说的肝气主上升，就不对了，如果主上升的话，怎么还能对胃的降浊，肾的排尿排精，女子的月经和排卵发挥促进作用呢？

我说，你的理解虽然有一点机械，但大方向是正确的。

可见肝主疏泄的功能，不仅涉及全身气血水津的化生、运行和代谢，也涉及全身脏腑之气的畅通和运行，所以古代就有“医者善于调肝，乃善治百病”的说法。也就是说肝失疏泄，可以导致百病，而善于调肝，使肝的疏泄功能正常，也就能治疗百病。

这时，张怡娜忍不住插话说，我跟着您在门诊抄方，几乎每个病人都要用到疏肝的药物，我一直不理解您为什么要这样治病，原来是抓住了疏肝这个环节，就可以调节表里内外上下左右的气血运行和促进各个脏腑的功能。

我说，对，就是这个意思。

伯伯，你刚才提到了肝藏血，这是什么意思呢？李超问。

肝　藏　血

肝藏血是肝的第二个生理功能。肝藏血，我们在讲五行的时候，是谈到过的。一是指肝脏具有储藏血液的功能。人体的血液由脾胃消化吸收而来的水谷精微所化生，血液生成后，一部分运行于全身，被各脏腑组织器官所利用，另一部分就会流入肝脏储藏起来，以备应急的情况下使用，有人把肝称作“血库”，还是很形象的。《灵枢·本神》提到：“肝藏血，血舍魂。”《素问·五脏生成》说：“人卧血归于肝，肝受血而能视，足受血而能步，掌受血而能握，指受血而能摄。”可见肝藏血的功能，涉及精神情志和多器官功能的正常发挥。如果肝藏血功能失常，在精神方面，肝血不足，血不舍魂，就是血不养魂，白天可能会出现心神恍惚，注意力不易集中，夜间就可能出现失眠多梦，梦话连篇，或者梦游；在形体方面，肝血不足，目睛失养，就可能见到两目干涩，头晕眼花，或者夜盲；血不养筋，就可能见到肢体麻木，手足拘挛，屈伸不利；肝血不足，胞宫失养，就可能见到月经后错、量少色淡，甚至闭经。另外肝不能收藏血液，还可能导致血不循经运行而妄行，临床就可能见到吐血、衄血，或者月经过多，甚至崩漏下血。

伯伯，你以前不是讲过脾统血吗，说脾不统血，可以出现出血，现在又说，肝不藏血也会出现出血，到底有什么不一样，临床怎么区别？李超问。

我说，临床如果遇到出血的病证，应当根据它的特点和兼见的症状，来辨别是肝不藏血的问题呢，还是脾不统血的问题。如果出血见于下部，比如便血、尿血、月经淋漓不尽，但是出血的血色很淡，伴有气短懒言，神疲乏力，面色淡白，腹胀便溏，这可以辨为什么证？我看着李超，示意他来回答。

李超说，这应当是脾虚脾不统血证。

如果出血见于上部，比如吐血、衄血、咯血，血色鲜红，伴有烦躁易怒、面红目赤，这是什么证？

李超说，这是肝不藏血证。

很正确，这就是肝气上逆、血随气涌，肝不藏血的出血，我们前面讲到《三国演义》中的周瑜，因为气恼而出现的吐血，就是肝不藏血的出血。

伯伯，看来知道了中医的基本知识，再去辨别证候，并不是很难的事情，李超说。

我说，当然不难，辨证的过程就是用中医知识分析症状体征出现的原因的过程，记住了中医的基本知识，就会辨证。

我们接着谈谈肝藏血的功能之二，是指肝具有调节血流量的作用。就是肝脏可以根据身体的需要，调节参与循环的血流量。当人处于安静状态，比如休息或睡眠的时候，机体所需要的血流量明显减少，部分血液回流入肝贮藏起来。而当人体在工作，或剧烈运动的时候，所需要的血流量会增加，血液就由肝脏输送到血液循环中，以供人体需要。我们前面刚刚引用过《素问·五脏生成》的话说："人卧血归于肝"。唐代王冰说："肝藏血，心行之。人动则血运于诸经，人静则血归于肝脏"，都是这个意思。

肝的贮藏血液和调节血量的作用，和肝的疏泄功能有密切关系。而肝主疏泄的功能，也依赖肝所藏的血液来提供能量。正因为肝有储藏血液和调节血量的生理功能，所以又有"肝为血海"的说法。有人做过这样的试验，把动物的肝脏切除掉，把门静脉，也就是原来要进入肝脏的静脉，和腹腔的大动脉直接连通，这就使全身的血液不再通过肝的调节。结果就出现了心脏立即扩张,静脉马上出现了血液淤积。可见肝对血循环量的调节对保护心脏的正常功能的发挥和血液循环的畅通,是十分重要的,绝对不可缺少的。

肝的疏泄是气的展发运动,肝的藏血是气的内收运动,当然当肝把贮藏的血液向全身输送的时候,也是气的展发运动。肝藏血而主疏泄,血属阴,气属阳,所以中医学界经常说,肝体阴而用阳。这两种功能,相互依存、相互制约。在生理上,肝主疏泄,气机调畅,血才能归藏。肝血充足,又能制约肝气,使肝气不至于疏泄太过。在病理方面,藏血和疏泄的失调常相互影响。肝血不足,肝无所藏,既可以使肝气无力疏泄,而见抑郁烦闷,悲伤欲哭。比如经后抑郁,产后抑郁和减肥过度后抑郁,有很大一部分是由于肝血、心血不足,肝气无力疏泄而导致的;又可能阴不制阳,血不涵气,使肝气疏泄太过,而见情绪不稳,烦躁多动,神魂不宁,梦呓梦游等。肝失疏泄,还可能影响肝血不藏,而见出血。以上讨论的,就是肝的主要生理功能。我们接下来要讨论的是,肝的主要生理联系。

肝的主要生理联系

在《黄帝内经》里,五脏中的每一脏,都和皮肉筋骨脉等形体、目舌口鼻耳等官窍、泪汗涎涕唾等五液、怒喜思悲恐等情绪相关联,肝也是这样。

先说肝主筋,其华在爪。筋,就是筋膜,也包括肌腱、韧带等,是联结骨骼和肌肉的重要组织,专门主管肌肉和关节的运动。肝主筋,是说全身筋膜、肌腱、韧带的弛张收缩,和肝的生理功能有密切关系。《素问·痿论》说:“肝主身之筋膜。”《灵枢·九针》说“肝主筋”,都是同样的意思。从《素问·经脉别论》说“食气入胃,散精于肝,淫气于筋”,可以知道,人体筋膜的营养来源于肝,是由肝血来直接提供营养的。肝血充盈,全身的筋膜就能得到充足的营养，从而使筋力强健，运动有力，关节运动灵活自如。如果肝血不足，就可能使筋膜失养，从而引起肢体麻木，关节活动不利，甚至筋脉痉挛，手足震颤。

《伤寒论》有一个芍药甘草汤，是治疗小腿的筋脉肌肉痉挛疼痛的，后来的临床发现，全身的筋肉筋脉痉挛疼痛都有效果，就是因为这个方子酸甘化阴……

伯伯，什么是酸甘化阴。本来李超已经很少插话打横炮了，这次可能实在是忍不住了，又问了一个节外生枝的问题。

我说食物的搭配和药物的配伍，常有相同的地方，到了夏天，天气很热，你在外面活动又出了很多汗，会感到心烦口渴，回到家里，家里给你准备了两瓶饮料，一瓶是酸甜的酸梅汤，一瓶是辛辣而又有一点甜味的烈性酒威士忌，你会选哪一瓶？

这还用说嘛，当然选酸梅汤呀，酸甜的东西喝了会解渴呀。李超毫不犹豫地回答。

你为什么会口渴，是因为天热汗多，伤了津液，在这种情况下为什么人本能地要选酸梅汤，因为它可以生津液，津液是属于阴性的物质，所以这就叫酸甘化阴，就是酸味和甜味配合起来，就可以养阴生津。在药物的配伍上，用酸味的芍药和甜味的甘草相配，是不是就叫酸甘化阴呀？

伯伯，我懂了，芍药味酸，甘草味甜，两个药合起来用，就成了酸梅汤一样的东西，所以就可以养阴养血，可以治疗血不养筋的筋脉肌肉痉挛性疼痛，李超说。

我接着说，在寒冷的冬天，你在外面待了很长时间，手脚都冻得麻木了，回到家里，家里仍然给你准备了两瓶饮品，一瓶酸梅汤，一瓶威士忌，你选哪瓶？

当然选威士忌，因为喝了威士忌全身都会发热，李超说。

因为威士忌是辛辣中带有甜味的，这叫辛甘化阳，就是辛味的和甘味的相配，可以补阳气。这是从口味来说的，如果不喝酒，用生姜红糖煮水，同样会有全身发热，驱散寒气的作用。在发热性的疾病中，邪热耗伤津液和阴血，筋膜肌腱失去滋养，就可能出现四肢抽搐，颈项强直等现象，民间俗称抽风，中医叫肝风内动。《素问·至真要大论》说："诸风掉眩，皆属于肝"、"诸病强直，皆属于风"，这个时候也还是要养肝阴养肝血，才能达到息风解痉的效果。

有人做过这样的动物试验，把通往肝脏的血管堵塞以后，或者把肝的实质损坏以后，实验动物先是全身筋脉肌肉痉挛，随后可以致死。可见中医关于肝主筋说法，无论是临床观察还是动物实验，都是可以验证的。

爪，是指手指甲和脚趾甲。爪甲是筋延续到体外，露出体外的部分，所以说"爪为筋之余"。肝血的盛衰，常反映在爪甲上。肝血充足，筋膜得养，则爪甲坚韧明亮，红润光泽。肝血不足，爪甲失去滋养，则爪甲苍白，软薄变形，脆裂易折。所以《素问·五脏生成》说："肝之合筋也，其荣爪也。"

在临床上可根据爪甲色泽的荣枯等变化，来推论肝的气血盛衰。而爪甲的病变，也多从肝脏辨证论治。这就是肝主筋，其华在爪的意思。

肝的生理联系的第二点是，开窍于目，在液为泪。目，就是眼睛，《黄帝内经》又把眼睛叫"精明"，或者简称为"睛"或"精"。《素问·脉要精微论》说："夫精明者，所以视万物、别白黑、审短长。"肝经上联目系，目的视觉功能，依靠肝气疏泄的调节和肝血的滋养。《灵枢·脉度》说："肝气通于目，肝和则目能辨五色矣。"如果肝血不足，就可能出现则视物昏花，或者夜盲；如果肝阴亏耗，就容易出现两目干涩，视力减退；如果肝郁化火，郁火上炎，就可能见到目赤肿痛；如果肝阳上亢，就可能见到目眩头晕；如果肝风内动，还会见到目睛上翻。如果肝气郁结，疏泄失司，就会见到两目呆滞，凝视无神。如果肝郁化火，痰火上扰，狂躁疯癫，还会见到怒目圆睁。可见无论是肝藏血还是肝主疏泄出了问题，都可能会出现眼部的症状。中医眼科用得最多的治则就是“保肝明目”。

我曾经说过，年轻的时候跟父亲出门诊，见到一个眼睛进入异物的病人，眼睑高度水肿，异物取不出来，病人痛痒难忍。父亲用针点刺肝俞、脾俞，又拔罐出血，使眼睑的肿胀消退，为取出异物创造了条件。李超，为什么要刺肝俞和脾俞？

李超说，肝开窍于目，眼睛的问题当然要选肝俞，眼睑是肌肉组织，因为脾主肌肉，所以还要选脾俞。

我说，不错，你已经可以用中医的基本知识来思考问题了。

伯伯，这么说来，和眼睛相关的不仅仅是肝呀。

我说，对，和眼睛相关的不仅仅是肝，虽然说肝开窍于目，但其他脏腑的精气都要上注于目，所以《灵枢·邪气脏腑病形》说：“十二经脉，三百六十五络，其血气皆上于面而走空窍，其精阳气上走于目而为睛，其别气走于耳而为听，其宗气上出于鼻而为臭，其浊气出于胃，走唇舌而为味。”《灵枢·大惑论》说：“五脏六腑之精气，皆上注于目而为之精。”说明眼睛和五脏、六腑、经络、筋骨、精神、气血都有密切关系。人的视觉、味觉、嗅觉和五脏六腑也都有关系。眼之所以能明视万物，辨别颜色，除肝以外，也依靠五脏六腑精气的滋养。脏腑、经络的功能失调，都可反映到眼部，甚至可以引起眼病。眼部的疾病也可通过经络信息的传递，影响到相应的脏腑经络，甚至引起全身反应。因此，通过眼诊既可辨别眼睛的疾病，亦可观察五脏六腑的变化，甚至对某些疾病，具有早期诊断的意义。《灵枢·邪客》说过：“因视目之五色，以知五脏而决死生。”于是在望诊上就有了“望目诊病”的方法。在中国有古老的眼诊分区法，也有现代的辽宁中医学院彭静山教授的眼诊八卦分区诊病法，在美国有更加精细的虹膜诊病分区法，需要用眼科专门用的裂隙灯来观察虹膜。

李超一听说美国也有眼诊，眼睛立刻明亮起来。

这些分区方法和诊断意义，你们都可以在网上查到，这说明，一个局部器官，可以反映全身的生理病理信息。

最后谈谈肝在液为泪，泪是眼眶外上角的泪腺所分泌的液体，在平常情况下，泪腺会分泌少量的泪液，起着润泽和保护眼睛的作用。在异物比如风沙灰尘等侵入眼睛的时候，泪液就会大量分泌，起到清洁眼球，排除异物的作用。在病理情况下，可见泪液分泌异常。如果肝阴肝血虚损，泪液分泌就会减少，出现两目干涩，视力容易疲劳；如果肝经火热上炎，就会出现两目红赤，羞光流泪；如果肝经湿热上熏，就会出现眼屎增多，迎风流泪。

泪液的分泌还有一些更重要的作用，一是止痛作用，二是排泄人受委屈肝气郁结以后，在体内所产生的毒素的作用，三是促进创伤愈合的作用。

美国明尼苏达大学心理学家威廉·佛莱研究发现，情感性流泪的泪水中含蛋白质较多，反射性流泪，比如受到洋葱刺激，这样的泪水中含蛋白质较少。在这些结构复杂的蛋白质中，有一种据测定可能是类似止痛剂的化学物质。所以在疼痛的时候哭而流泪，有利于止痛。

伯伯你知道这个心理学家的英文名字吗？李超问。

你上网一查就会查到，我现在讲的资料也是从网上查到的。我继续说，佛莱的研究还认为，流泪可能会排除人体由于感情压力所造成和积累起来的生化毒素。用中医的话说，就是肝气郁结以后，在体内就会产生一定的毒素，这些毒素如果不通过流泪排出体外，而憋在体内，木郁乘土，就容易引起消化道的疾病，如消化道溃疡。木郁化火，肝火上炎，就容易引发肝阳上亢，血压升高。肝气郁结，不能舒达，还可能出现情绪低落，心情抑郁的精神障碍。所以情感性哭泣和流泪，是人体排泄毒素的本能反应，是疏肝解郁的原始方法。哭出来了，泪流出来了，就能把心中的痛苦发泄出来，利于恢复心理和生理的平衡。无论是悲伤垂泪，还是喜极而泣，流眼泪其实是一件对身体有好处的事情。如果你受了委屈，承受不了的时候，就大哭一通，只要不太丢人，又不会吓着别人就行。

流泪不仅有宣泄负性情绪,缓解心理压力的作用,还能促进伤口的愈合。在俄罗斯,有人曾经对两组白鼠做过一项切割皮肤的试验,试验组每天用刺激性药物使其流泪,对照组则不用这个方法,结果发现,试验组白鼠皮肤的愈合时间,比对照组快12天。更使人不可思议的是,在流泪组老鼠的伤口开始愈合的时候切除了它的泪腺,它们的伤口竟然能再次裂开。根据这个试验推测,动物在流泪的同时,泪腺可能还会分泌一些神秘的物质,可以促进伤口的愈合。

伯伯,这样看来,我们每天定时哭一回,流一点泪,是不是对健康有好处,李超提了一个使我颇感意外的问题,似乎是他把流泪当成健身方法了。

我说,哭和流泪是机体需要的时候一种自然反应,并不是一个健身方法。而且流泪也一定要适可而止。有人研究,如果哭得太久,会损害记忆力和注意力,甚至降低免疫力,所以还是要"见好就收"。不过如果你总是无法控制悲伤的情绪,总爱哭个没完,这就不一定是正常的情绪反应了,就可能是病态,一定要找找原因,进一步治疗了。

伯伯,有时候想哭又哭不出来怎么办,是不是可以用切洋葱的方法刺激一下,李超又异想天开地说。

张怡娜说,老师刚才不是已经说过吗,情感性流泪的泪水中含蛋白质多,而反射性流泪的泪水中含蛋白质少。也就是说情感性流泪可以排泄毒素,刺激性反射性流泪,不能排泄毒素。

关于肝的生理联系还有一个,就是肝在志为怒,怒伤肝。不过这个问题我们在讲心的时候已经提到过了,在这里就不再多说了。

各位读者,大自然化育了人类,赋予人类各种各样的生理功能,许多生理功能的机制,直到现在我们人类都还搞不清楚。中医学为生命科学的研究,提出了许多命题,这些都值得人类去进一步研究和探索。

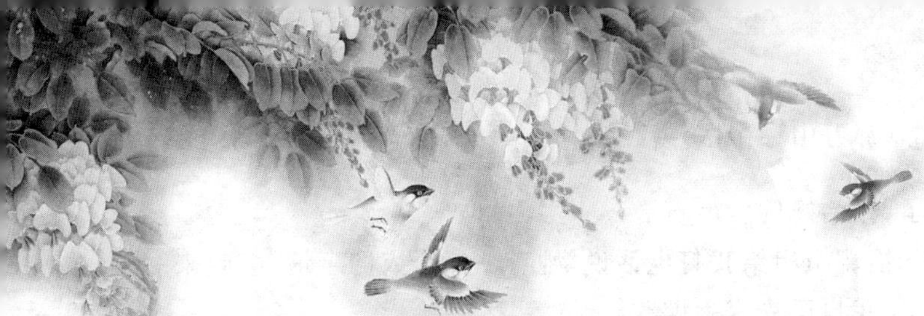

第十三章　亚健康及其自我调理

明天李超回美国，今天下午我还要参加昨天会议的收尾工作，所以今天上午就是我和他在这个暑假当面交流的最后半天了，我一早来到工作室，但一直没有想好这半天讲什么好。不料李超一进门，就提出了要求。

伯伯，你还欠我的账呢？

我欠你什么账？

你讲心的时候说，保证我们健康的，是我们的自动调节机能，这个机能是生下来就有的。心理调节和情绪放松，是解放自调机能的方法。但是当外界压力大的时候，或者中年老年的时候，自动调节机能疲劳了，调节能力下降了，你说什么健康？啊……是亚健康和各种疾病就多起来了，这个时候就需要鞭策自调机能。就是用各种刺激手段，通过改善血液循环和促进经络经气的运行，达到推动自调机能的效果，就像用鞭子抽打一匹偷懒的马一样。我当时问，什么是经络？怎么抽鞭子？你说以后讲。明天我就走了，不能再往后推了吧。还有你讲心、肺和肝的时候，都提到过亚健康，什么是亚健康，我在美国没有听到过这个词，我当时也没敢问，怕怡娜姐姐说我打横炮。

我说，你的记忆力不错呀，这些问题都还记得。

李超说，不是我的记忆力好，是每次你讲课后，我都用英文记下来体会和问题，哪个问题你解答了，我明白了，就划掉，哪个问题没有解答，我不明白，就留着，我刚才提的问题，都是我一直不明白的，你也没有解答的问题。

我说，呵！原来是这样，你还挺有心计，今天怎么你一个人来了，张怡娜呢？

怡娜姐姐给我打电话说，她有一点个人的事情，会晚来一会儿，让我自己先来上课。

我说，经你这么提醒，我就讲亚健康和促进自调机能的方法吧。如果有时间，再简单谈谈经络。

好呀！好呀！李超很高兴地点头同意。

亚　健　康

亚健康中的亚字，是次的意思，冠军是第一，亚军是次于冠军的，就是第二。亚健康就是次等的健康，是介于健康和疾病之间的一种生理功能低下和心理适应能力低下的状态。在国外，如美国、法国，还有联合国世界卫生组织，叫"第三状态"，在中国叫亚健康。以前国内外还有过"次健康"、"中间状态"、"游移状态"、"灰色状态"等不同的说法。现在这些说法都很少有人用了。

有调查表明，现代社会完全健康的人，也不过占人群总数的15%左右。已被确诊为患病状态的人，也大约占15%。剩下的70%左右就是处于中间状态的亚健康。当然也有报道说，亚健康状态占人群总数的60%左右。如果把健康和疾病看做生命过程的两头的话，这就像一个两头尖的枣核，中间凸出的大圆肚子，就是健康和疾病之间的过渡状态——亚健康。

伯伯，这像是橄榄，李超说。

我想可能李超更熟悉橄榄，而不熟悉枣核，所以他说像是橄榄。

李超接着问，亚健康都有什么表现？有没有诊断标准？

亚健康的表现是多种多样的，比如说：容易疲劳，甚至整天都感到很累，腰酸背痛，睡眠欠佳，或者入睡困难，或者早醒，醒后再也睡不着觉，食欲不振，叫你吃也可以吃，不叫你吃，似乎也没有饥饿的感觉。排便不爽，坐在马桶上，没有几十分钟解决不了问题，即使解完了，好像还没有干净爽快。精力不足，力不从心，心理脆弱，多愁善感，焦虑紧张，工作头绪稍多，就会心烦急躁，容易激怒。心慌心跳，抵抗力差，经常感冒或者反复出现口腔溃疡。对于女性，可能出现月经紊乱，或者低热，淋巴结肿大……总而言之，就是全身都不舒服。可是到医院检查，又查不出器质性病变，医生告诉你说，你没有病。再说明白一点儿，就是没病但是不舒服，这就是亚健康。

亚健康是生命历程中的一个阶段，一个人由健康状态过渡到亚健康状态，再过渡到疾病状态，直到死亡，这是生命的自然历程。也就是说，亚健康就是生命历程中必然要经过的一个阶段。显然亚健康是许多疾病的前奏，是衰老的征兆。怎样让亚健康出现得晚，也就是怎样推迟得病，不得大病，不早衰，这是每一个人都需要了解的问题。因为人得病以后，不仅个人痛苦，而且日益增长的高昂的医疗费用，即使是发达国家，也越来越感到难以承受。在中国，因病致贫等问题，实在是太多了。所以世界卫生组织就把亚健康当做 21 世纪人类健康的头号杀手。

谈到诊断指标，现在还没有明确的医学指标来诊断亚健康，也就是说，就目前来看，还没有一个大家公认的亚健康的诊断标准，因为它毕竟不是一个病，而是一个表现多样又多变的身体不舒服和心理适应能力低下的过程，正因为这样，这也就容易被人们所忽视。

一般认为，处于亚健康状态的年龄，多在青壮年时期，这个年龄段的人，面临高考升学、业务公关、交往应酬、经营管理、职位竞争，职称晋升等等社会活动，长期处于紧张的状态，如果不能很好地自我调节和自我保护，很容易进入亚健康状态。

现在人们都讲提高生活质量，提高生活质量，首先就要讲，怎么活得舒服，怎么活得不难受。如果一个人活着，每天却处于身体或者心理的痛苦状态，甚至感到度日如年，这还能谈得上生活质量的提高吗！所以解决亚健康的问题，就是让人活得舒服的问题，就是不得病、晚得病、不得大病的问题，也就是怎样健康长寿的问题。

伯伯，亚健康的人最终都会发展成疾病吗？李超问。

亚健康是不是都可以发展为严重的器质性病变，这倒是不确定的事情。但是，亚健康本身就是需要解决的问题。

伯伯，《黄帝内经》里有过亚健康这个词吗？

我说，在《黄帝内经》没有亚健康这个词，但有多处提到过类似的概念和对策，比如关于治未病的问题就和亚健康有密切的关系。

《黄帝内经》的治未病

《素问·四气调神大论》说："圣人不治已病治未病，不治已乱治未乱。病已成而后药之，乱已成而后治之，譬犹渴而穿井，斗而铸锥，不亦晚乎？"意思是说，高明的人不是等到疾病已经形成了才去治疗，而是疾病还没有形成的时候，还在萌芽状态的时候，就要采取预防措施。不是等到战乱或动乱已经发生了，才去采取镇压或者平息手段，而是在战乱或动乱还没有发生的时候，就要看到它的苗头，及早采取防止措施。如果疾病已经形成了，才去治疗，战乱和动乱已经发生了，才去采取镇压平息手段，这就像是口渴了，发现根本没有水，需要去打井；已经兵临城下要打仗了，发现武器库里没有兵器，还需要去铸造兵器，这不就晚了吗？这里说的未病阶段，就是次于健康的，疾病的前期阶段、萌芽阶段，也就相当于亚健康阶段。这里强调的治未病，也就是强调对亚健康的重视和对亚健康的及时处理。

《素问·阴阳应象大论》也说："邪风之至，疾如风雨，故善治者治皮毛，其次治肌肤，其次治筋脉，其次治六府，其次治五藏。治五藏者，半死半生也。"意思是说，外来的致病因素侵袭人体，就像暴风骤雨一样，来势凶猛，所以邪气在皮毛这么表浅的阶段，就能果断采取治疗手段的，是最高明的医生，这就是善治者。等邪气到了肌肤才采取治疗措施的，是稍差一些的医生。等邪气到筋脉，才采取治疗措施的，就是再差一等的医生。而邪气进入六腑才采取治疗措施的，就是更差的医生了。等邪气进入五脏才采取治疗手段的，那就是最次等最差等的医生了。邪气一旦进入五脏，那就意味着病人已经是半生半死了，一只脚已经迈进了鬼门关了。

这也是中医著名的治未病的思想，有病早治早防的思想。也许大家并没有意识到这两段话的意义和价值。我上大学的时候，读到这两段文字，也不以为然，可是当从事临床医疗工作若干年以后，发现这两段话真的是至理名言。

一个身体原本很棒的小伙子，曾经是大学生篮球队员、舞蹈队员。因为感冒没有及时治疗，一周多以后引发了急性扁桃体炎。扁桃体炎是链球菌感染所造成的，于是链球菌的毒素引发了变态反应，后来引发了急性肾小球肾炎。他认为自己的身体底子好，依然没有重视治疗，吃药是三天打鱼两天晒网，既不注意休息，也不注意生活起居，由急性肾炎，拖成慢性肾炎，不到8年的时间，就出现了肾衰竭。体内的代谢产物排泄不出去，先是靠血液透析的方法来排泄体内的毒素，维持生命，后来找到一个合适的肾脏，为他做了肾移植，可是移植后的肾脏，一年以后又出现了衰竭，后来虽然做了第二次肾的移植，但最终因为长期的肾功能不全，引发了多脏器功能的衰竭，他死了，死的时候仅仅36岁。可见一旦医院已经诊断出了疾病，就是病已成的时候，尤其是病入五脏的时候，医生能够做到的，也仅仅是减轻病人的一点痛苦，适当延长一点生命，最终都是无力回天的。早知如此，何不当初刚得感冒的时候就及时治疗呢。何不把预防做好，根本就不要得感冒呢，如果做好预防和早期治疗，怎么能会有以后的一系列的痛苦和磨难呢？

我们现在的医院是不是负责亚健康阶段的调理呢，基本不负责。因为病已成的人每天就都把医院塞满了，医生哪里还顾得上没病，但就是感到不舒服的人的健康，也就是亚健康人士的健康呢？所以亚健康阶段的调理任务，自然就落到了每个人自己的肩上，每个家庭的肩上。

伯伯，亚健康怎么调理呀？李超迫不及待地问。

亚健康的调理

主要从三个方面入手，一是心理调节，也就是我在讲心的时候所讲的调心修性。这样做可以减轻心理情绪对自调机能的压力，解放自调机能，使人体由亚健康状态趋向于健康状态，这里不多叙述。

二是用物理的方法来促进和鞭策自调机能，使它更好地发挥作用。

三是行为方式生活起居的调节，不过这个问题讲的人很多，我就不谈了。

我今天就重点谈谈运用物理的方法，促进和鞭策自调机能的问题。这也就是养生方法的问题。以前我打过一个比喻，人的自调机能就好比是我们骑的一匹马，我们还没有跑到目的地，这匹马偷懒了，跑慢了，甚至不跑了，于是骑手就要用抽鞭子的方法，促使它跑起来。对人的自调机能也是用这样的办法，就是运用多种物理的刺激手段，来推动激发自调机能。

这些手段包括拍打、搓揉。著名的女歌唱家耿莲凤，她的健身方法，就是每天用自己的双手拍自己的身体来达到养生保健效果的。拍打的时候，要用空心掌，把身体的每个部位只要是能够得着的地方，都拍 36 下，拍完全身，大约需要一个多小时，拍完了，全身气血流畅，就会感到全身就都舒服了。亚健康不就是没病但不舒服吗，就用这个拍打的方法，就能全身舒服。耿莲凤老师说，如果哪天她出差到外地，在车上、在飞机上，没有时间或者不方便拍打，那一天全身就都不舒服。

有位北京老太太，全身都不舒服，到医院检查，医生认为没有多少证据说明她有器质性病变，吃了很多药也都没有用。于是请了一位民间专门给人拍打理疗的师傅，用空心掌拍打她的全身，拍得山响，有的地方都拍出了皮下出血，拍完了，她觉得全身清爽，还要向拍打师傅支付拍打费。

我感慨地说，看来，人就欠揍，自己不揍请人揍，揍完了，还要支付人家揍人费。

李超笑了，笑得前仰后合。

这时张怡娜进来了，看到李超笑得前仰后合，就问，老师讲什么了？看把你笑成这个样子？

李超说，老师说人就欠揍……

这有什么可笑的，怡娜说，人就是欠揍，你忘了，有一天早晨，我带你到颐和园，有很多人用一个带绳子的球，抡起来在自己的后背捶打。还有的人专门做一个外面包着海绵和布的大棒子，在自己身体的前后左右捶打。

哎！姐姐，我想起来了，是看到过这些，但我不知道是在干什么，还以为他们在练习一种舞蹈。

张怡娜说，那就是一种健身养生的方法，是调理亚健康的。

李超听了张怡娜的解释，不再笑了。

我继续说，如果是老年人，自己拍不动了，可以搓揉全身，只要是手能够得着的地方，都要搓遍，同样可以达到促进气血循环，调动自调机能的效果。

鞭策自调机能的方法还有很多很多，比如拔罐、刮痧、推拿、点穴、正脊、循经推油调理、足部按摩法等等，这都是不同的“抽鞭子”的方法。这些刺激方法，都能改善气血循环，激发推动人体的自调机能。

伯伯，拔罐我知道，是不是拔火罐，在美国华人中，家家都会，感冒、发烧或者肌肉痛，都可以拔火罐，李超说。

我说，最简单的拔罐就是拔火罐，在中国还有抽气的气罐、用热水煮过竹罐之后，迅速扣到肌肤上的水罐，把磁疗、点穴和拔罐结合起来的磁针罐，还有结合远红外线的扶阳罐等等，在手法上还有闪罐、留罐、走罐等不同，但原理都是一样的，就是利用负压对肌肤进行刺激。

李超说，看来都是在拔火罐基础上的发展，刮痧我也见过，在加州湾区的时候，有华人医生给父亲刮过，那次是父亲感冒发烧，他不愿意服药，就请华人医生在后背刮痧，刮出了大片的皮下出血，我想应当是很痛的，可是父亲说，一点都不痛。为什么不痛呢？

我说，因为感受疼痛的神经末梢在皮肤，而刮痧并没有损伤皮肤，只是把皮下的毛细血管刮到点状出血为止，这就叫痧。由于有了少量的皮下点状出血，人体就要调动起吸收皮下出血的机能，这就调动起了免疫机能，吞噬细胞的吞噬机能，这都属于自我调节机能的范围，于是一般的发热、疼痛等病证就得到了缓解。拔罐、刮痧可以调节亚健康状况的机理，都是类似的。

伯伯，我明白了，李超说，虽然不用真正的鞭子来抽打，但是用拔罐或者刮痧，拔出或者刮出一片片，一条条印痕，和用鞭子抽打出一条血印的道理是一样的，可是，这是不是有点虐待人的嫌疑。

张怡娜忍不住说，李超，你真的就是老师说的美国人的思维，抽鞭子是从皮肤可能一直深到肌肉层的损伤，是虐待，拔罐和刮痧是没有痛苦的治疗，这怎么能混淆在一起呢？按照你的理论，手术治疗，要把人的皮肤肌肉切开，甚至把病变器官切下来，这更是对人的虐待了。

李超说，让我好好想想，治疗和虐待的界限到底怎么区分。

我说，推拿、点穴、正脊、循经推油调理、足部按摩，312经络锻炼法，其实都属于推拿按摩的范围。推拿按摩，就是推拿师或者自己运用手的各种技巧，也包括运用腕、肘、臂、膝、脚等部位，对人体的特定部位，比如穴位、经络、肌肉、肌腱、关节等位置，进行施压刺激的一类方法，有时候也可以借助按摩棒、按摩球等一类的工具，还可以配合一些按摩乳。或者可以运用模拟人的按摩手法的按摩机械，如按摩器、按摩椅。这些方法都可以达到缓解肌肉疲劳，促进气血运行，疏通经脉筋骨，促进自调机能的效果。医院虽然设有按摩科，但非医务人员同样可以学一些推拿按摩的保健技术，为自己为家人消除亚健康状态服务。而且国家劳动部还专门设有按摩师上岗证的考试，把保健按摩作为一种劳动技能来对待。我今天不是教你们这些东西的具体操作手法，只是告诉你们，这些方法在我看来，都属于促进自调机能，改善亚健康状态的让人舒服的方法，当然医生用这一类方法来治病，那就属于医疗按摩了。

医生们用的针刺、灸疗、埋线、割治、放血、敷药等等疗法，既是治疗疾病的，也可以是用于改善亚健康状态的。其中灸疗，可以自己在家里做，其他方法就需要请专门的医务人员来做。

伯伯，针刺，我知道，在美国针刺的费用是可以从医疗保险中给付的，但我没有听说过埋线和割治，李超说。

埋线就是把外科手术中所用的羊肠线，埋到选定穴位的皮下，让它慢慢吸收。当这个异物植入皮下，刺激穴位的时候，局部就会出现非感染性的炎性反应，机体为了把异物刺激所形成的炎症治好，并把异物吸收掉，就调动起了自身的免疫功能，激发起抗炎能力，使自调机能活跃起来，于是把其他部位的炎症或者其他不舒服，也就调理好了。

割治是对特定的穴位或者部位，用手术刀切开皮肤，把皮下脂肪或肌肉纤维组织切掉一小块，使局部形成一个创伤性的刺激，产生无菌性炎性反应，机体为了修复这个创伤，于是就调动了自调机能和抗病康复能力，这是对小儿消化不良常用的方法。可见这也是促进自调机能的特殊方法。

当然埋线和割治，都需要严格消毒，需要有资质的医务人员来进行,不是在家里就可以随意做的。

伯伯,看起来这两种抽鞭子的方法是要损伤皮肤的,这是不是虐待?

我说,我本来不想回答你这个问题,可是你说过多次虐待的问题,你知道什么是虐待吗?虐待是一个人以胁迫的方式控制另一个人的一种行为。这种行为要造成对方身体上的伤害和心理上的恐惧,它使对方不能做他想做的事,或强迫他以不情愿的方法做事。虐待包括使用人身暴力、性暴力、威胁和恐吓,还有情感虐待和经济剥夺,用一句话来说,就是用残暴的手段对待对方。如果是在对方接受并认可的情况下,为了减轻对方的病痛或不舒服的感觉,有限制有原则地运用创伤手段,这就叫保健或者治疗,这叫治病救人,和虐待完全是风马牛不相及的两回事。以前中国有一个电影叫《刮痧》,是一个中国妈妈在美国为了给自己的孩子治疗感冒,用了刮痧的方法。不料孩子学校里的老师发现了孩子后背有皮下出血的印迹,就控告这个妈妈虐待孩子,你说可笑不可笑。

伯伯,我没有看过这个电影,如果我第一次看到这种刮痧的印迹,我也会认为这是家长的虐待,李超说。

张怡娜忍不住说,怪不得老师一直说你是美国人,不是中国人,现在我更明白了老师的意思。

伯伯,照这么说来,放血疗法也不属于虐待范围了?

当然不是虐待,而是治疗,是养生。放血可以是在较粗大的静脉上放血,要血流成行,这需要医生在医院做,也可以是对特定部位的毛细血管放血,这可以在家里自己做。举一个耳尖放血的例子。耳尖就是耳朵最高的地方,先把耳朵揉热、揉红了,这样放血的时候,既不疼,出血又痛快。随后用75%的酒精棉球把耳尖消消毒,用一次性专门放血的针,药店有销售,在耳尖轻轻一扎,血就会自然流出来,用酒精棉球把血擦掉,随后会再流出一滴,再擦,再流,因为用酒精棉球擦,血是不凝固的,直到把整个棉球都染红了，在针孔的地方放一个消过毒的干棉球，血就自行凝固不再出了。用同样的方法再放另一个耳尖。放完以后，被放血的人会感到头部颈部甚至上半身暖暖的，很轻松，眼睛也立刻感到明亮起来。这种方法可以治疗各种头痛、血压突然升高、急性传染性结膜炎，也就是通常说的红眼病，麦粒肿，就是针眼，还有青光眼眼压高引发的头痛等等。

伯伯，如果家里没有一次性的放血针怎么办？李超问。

我说，也可以用缝衣针，但要消好毒，比如用火烧法消毒或者酒精消毒，都可以。再比如，如果家人感冒发热，用针点刺大椎穴，再拿火罐拔上去，把血吸出来，就有调动抗病康复能力的效果，而达到解热退烧的作用。

大椎在什么地方？李超问。

张怡娜说，在后正中线上第 7 颈椎棘突下的凹陷中，是督脉的穴位。

可是，要让不是学医的人记住经脉的走向，穴位的名字和位置，是不是比较困难，有没有更简便的方法来找刺激的位置，李超问。

我说，当然有简便的方法，我这就谈谈选择刺激部位的思路和简便的方法。

刺激部位的选择

先谈谈“以痛为输”法，这是《黄帝内经》提出来的方法，什么地方痛，或什么地方有阳性反应，也就是敏感点，你就刺激什么地方。“输”是运输的意思，刺激这个地方，有输运气血的作用。那个地方为什么痛？痛则不通，通则不痛。那个地方痛，就是气血不通了，你去揉按、刺激这个地方，气血通了，就不疼了。

药王孙思邈在他的《千金要方》里，把这样的地方叫“阿是穴”。为什么叫“阿是穴”？比如一个人找大夫看病，告诉大夫说，后背痛。大夫就会触摸后背，找痛点，一边摸一边问，是这里疼吗？他说不是，是这里吗？不是。当医生触摸到痛点的时候，医生还没来得及问，病人就喊“啊——是”，所以就取名为“阿是穴”。

这类穴位，没有固定名称，没有固定位置，后来也叫“不定穴”，或者“天应穴”。我们找到了这个阿是穴后，范围小的，用指尖揉，范围大的，用掌根揉，深层的还可以用肘关节甚至膝关节按揉。家里没人给你按揉，可以自己给自己揉。如压痛点在背后，你自己按揉不到，可以用背顶桌子角，或者找一个木制的球，放在床上，你把你疼的地方压在这个球，躺在床上，轻轻地做上肢的运动，这就等于给自己后背的痛点按摩了。要特别注意，这个按摩，不是搓皮，而是贴紧皮肤，按揉肌肉，一般要求垫一块按摩布，不要用手直接接触被按摩者的皮肤。当然养生美容院的按摩推油，是直接接触皮肤的，不在此例。开始按揉的时候，被按摩的人会感到很疼，很敏感，所以手法要轻柔一些，随着被按摩者耐受力的增加，按摩的力度也逐渐加强。当然对痛处进行刮痧、拔罐的刺激，作用都是一样的。

肩周炎、网球肘、背部筋膜炎、梨状肌损伤，等等，都可以找到明显的压痛点，或者叫敏感点、阿是穴。甚至胆囊炎、胃痛这样的病人，也可以在后背找到明显的压痛点或者敏感点，都可以进行按摩。这就叫“以痛为输”法，不需要记经络和穴位。是不是很好学。

李超连连点头说，好学！好学！

我继续说，寻找按摩刺激部位，还有一个思路就是部位对应法。部位对应包括了顺序对应、两极对应、上下对应、左右对应、前后对应。

先谈谈顺序对应，就是躯干和每一节肢体对应内脏的区域，大体是依照人体从头至尾各器官的次序排布的。比如我们手部的第二掌骨，远端对应的是头，近端对应的是下腹部和下肢。从远端到近端，分别对应的是头颈、肺心、胃胰十二指肠、肝脾、大肠小肠、膀胱子宫和下肢。如果你头痛，颈部拘紧，你就揉揉第二掌骨的远端。如果你的胃不舒服，你就揉揉第二掌骨的中间部位(图 13-1)。

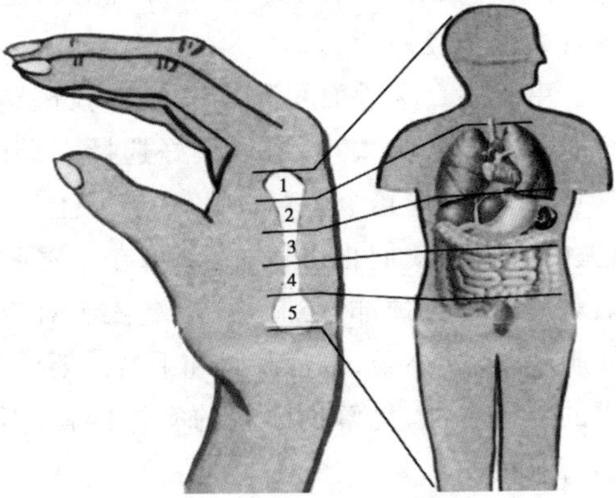

图 13-1　第二掌骨顺序对应全身穴区示意图

(选自张秀勤　郝万山编著《经络全息刮痧法》，新华出版社)

伯伯，为什么一节肢体可以有全身五脏六腑的对应区域？李超问。

我说，你种过月季花吗？

李超说，没有。

我说，种月季花时候，不是种种子，而是从月季花上剪取一节枝条，插在土里，条件适宜的时候，就生根长叶开花了，这就复制了一株新的月季花。说明这节月季花的枝条包含了整棵原植物的全部信息。我把人也比作月季花，我们人体任何一段肢体，也都包含了五脏六腑的发育基础。假设，我们像种月季花一样，把人体的某段“支节”拿下来，让它继续发育，在理论上，也可以发育成一个完整的人。当然现在并没有找到，也没有必要去找这种克隆人的方法，但是在理论上是可以假设和推导的。所以第二掌骨就是一个还没有发育成人的枝条，如果让它继续发育，对应头颈的部位，将来要发育成头，对应胃的部位就要发育成胃，我就是通过这样的假设，来看待顺序对应的。

李超听完了，瞪大了疑惑的眼睛看着我，嘴张了两张没有说出话。

张怡娜是早就听说过我的这些“异端邪说”的，她已经习以为常了，并没有大惊小怪。

我接着说，由于第二掌骨面积和体积太小，反映整体的信息量太少，或者对整体的影响太小，所以最好选择一个面积、体积大的“支节”。我们可以选整个后背，所以后背从上到下的俞穴，分别对应相关的脏腑。我们也可以选小腿，在小腿胫骨内侧缘的后方，远端对应的是头颈部、心肺，往近端依次对应的是胃胰十二指肠、肝胆脾、大肠小肠、子宫膀胱和下肢。要注意，在这个问题上，我讲的脏器名称，是解剖学中的实体器官，而不是中医学中的脏腑名称(图 13-2)。

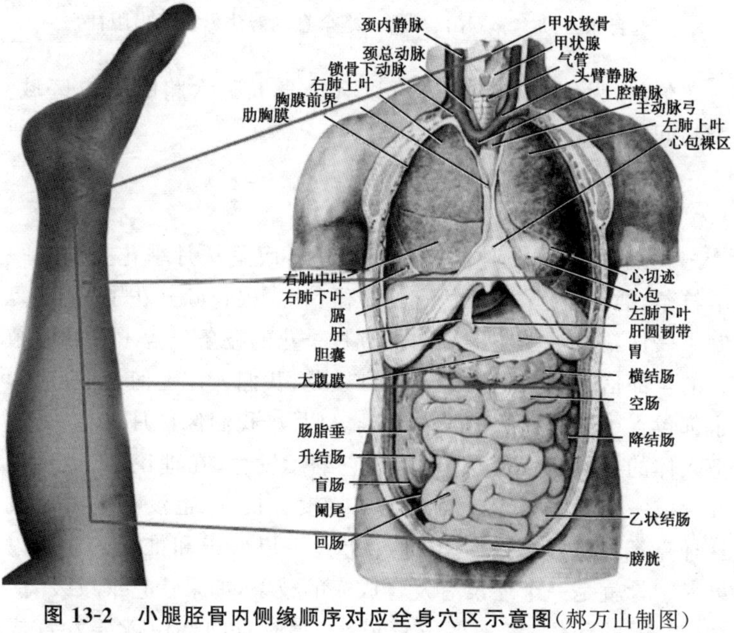

图 13-2　小腿胫骨内侧缘顺序对应全身穴区示意图(郝万山制图)

有一次，办公室一位年轻老师胃疼，我在他小腿胫骨内侧缘的中段区域，摸到了一个非常敏感的压痛区，触摸上去有一个明显的硬结节。因为他的胃在痉挛，所以小腿对应胃的区域，肌肉也在痉挛。我开始轻轻地按揉这个敏感点，开始他说很疼，过了一会儿，结节软了一些，小了一些，疼痛也就减轻了一些，我继续加力，五分钟后，结节消失了，再用力按揉也不痛了，他的胃痛也就缓解了。

痛经的时候按哪里？我问李超。

李超拉过我的小腿，按了按胫骨内侧缘的上部，没有说话，我知道，他听懂了。

我继续说，《素问·阴阳应象大论》说："善用针者，从阴引阳，从阳引阴，以左治右，以右治左。"《素问·五常政大论》说："病在上，取之下；病在下，取之上；病在中，旁取之。"《素问·缪刺论》说："左取右，右取左，左刺右，右刺左。"意思是说，善于运用针灸治疗的，阴经的病扎阳经；阳经的病扎阴经；左边的病治右边；右边的病治左边。上边的病治下边，下边的病治上边，病在中间的时候，治旁边。

这有一点儿像是声东击西，或者调虎离山，李超说，为什么会有效，是转移注意力吗？

我说，因为阴阳、左右、上下都是相对应的，你调节好了这边，在自调机能的作用下，那边自动会平衡。这都是通过人体自身的调节机能来治病的。根据这三段原文，我归纳出，两极对应、上下对应、左右对应、前后对应。

什么叫两极对应？地球的南极和北极，都是冰雪覆盖的地方，这就是两极对应。头顶正中的百会穴，和前后二阴中间的会阴穴，是两极对应。脱肛、子宫脱垂一类下部的病，针刺上面的百会穴，在一定程度上，可以达到升阳举陷的效果。高热昏迷、癫痫发作、精神分裂症的狂躁发作，可以针刺下面的会阴穴。当然这是理论上的说法，实际上针刺会阴穴太不方便，于是就把另一极延长到足底的涌泉穴。针刺涌泉穴就可以治疗高热昏迷、癫痫发作、精神分裂症的狂躁，这就是“两极对应”。

婴儿上火，眼屎多，鼻塞，脸上有小火疙瘩，口腔有溃疡，嘴里有味，哭闹不休，这么小的孩子，吃药太困难了，可以用一种热性的中药吴茱萸，磨成细粉，拿鸡蛋清和成药团，捏成硬币大小，贴在孩子的涌泉穴上，包上保鲜膜，穿上小袜子，晚上贴上，白天拿下来，两三天以后，上面的热就降下来了。儿童虚寒性腹泻，是肠道的病，大多属于脾虚寒。用绿豆面和鸡蛋清，调和成小面饼，贴在孩子的头顶上，带个小帽子，晚上贴上，白天拿下来，两三天后，腹泻或许就可以减轻。这都是在运用两极对应的原理。

如果你的朋友到你家里来玩，你发现他坐不安稳，问他怎么了，他告诉你他的痔疮发作了，疼。这时候你可以把他的上嘴唇提起来，会发现他上唇系带那里，可能有个充血的小红疙瘩，你用消过毒的针把那个红疙瘩挑破，出点血，他的痔疮疼痛会立刻减轻，这也叫两极对应。因为口腔和肛门是消化道的两极，当然会是两极对应。但是治疗痔疮，你一定要让朋友去医院，不是简单地治治嘴，就可以治愈痔疮的。还要注意，你的朋友来到你的家，你不能随随便便就提起人家的上嘴唇说，看看你有没有痔疮。

听了这句话，张怡娜笑得眼泪都出来了，可是李超并没有笑，倒像是认真铭记的样子。我暗暗想，中国学生和美国学生真的不一样。

除了两极对应，还有上下对应，左右对应，前后对应。踝关节急性扭伤，疼痛难忍的时候，你不能按摩受伤的踝关节，因为这个时候毛细血管还在断裂出血，按摩之后，肿胀疼痛会更厉害。但可以按摩同侧的腕关节，这叫上下对应。还可以按摩没有受伤的另一侧踝关节，这叫左右对应。再加对侧的腕关节，这叫上下左右对应。于是一个地方的病痛，我们就可以找到多个刺激按摩的区域，运用起来，就可以得心应手，左右逢源了。

前后对应是什么意思呢？治疗腰疼，医生在他肚脐周围扎针；治疗胃疼，医生在背后扎针，这就是前后对应。给乳腺增生的人在后背刮痧，如果出的痧是圆块状的，她的乳腺增生一般就是圆块形；如果出的痧是长条状的，她的乳腺增生一般就是长条形的，这也是前后对应的缘故。

老师，为什么会是这样？这是张怡娜提的问题。

我说凡是能刮出痧的地方，就是局部肌肉僵硬的地方。出痧是圆状或条状的，是因为有圆状、条状的肌肉僵硬。而圆状、条状的肌肉僵硬，又和前面乳腺增生的形状有一定关联。

啊！明白了，张怡娜答道。

我们在这里讲了什么是亚健康，亚健康的表现和危害，怎样调理亚健康。李超你在这个问题上还有什么疑问？

李超说，关于经络是什么，你还没有讲呀？

好的，我下面就谈谈经络的问题。

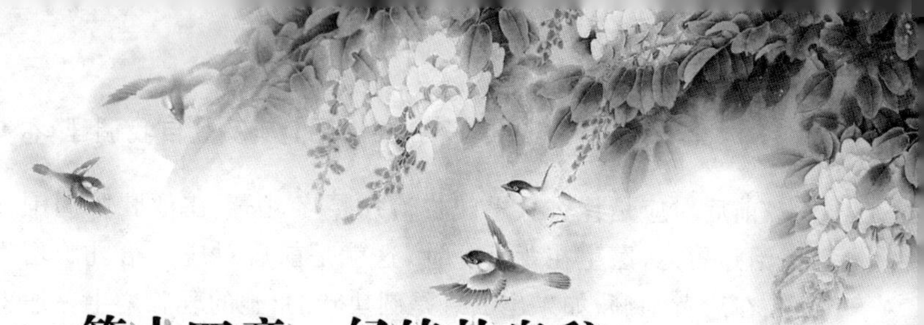

第十四章　经络的奥秘

我对李超说，关于经络，你已经问了多次了，我只能给你做一点简单的介绍。至于具体的内容，比如经脉的命名、走向、循行路径、穴位的位置和主治，穴位的配方等，你自己去找书看，英文这方面的书很多。李超点头同意。

经络是经脉和络脉的总称。经脉是运行气血、调节阴阳的主干，是粗大的，贯通上下，沟通内外，相对来说是位于深层的。络脉是经脉的分支，具有网络的含意、位于浅层、较细小，纵横交错遍布全身。整个经络系统在内连属脏腑，在外网络“支节”，把人体联系成一个有机的统一整体。

神秘的经络

我第一次感到经络的神奇，是上小学的时候，当时我和母亲住在乡下，有一次父亲从城里回来，正好邻居家的爷爷胃痛发作，他的家人过来请父亲去看看，我好奇，跟着父亲一起去了。那个爷爷弯着身子侧着躺在炕上，那个时候当地人大多都睡土炕。只见他面色苍白、冷汗淋漓，双手捂着胃部，不停地呻吟。我听不明白父亲问了些什么问题，只见父亲从一个小包里拿出了一支支长长的针灸针，在病人的腿上扎了 4 针，留针不多一会儿，邻居爷爷就不再呻吟了，脸色也开始红润了，汗也不出了。又过了一会儿，把针拔了，病人坐起和父亲谈笑风生，好像从来就没有发生过胃痛一样。我问父亲，他胃痛，你为什么扎腿。父亲说是经络在发挥着传导治疗的作用。我问什么是经络，父亲说给你说你也不懂。从此我就对经络产生一种特别好奇的心理。

20世纪60年代，我来到北京中医学院上学，那时候社会上掀起了针刺麻醉的热潮，医生做外科手术，不用麻醉剂，而用针刺的方法来达到镇痛的效果。

李超吃惊地问，只用针刺的方法，真能达到镇痛可以做手术的效果吗？

我说，从大量的实践经验来看，膈肌以上部位的手术，用针刺麻醉的方法，镇痛效果好，有的病人居然能够达到一级镇痛的效果，比如开颅术、甲状腺手术、开胸的心肺手术等。当然如果病人容易紧张，就要配用一些镇静药物。但对于膈肌以下部位的手术，比如胃切除、肠梗阻、阑尾炎、疝气、剖腹产，还有妇科其他手术等，镇痛效果不很好。即使是这样，针刺麻醉的机理研究，经络实质的研究，也就都成了人们感兴趣的科研课题。我们低年级学生，组织了课外科研小组，我首先选择参加的就是针刺镇痛的研究。通过研究发现，选择特定的穴位针刺，真的能够降低痛阈。在老师的指导下，我们想在针刺麻醉的机理和经络实质的研究方面继续研究下去。

没有想到一位主管中医科研的领导来我们科研小组说，经络只不过是古人头脑中假想的一种沟通脏腑和脏腑、脏腑和体表，体表和体表之间联系的通道，并没有什么实质结构存在，你们的研究构想，是天真和幼稚的，如果有什么经络实质可以存在的话，别人早就研究出来了，还需要你们来研究？于是我们的研究也就终止了。

我一直在想，中医针灸的循经取穴、推拿按摩的循经选区、中医诊断的经络辨证，气功训练的导引行气，都是以经络为基础的，如果这些都遵循的是一个假想的通道，天哪！这些东西早就应该淘汰了呀，可是到现在为什么没有被淘汰呢？

经络的实证

几十年前，上级有关部门调派中国科学院生物物理研究所的一位叫祝总骧的教授去研究经络，组建了北京经络研究中心。祝教授做过多年的解剖学和生理学教授，他后来对我说，他当时心想，经络？哪里有这个东西呀？解剖学和生理学中都没有见到、说到经络，人活得好好的。既然上级调我去研究经络，我就用生物物理学的方法去证伪，证明经络并不存在，就可以交卷了。

我对李超和张怡娜说，如果祝教授能够用生物物理学和生物化学的方法，证明经络根本就是不存在的，证明经络学说是伪科学，是古人在头脑中假想的通道，那也算是对生命科学的一大贡献。意外的是，祝教授二三十年的研究，不仅没有能够证明经络不存在，反而证明了经络是真真实实客观存在的。祝教授的研究方法并不复杂，甚至简单到让人意想不到的地步。因为祝教授认为，古人不可能用复杂的方法和精密的仪器来发现经络，所以我们今天的研究方法，越简单越好。

他用声学的方法研究发现，经脉循行线具有高振动音特性。把听诊器的声筒按在前臂的任何一个地方，用一个尖尖的橡胶叩诊锤，轻轻叩击前臂，在听诊器的听筒里就可以听到叩击的声音，当叩击到经脉线上的时候，就会听到比叩击非经脉线更加高亢的声音，这就叫经脉循行线的高振动音特性。为了使叩诊锤叩击的力度均衡，他专门请人做了一个由单摆机控制的自动叩诊锤来做实验。

为什么经脉循行线会具有高振动音特性呢，教授进一步的解剖研究发现，在经脉循行线的深肌层有一条纤细的结缔组织束，贯穿经脉全程，但是这条神秘的纤细的结缔组织束到底有什么功能，现在还是一个谜。

祝教授用电学的方法测定，经脉循行线具有低阻抗特性，为什么会具有低阻抗特性呢？解剖研究发现经脉循行线的表皮，角质层薄。角质层是不良导体，角质层越厚导电性能越差，角质层越薄，导电性能越好，于是就使经脉具有低阻抗特性，但是这样的结构对经脉来说，生理意义是什么，又是一个谜。

祝教授的研究室运用上述声学和电学的方法，几十年来测试了几万人，都能够准确地找到14经脉的循行线，而且和《黄帝内经》所记述的经脉循行线、和一千多年以前宋代铸造的针灸铜人模型的经脉循行路线，基本一致。还给动物和植物进行了测试，在动植物上，都有高振动音和低阻抗的循行线。于是这位最初抱着证伪的决心来研究经络的教授，比任何人都相信经络的客观存在，他甚至说，“经络是生命的基本特征之一”，只要有生命，就有经络。

接着我给李超和张怡娜播放了祝教授实验的录像(图14-1)。

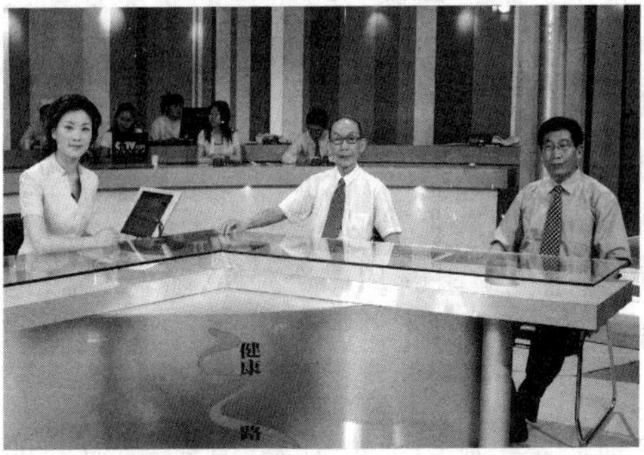

图14-1　本书作者和祝总骧教授(中)在中央电视台介绍经络的实证

看完了录像，李超说，伯伯，在录像里，教授强调经脉只有一毫米宽，真的是这样吗？

关于这个问题，我是这样理解的，教授是说，他们用声学和电学的方法测得的经脉在体表的循行线，只有一个毫米宽，离开了这一个毫米，就没有了声学和电学特异性的特征了。经脉就像是一条河,河道中水的宽度是确切可以测量的,但河水对周围湿地的影响,并不局限于这个有限可测量的宽度。也就是说经脉对周围的影响不局限于这一毫米的宽度。

经脉还有那些特性呢?我继续说,祝教授的研究还有许多人的临床研究,都证明了经脉具有传感特性,也有学者称感传特性。1%~2%或者3%的人,第一次接受针刺治疗,酸麻胀痛的针感就可以沿着经脉传导。更有极少数人,即使已经把针拔掉了,针感还可以继续传导,以致传遍十二经脉,人们把这类的人称作经络敏感人。有接近40%左右的人,多次接受针刺治疗或者加用电针刺激以后,可以诱发传感,当然还有60%左右的人,无论如何进行针刺,也不能诱发出传感,只是针刺的局部有酸麻胀痛的感觉而已,这是经脉不敏感的表现,但并不影响针刺治病的疗效。

美国的医生研究发现,极个别的人针刺没有疗效,原来是基因缺陷所造成的。关于经脉传感特性的研究发现,如果给经脉施加垂直的足够大的压力,传感可以被阻断,压力解除后,传感恢复。但从经脉循行线侧方施加过来的压力,不能阻断传感。所以在进行针刺治疗的时候,要让病人宽衣解带。

在用冰块把皮温降低到25℃或者把经脉温度降低到21℃左右的时候,传感也被阻断。移除冰块,随着皮温和经脉温度的上升,传感随之恢复。因此在进行针刺治疗的时候,房间的温度不能太低。

研究发现经脉传感的速度因人、因地、因时间的不同,差异很大,但都在10cm/s以下。有人针刺环跳穴,进针以后,针感闪电般地传到脚跟,这不是经脉的传感,而是扎到了坐骨神经干上,这是神经干的传导。神经干对刺激的传导速度在30~90m/s之间,是非常快的。一滴血从左心室出发,流遍大小循环又回到左心室,只需要20秒钟多一点点,也是非常快的。可见经脉的传感速度,既不是神经干的传导速度,也不是血液的流动速度。

为什么刺激穴位会诱发传感，现在也是一个谜。解剖研究发现，经脉循行线上神经末梢和小神经束特别密集，和非经脉循行区相比有明显的差异，这可能是经脉敏感程度比其他区域高的原因所在。

此外，有人用超微红外摄像仪拍摄人体的图像，这属于热学的方法，发现健康人的经脉循行区，具有高红外辐射特性，这是由于在经脉循行区的表皮和肌层，毛细血管比非经脉循行区要密集很多的缘故，毛细血管密集，血液循环就旺盛，代谢也就旺盛，产热就增多，于是就发生了高红外辐射的现象。

有人用超微冷光摄像仪拍摄人体的图像，这属于光学的方法，发现健康人的经脉循行区，具有高冷光辐射特性，这可能和经脉循行区的肌层有密集的肥大细胞有关。因为肥大细胞和其他细胞相比较，可以发出较高的冷光。临床可以见到，在经脉循行线上出现过敏带、苍白带、潮红带、皮疹带、立毛肌收缩带等等，有人把这种现象，叫做经脉的可见现象。由于肥大细胞还参与过敏反应，所以就怀疑，这种现象是不是和经脉循行区域肥大细胞密集有关，当然目前并没有定论。

此外，针刺后，可以在经脉循行线上测到微脉搏的搏动，针刺前并没有这个现象。研究还发现经脉循行区具有高磁场特性，但这些特性的机理都不明确。

核学方面的研究发现，在穴位注射放射性同位素后，经脉循行线是放射性同位素的优势扩散线，也就是说放射性同位素是沿着经脉循行线来扩散的，用正电子发射计算机断层扫描（positron emission tomography，简称 PET）可以追踪到同位素沿经脉的扩散速度和范围，可以拍摄到其三维立体图像。但同位素的这种扩散途径和机理至今不明。

用生物化学的研究方法发现，经脉循行线具有高钙离子浓度特性、高二氧化碳释放特性，但机理都不明确。

李超和张怡娜静静地听着，谁都没有插话，他们都知道交流的时间所剩不多了,没有时间再解答更多的问题了。

我继续说,通过上面的综述,我的思考是,经脉是多种已知结构有机组合而形成的新的功能系统。对其实质的现代研究,进展缓慢,举步维艰。不过《黄帝内经》已经明确告诉我们,经脉有行血气,营阴阳,处百病,决死生,调虚实的作用。是生理、病理、治疗信息的传导途径,是人体最大的调节控制系统,经络通畅,气血流畅,健康就有保证,所以各种以通畅经络为出发点的保健方法,对消除亚健康状态,防治各种疾病,一定是有重要作用的。

祝总骧教授在他的经络实证研究基础上,创立了 312 经络锻炼法,据说全世界有 1 亿以上的人在练习,改善了许多亚健康状态甚至缓解了许多疾病的症状。原在延安工作的郝金凯教授在这个基础上,创立了针刺加吸氧的针刺疗法,就是用声音的方法准确找到经脉和穴位,扎针后结合吸氧,提高了对许多病证的疗效。

伯伯,312 经络锻炼的方法是什么?李超终于忍不住,又提问了。

我说,你可以在网上搜到英文版,自己看看就知道了。

使我常常感到不可思议的是,我们的老祖宗究竟是用什么样的方法发现了经络的存在,并且能把经脉的循行路线描述得清楚准确,又是用什么方法发现了中医学中的许多原理,而我们现代人别说发现这些东西,就连它的实质究竟是什么都搞不清楚,以致对它不理解了,甚至想到要淘汰了。这是人类文化史上的进步呢,还是退步呢?

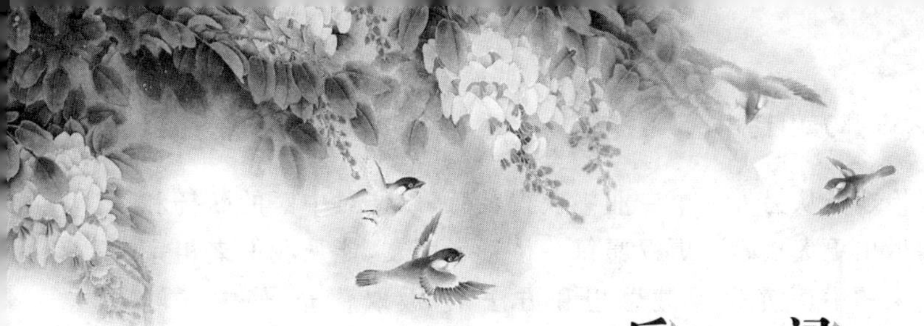

后　记

中国的中医药学，是伴随着人类的出现而萌芽的，是伴随着人类文明的进步而发展成熟的，是伴随着中国传统文化的丰富而成长壮大的，我相信只要我们这个星球上有人类存在，中医药学就会存在！在中医药学漫长的发展道路上，诸多文献中，有泥沙俱下的，有鱼目混珠的，有主观臆测的，有故弄玄虚的，错误和糟粕随处可见，因此她并不完美无瑕，只要我们认真地研究，去其糟粕，取其精华，最终会被全世界人们所了解，所理解，所接受。

把我对中医由不理解，到逐渐了解并理解的历程，把我和学生交流的部分心得体会，和读者朋友们分享，也是想得到大家更多的指导。

2008 年夏天，我受一个美籍华人前辈的委托，同在读的中医博士研究生张怡娜一起，向没有中国文化基础和中医基本知识的美国华人青年李超，介绍了一点点中医的思想，原本学药学的李超，从此对中医产生了浓厚的兴趣。回美国后，他先在一家制药厂工作了两年，后来放弃了这份薪酬丰厚的工作，在家闭门读了一年翻译成英文的中医书。最近听说考上了美国一所中医药大学的英文硕士班，已经入学了。使我意外的是，中医博士生张怡娜毕业后，没有直接从事中医的教学或者临床工作，却去了加拿大读另外一个和中医不相干的专业。这真像钱钟书先生在《围城》中所说的那样，在城外面的想进到城里去，在城里面的想出到城外面来。

我祝愿李超在学习研究中医学的道路上不断进步。也祝愿张怡娜能从另外一个专业中获得灵感，以便对中医的弘扬和发展做出更大贡献。更祝愿每一位读者朋友，能从我们老祖宗留下来的中医养生保健思想和方法中，汲取营养，使人人健康长寿。